实用护理学实践与护理进展

SHIYONG HULIXUE SHIJIAN YU
HULI JINZHAN

主编 李钦华 崔乐乐 孙菲菲 秦英珍

田秀娟 丁春芳 王瑞莲 郑成文

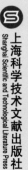

上海科学技术文献出版社
Shanghai Scientific and Technological Literature Press

图书在版编目（CIP）数据

实用护理学实践与护理进展／李钦华等主编 .-- 上
海：上海科学技术文献出版社,2023
ISBN 978-7-5439-8958-0

Ⅰ.①实… Ⅱ.①李… Ⅲ.①护理学 Ⅳ.①R47

中国国家版本馆CIP数据核字（2023）第199169号

组稿编辑：张 树
责任编辑：王 珺
封面设计：宗 宁

实用护理学实践与护理进展
SHIYONG HULIXUE SHIJIAN YU HULI JINZHAN
主 编：李钦华 崔乐乐 孙菲菲 秦英珍 田秀娟 丁春芳 王瑞莲 郑成文
出版发行：上海科学技术文献出版社
地 址：上海市长乐路746号
邮政编码：200040
经 销：全国新华书店
印 刷：山东麦德森文化传媒有限公司
开 本：787mm×1092mm 1/16
印 张：18.75
字 数：477 千字
版 次：2023年8月第1版 2023年8月第1次印刷
书 号：ISBN 978-7-5439-8958-0
定 价：198.00 元

前言

随着医学科学的发展和医学专业的不断细化，医疗护理新业务的不断拓展，促使护理学逐渐向专科化发展，专科护理的科学化、规范化发展已成为护理专业的一项重要课题。因此，护士不仅要具备护理专业的基础知识、基本理论和基本技能，而且要熟练掌握专科操作技术，才能为患者提供高质量的护理服务。基于护理专业化发展的需求，我们特编写本书。

本书涵盖了医院护理操作的各个方面，在临床护理操作中具有指导意义，具有如下特点：一、科学性。内容适应系统化整体护理的发展，遵循护理程序的要求，从各种疾病的概念、临床特点、医疗目标、护理目标、护理问题、专科评估、护理措施、健康教育等多个方面一一加以说明。较之过去编写的此类书籍，具有形式新颖、内容突出、文字简洁的优点。二、全面性、系统性。在临床护理工作中，本书能够系统地指导护士的技术操作。三、理论性、实用性。书中详细介绍了每一项护理操作常规的目的、适应证、禁忌证、用物准备、操作步骤、操作过程中常见的问题及处理方式，具有很强的可操作性。本书适用于各级医疗机构临床护士，也可作为医学院校在校学生的拓展读物。

由于我们的编写经验和组织能力有限，加之护理专业发展迅速，书中难免有不妥之处，希望广大护理工作者能提出宝贵的意见，以便今后改进和修订。

《实用护理学实践与护理进展》编委会

2023 年 3 月

目录

第一章

护 理 操 作

第一节 无 菌 操 作

无菌技术是医疗护理操作中防止发生感染和交叉感染的一项重要的基本操作,执行无菌技术可以减少以至杜绝患者因诊断、治疗和护理所引起的意外感染。因此,医务人员必须加强无菌操作的观念,正确熟练地掌握无菌技术,严密遵守操作规程,以保证患者的安全,防止医源性感染。

一、相关概念

(一)无菌技术

无菌技术指在医疗、护理操作过程中防止一切微生物侵入人体和防止无菌物品、无菌区域被污染的操作技术。

(二)无菌物品

无菌物品指经过物理或化学方法灭菌后保持无菌状态的物品。

(三)非无菌区

非无菌区指未经过灭菌处理或虽经过灭菌处理但又被污染的区域。

二、无菌技术操作原则

(一)环境清洁

操作区域要宽敞,无菌操作前 30 分钟通风,停止清扫工作,减少走动,防止尘埃飞扬。

(二)工作人员准备

修剪指甲,洗手,戴好帽子、口罩(4～8 小时更换,一次性的少于 4 小时更换),必要时穿无菌衣,戴无菌手套。

(三)物品妥善保管

(1)无菌物品与非无菌物品应分别放置。

(2)无菌物品须存放在无菌容器或无菌包内。

(3)无菌包外注明品名、时间,按有效期先后安放。

（4）未被污染下保存期7～14天。

（5）过期或受潮均应重新灭菌。

（四）取无菌物注意事项

（1）面向无菌区域,用无菌钳钳取,手臂须保持在腰部水平以上,注意不可跨越无菌区。

（2）无菌物品一经取出,即使未使用,也不可放回。

（3）未经消毒的用物不可触及无菌物品。

（五）操作时要保持无菌

不可面对无菌区讲话、咳嗽、打喷嚏,疑有无菌物品被污染,不可使用。

（六）一人一物

一套无菌物品,仅供一人使用,防止交叉感染。

三、无菌技术基本操作

无菌技术及操作规程是根据科学原则制定的,任何一个环节都不可违反,每个医务人员都必须遵守,以保证患者的安全。

（一）取用无菌物持钳法

使用无菌物持钳取用和传递无菌物品,以维持无菌物品及无菌区的无菌状态。

1.类别

（1）三叉钳:夹取较重物品,如盆、盒、瓶、罐等,不能夹取细的物品。

（2）卵圆钳:夹取镊、剪、刀、治疗碗及盘等,不能夹取较重物品。

（3）镊子:夹取棉球、棉签、针、注射器等。

2.无菌持物钳（镊）的使用法

（1）无菌持物钳（镊）应浸泡在盛有消毒溶液的无菌广口容器内,液面需超过轴节以上2～3 cm或镊子1/2处。容器底部应垫无菌纱布,容器口上加盖。每个容器内只能放一把无菌持物钳（镊）（图1-1）。

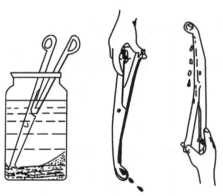

A 正确   B 不正确

图1-1 无菌持物钳（镊）的使用

（2）取放无菌持物钳（镊）时,尖端闭合,不可触及容器口缘及溶液面以上的容器内壁。手指不可触摸浸泡部位。使用时保持尖端向下,不可倒转向上,以免消毒液倒流污染尖端。用后立即放回容器内,并将轴节打开。如取远处无菌物品时,无菌持物钳（镊）应连同容器移至无菌物品旁使用。

（3）无菌持物钳（镊）不能触碰未经灭菌的物品，也不可用于换药或消毒皮肤。如被污染或可疑污染时，应重新消毒灭菌。

（4）无菌持物钳（镊）及其浸泡容器，每周消毒灭菌1次，并更换消毒溶液及纱布。外科病室每周2次，手术室、门诊换药室或其他使用较多的部门，应每天灭菌1次。

（5）不能用无菌持物钳夹取油纱布，因黏于钳端的油污可形成保护层，影响消毒液渗透而降低消毒效果。

（二）无菌容器的使用法

无菌容器用以保存无菌物品，使其处于无菌状态以备使用（图1-2）。

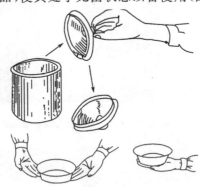

图1-2 无菌容器使用

（1）取无菌容器内的物品，打开时将盖内面（无菌面）向上置于稳妥处或内面向下拿在手中，手不可触及容器壁的内面，取后即将容器盖盖严，避免容器内无菌物品在空气中暴露过久。

（2）无菌容器应托住容器底部，手指不可触及容器边缘及内面。

（三）取用无菌溶液法

目的是维持无菌溶液在无菌状态下使用。

1.核对

药名、剂量、浓度、有效期。

2.检查

有无裂缝，瓶盖有无松动，溶液的澄清度、质量。

3.倒用密封瓶溶液法

擦净瓶外灰尘，用启瓶器撬开铝盖，用双手拇指将橡胶塞边缘向上翻起，再用示指和中指套住橡胶塞拉出，先倒出少量溶液冲洗瓶口，倒液时标签朝上，倒后立即将橡胶塞塞好，常规消毒后将塞翻下，记录开瓶日期、时间，有效期24小时，不可将无菌物品或非无菌物品伸入无菌溶液内蘸取或直接接触瓶口倒液，以免污染瓶内的溶液，已倒出的溶液不可再倒回瓶内（图1-3）。

4.倒用烧瓶液法

先检查后解系带，倒液同密封法。

（四）无菌包使用法

目的是保持无菌包内无菌物品处于无菌状态，以备使用。

1.包扎法

将物品放在包布中央，最后一角折盖后用化学指示胶带粘贴，封包胶带上可书写记录，或用带包扎"＋"。

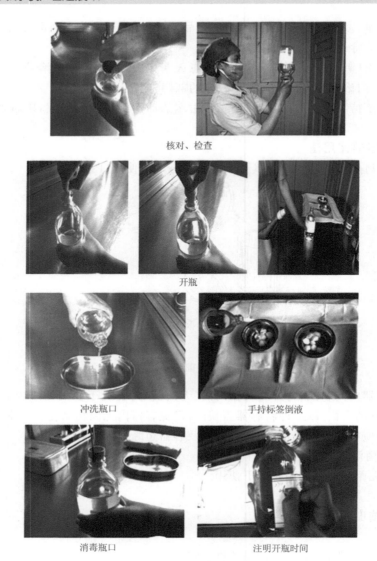

核对、检查

开瓶

冲洗瓶口　　　　　　手持标签倒液

消毒瓶口　　　　　　注明开瓶时间

图 1-3　无菌溶液的取用

2.开包法

(1)三查：名称、日期、化学指示胶带。

(2)撕开粘贴或解开系带，系带卷放在包布边下，先外角再两角，后内角，注意手不可触及内面，放在事先备好的无菌区域内，将包布按原折痕包起，将带以"一"字形包扎，记录，24 小时有效（图 1-4）。

3.小包打开法

托在手上打开，另一手将包布四角抓住，稳妥地将包内物品放入无菌区域内。

4.一次性无菌物品

注射器或输液条，敷料或导管。

(五)铺无菌盘法

目的是维持无菌物品处于无菌状态，以备使用。

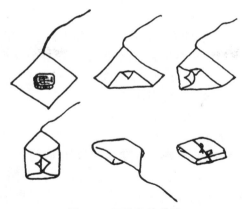

图 1-4　无菌包的使用

将无菌治疗巾铺在清洁、干燥的治疗盘内,使其内面为无菌区,可放置无菌物品,以供治疗和护理操作使用。有效期限不超过 4 小时。

(1)无菌治疗巾的折叠法:将双层棉布治疗巾横折 2 次,再向内对折,将开口边分别向外翻折对齐。

(2)无菌治疗巾的铺法:手持治疗巾两开口外角呈双层展开,由远端向近端铺于治疗盘内。两手捏住治疗巾上层下边两外角向上呈扇形折叠三层,内面向外。

(3)取所需无菌物品放入无菌区内,覆盖上层无菌巾,使上、下层边缘对齐,多余部分向上反折。

(六)戴、脱无菌手套法

目的是防止患者在手术与治疗过程中受到感染,处理无菌物品过程中确保物品无菌(图 1-5)。

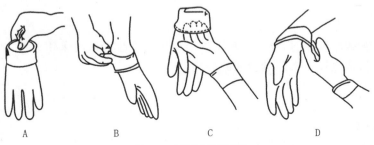

A　　　　　　B　　　　　　C　　　　　　D

图 1-5　戴脱无菌手套

(1)洗净擦干双手,核对号码及日期。

(2)打开手套袋,取出滑石粉擦双手。

(3)掀起手套袋开口处,取出手套,对准戴上。

(4)双手调手套位置,扣套在工作衣袖外面。

(5)脱手套,外面翻转脱下。

(6)注意:①未戴手套的手不可触及手套的外面;②已戴手套的手不可触及未戴手套的手或另一手套内面;③发现手套有破洞立即更换。

(七)取用消毒棉签法

目的是保持无菌棉签处于无菌状态下使用。

1.无菌棉签使用法

(1)检查棉签有效作用期及包装的完整程度,有破损时不能使用。

(2)左手握棉签棍端,右手捏住塑料包装袋上部,依靠棉棍的支撑向后稍用力撕开前面的包装袋。

(3)将包装袋抽后折盖左手示指,以中指压住。

(4)右手拇指顶出所用棉签并取出。

2.复合碘医用消毒棉签使用法

(1)取复合碘医用消毒棉签1包,检查有效期,注明开启时间。

(2)将包内消毒棉签推至包的右下端,并分离1根留置包内左侧。

(3)左手拇、示指持复合碘医用消毒棉签包的窗口缘,右手拇指、示指捏住窗翼,揭开窗口。

(4)将窗翼拉向右下方,以左手拇指按压窗翼,固定窗盖。

(5)右手从包的后方将包左上角向后反折,夹于左手示指与中指之间,露出棉签手柄部。

(6)以右手取出棉签。

(7)松开左手拇指和中指,拇指顺势将窗口封好,放回盘内备用。

(吴杰斐)

第二节 肌 内 注 射

肌内注射法是将一定量药液注入肌肉组织内的方法。自肌内注射的药物可通过毛细血管壁到达血液内,吸收较完全而生效迅速。

一、目的

(1)不宜或不能做静脉注射,要求比皮下注射更迅速发生疗效时采用。

(2)用于注射刺激性较强或药量较大的药物。

二、准备

(一)操作者准备

穿戴整齐,修剪指甲,洗手,戴口罩。

(二)用物准备

皮肤消毒液、无菌棉签、2 mL或5 mL注射器、按医嘱准备的药物、弯盘、医嘱本、手消毒液等。

(三)患者准备

了解注射的目的、方法及注意事项,能主动配合。

(四)环境准备

清洁、安静、光线适宜或有足够的照明。

三、操作程序

(1)查对,并向患者解释操作的目的和过程。

（2）协助患者取合适的体位,确定注射部位。如选用臀大肌内注射射,用"十字法"或"连线法"定位。①"十字法":从臀裂顶点向左或向右划一水平线,再从髂嵴最高点作一垂直线,将一侧臀部分为四个象限,外上象限避开内角为注射部位。②"连线法":髂前上棘与尾骨连线的外上1/3处为注射部位。

（3）取出无菌棉签,蘸取消毒液。

（4）常规分别消毒安瓿和注射部位皮肤。

（5）用无菌纱布包住安瓿的瓶颈及以上部分,折断安瓿。

（6）检查注射器包装,取出注射器,吸取药液,排尽空气,二次查对。

（7）左手的拇指和示指绷紧皮肤,右手持注射器并固定针栓,针头与皮肤垂直,用手臂带动腕部的力量,快速刺入肌肉(切勿将针头全部刺入),左手放松绷紧的皮肤,抽动活塞观察无回血后,固定针栓并缓慢推注药物。

（8）注射完毕,用无菌棉签轻压进针处,快速拔出针头,按压片刻。

（9）再次核对,观察患者有无不良反应。

（10）整理床单位,协助患者躺卧舒适。

（11）清理用物,洗手,记录。

四、注意事项

（1）严格执行查对制度和无菌操作原则。

（2）两种药物同时注射时,应注意配伍禁忌。

（3）对2岁以下婴幼儿不宜选用臀大肌内注射射,因其臀大肌尚未发育好,注射时有损伤坐骨神经的危险,最好选择臀中肌和臀小肌内注射射。

（4）对需长期注射者,应交替更换注射部位,并选用细长针头,以避免或减少硬结的发生。

（5）注意职业防护,用后的针头及时放入锐器盒。

（崔乐乐）

第三节 皮 下 注 射

皮下注射法是将少量药液或生物制剂注入皮下组织的方法。常用的部位有上臂三角肌下缘、前臂外侧、腹部、后背和大腿外侧方。

一、目的

（1）注入小剂量药物,用于不宜口服给药而需在一定时间内发生药效时。

（2）局部麻醉用药。

（3）预防接种。

二、准备

(一)操作者准备
穿戴整齐,修剪指甲,洗手,戴口罩。

(二)用物准备
皮肤消毒液、无菌棉签、2 mL 注射器、按医嘱准备药液、医嘱本、弯盘、手消毒液等。

(三)患者准备
了解注射的目的、方法及注意事项,能主动配合。

(四)环境准备
清洁、安静、光线适宜或有足够的照明。

三、操作程序

(1)查对无误后,解释操作的目的和过程,选择注射部位。

(2)将安瓿尖端的药液弹至体部。

(3)按无菌操作法取出棉签,蘸取消毒液,常规消毒安瓿。

(4)常规消毒注射部位皮肤,待干。

(5)用无菌纱布包住安瓿瓶颈及以上部分,折断安瓿。

(6)检查注射器,取出并接好针头。

(7)抽吸药液,排尽空气,二次查对。

(8)左手绷紧注射部位皮肤,右手持注射器,示指固定针栓,使针头与皮肤呈 30°～40°角,迅速将针梗 1/2～2/3 刺入皮下。

(9)固定针栓,左手抽吸活塞,如无回血即可缓慢推药。

(10)注射完毕,用棉签轻压在针刺处,迅速拔针,再次查对。

(11)处理用物,洗手、记录。

四、注意事项

(1)严格执行查对制度和无菌操作原则。

(2)对皮肤有刺激的药物一般不做皮下注射。

(3)对过度消瘦者,可捏起局部组织,适当减少穿刺角度。

(4)进针角度不宜超过 45°,以免刺入肌层。

(5)注意职业防护,用后的针头及时放入锐器盒。

(秦英珍)

第四节　皮　内　注　射

皮内注射法是将少量药液注入表皮和真皮之间的方法。

一、目的

(1)药物的皮肤敏感试验。

(2)预防接种。

(3)局部麻醉的起始步骤。

二、准备

(一)操作者准备

穿戴整齐,修剪指甲,洗手,戴口罩。

(二)用物准备

消毒溶液、无菌棉签、1 mL 注射器、弯盘、注射用药液(过敏试验时需备急救药物和注射器)、医嘱本等。

(三)患者准备

了解注射的目的、方法及注意事项。

(四)环境准备

清洁、安静、光线适宜或有足够的照明。

三、操作程序

(1)严格执行查对制度和无菌操作原则,按医嘱抽吸药液。

(2)备齐用物,携至患者床旁,仔细查对患者的姓名、床号、药名、浓度、剂量、方法、时间并解释。如做药物过敏试验,应先询问患者有无过敏史。

(3)选择注射部位,药物过敏试验一般为前臂掌侧下段。

(4)用 75％乙醇常规消毒皮肤,待干。

(5)二次查对,排尽注射器内空气。

(6)针尖斜面向上与皮肤呈 5°角刺入皮内,推注药液 0.1 mL,局部隆起呈皮丘,皮丘变白并显露毛孔,随即拔出针头。再次查对。

(7)若为药物过敏试验,应告知患者勿离开病室(或注射室),若有不适应立即告知医师。在20 分钟后观察试验结果。

(8)帮助患者取舒适体位,清理用物。

(9)洗手,记录。

四、注意事项

(1)严格执行查对制度和无菌操作原则。

(2)药物过敏试验前,应询问患者的用药史、过敏史及家族史,如患者对需要注射的药物有过敏史,应及时与医师联系,更换其他药物。

(3)药物过敏试验消毒皮肤时忌用碘伏,以免影响对局部反应的观察。

(4)在药物过敏试验前,皮试液应现配现用,剂量准确,同时应备好急救药品,以防发生意外。

(5)进针角度为针尖斜面全部进入皮内为宜,进针角度过大易将药液注入皮下,影响结果的观察和判断。

(6)药物过敏试验结果为阳性,应告知医师、患者和家属,并记录在病历上。

（田秀娟）

第五节 静脉输液

一、准备

(一)仪表

着装整洁,佩戴胸牌,洗手,戴口罩。

(二)用物

注射盘内放干棉球缸、一次性输液器、网套、止血带、橡皮小枕及一次性垫巾、弯盘、0.75%碘伏、棉签、胶布、启盖器、药液瓶外贴输液标签(上写患者姓名、床号、输液药品、剂量、用法、日期、时间、输液架)。

二、操作步骤

(1)根据医嘱备齐用物,携至床旁查对床号、姓名、剂量、用法、时间、药液瓶和面貌,并摇动药瓶对光检查。

(2)做好解释工作,询问大小便,备胶布。

(3)开启铝盖中心部分(如备物时加完药可省去)套网套,消毒瓶塞中心及瓶颈,挂于输液架上,检查输液器并打开,插入瓶塞至针头根部。

(4)排气,排液 3~5 mL 至弯盘内。

(5)选择血管、置小枕及垫巾,扎止血带,消毒皮肤,待干。

(6)再次查对床号、姓名、剂量、用法、时间、药液瓶。

(7)再次检查空气是否排尽,夹紧,穿刺时左手绷紧皮肤并用拇指固定静脉,见回血,松止血带及螺旋夹。

(8)胶布固定,干棉球遮盖针眼,调节滴速,开始 15 分钟应慢,无异常可调节至正常速度。

(9)交代注意事项,整理床及用物。

(10)爱护体贴患者,协助卧舒适体位。

(11)洗手、消毒用物。

三、临床应用

(一)静脉输液注意事项

(1)严格执行无菌操作和查对制度。

(2)根据病情需要,有计划地安排轮流顺序,如需加入药物,应合理安排,以尽快达到输液目的,注意配伍禁忌。

(3)需长期输液者,要注意保护和合理使用静脉,一般从远端小静脉开始。

（4）输液前应排尽输液管及针头内空气,药液滴尽前要按需及时更换溶液瓶或拔针,严防造成空气栓塞。

（5）输液过程中应加强巡视,耐心听取患者的主诉,严密观察注射部位皮肤有无肿胀,针头有无脱出,阻塞或移位,针头和输液器衔接是否紧密,输液管有无扭曲受压,输液滴速是否适宜及输液瓶内溶液量等,及时记录在输液卡或护理记录单上。

（6）需24小时连续输液者,应每天更换输液器。

（7）颈外静脉穿刺置管,如硅胶管内有回血,须及时用稀释肝素溶液冲注,以免硅胶管被血块堵塞;如遇输液不畅,须注意是否存在硅胶管弯曲或滑出血管外等情况。

（二）常见输液反应及防治

1.发热反应

（1）减慢滴注速度或停止输液,及时与医师联系。

（2）对症处理,寒战时适当增加盖被或用热水袋保暖,高热时给予物理降温。

（3）按医嘱给抗过敏药物或激素治疗。

（4）保留余液和输液器,必要时送检验室做细菌培养。

（5）严格检查药液质量、输液用具的包装及灭菌有效期等,防止致热物质进入体内。

2.循环负荷过重（肺水肿）

（1）立即停止输液,及时与医师联系,积极配合抢救,安慰患者,使患者有安全感和信任感。

（2）为患者安置端坐位,使其两腿下垂,以减少静脉回流,减轻心脏负担。

（3）加压给氧,可使肺泡内压力升高,减少肺泡内毛细血管渗出液的产生,同时给予20%～30%乙醇湿化吸氧。因乙醇能降低肺泡内泡沫的表面张力,使泡沫破裂消散,从而改善肺部气体交换,迅速缓解缺氧症状。

（4）按医嘱给用镇静剂、扩血管药物和强心剂如洋地黄等。

（5）必要时进行四肢轮流结扎,即用止血带或血压计袖带做适当加压,以阻断静脉血流,但动脉血流仍通畅。每隔5～10分钟轮流放松一侧肢体的止血带,可有效地减少静脉回心血量,待症状缓解后,逐步解除止血带。

（6）严格控制输液滴速和输液量,对心、肺疾病患者及老年人、儿童尤应慎重。

3.静脉炎

（1）严格执行无菌操作,对血管壁有刺激性的药物应充分稀释后应用,并防止药物溢出血管外。同时,要有计划地更换注射部位,以保护静脉。

（2）患肢抬高并制动,局部用95%乙醇或50%硫酸镁行热湿敷。

（3）理疗。

（4）如合并感染,根据医嘱给予抗生素治疗。

4.空气栓塞

（1）立即停止输液,及时通知医师,积极配合抢救,安慰患者,以减轻恐惧感。

（2）立即为患者置左侧卧位（可使肺的位置低于右心室,气泡侧向上漂移到右心室,避开肺动脉口）和头低足高位（在吸气时可增加胸腔内压力,以减少空气进入静脉。由于心脏搏动将空气混成泡沫,分次小量进入肺动脉内）。

（3）氧气吸入。

(4)输液前排尽输液管内空气,输液过程中密切观察,加压输液或输血时应专人守护,以防止空气栓塞发生。

(于卿秀)

第六节　心　电　监　护

心电监护是通过显示屏连续动态观察心电图、血压、血氧饱和度的一种无创监测方法。

一、目的

(1)持续心率、血压、血氧饱和度动态监测,及时发现病情变化,指导临床治疗、护理及抢救工作。

(2)正确及时识别心律失常。

(3)观察心脏起搏器功能。

二、准备

(一)操作者准备

穿戴整齐,洗手。

(二)用物准备

心电监护仪、电极片、75%乙醇、棉签、医嘱本、笔、纸、垃圾桶。

(三)患者准备

采取舒适的体位,皮肤清洁,必要时剃去局部的毛发。

(四)环境准备

清洁、安静、光线适宜。

三、操作程序

(1)备齐用物,携至患者床旁,仔细查对患者的姓名、住院号,解释安置心电监护的目的,消除患者顾虑,取得合作。

(2)协助患者取舒适的体位,以平卧位或半卧位为宜。

(3)将监护仪放置床旁连接电源,打开电源开关检查备用。

(4)暴露患者胸部,正确定位。右上(RA),胸骨右缘锁骨中线第一肋间;左上(LA),胸骨左缘锁骨中线第一肋间;右下(RL),右锁骨中线剑突水平处;左下(LL),左锁骨中线剑突水平处;胸导(V),胸骨左缘第四肋间。放置电极片处皮肤用75%乙醇涂擦,保证电极片与皮肤接触良好。

(5)二次查对,将电极片连接至监护仪导联线上,按照监护仪标识贴于患者胸部正确位置。

(6)正确安置血压袖带。

(7)正确安置血氧饱和度指套(避免与血压袖带同一肢体)。

(8)选择波形显示较清晰的导联,根据患者病情,设定各项参数报警界限,打开报警系统。

（9）帮助患者取舒适体位,整理床单位,冬天注意保暖。

（10）解释注意事项,处理用物。

（11）洗手,再次查对后签字,并记录心电监护的各项数据。

四、注意事项

（1）严格执行查对制度,做好解释工作,消除患者紧张、恐惧的心理。

（2）嘱患者卧床休息,不要下床活动,更换体位时,妥善保护各连接导线。

（3）放置电极片时,应避开伤口、瘢痕、中心静脉导管、起搏器及电除颤时电极板的放置部位。告知患者不能自行移动或取下电极片,若电极片周围皮肤有瘙痒不适,应及时告知护士;注意定期更换电极片的粘贴位置。

（4）密切观察心电图波形,及时处理干扰和电极片脱落;观察心率、心律变化,如需详细了解心电图变化,需做常规导联心电图。

（5）成人、儿童、新生儿的血压袖带是有差异的,应给患者使用尺寸适当的袖带,袖带宽度为成人上臂周长的40%,婴儿的50%;袖带长度要保证充气部分绕肢体50%～80%,一般长度为宽度的2倍。

（6）血压袖带不宜安置在静脉输液或留置导管的肢体。袖带应安置在患者肘关节上1～2 cm处,松紧程度应以能够插入1指为宜,保证记号Φ正好位于肱动脉搏动之上;测量肢体的肱动脉应与心脏（右心房）保持水平并外展45°。

（7）血压测量时患者应避免移动,偏瘫患者应选择健侧上臂测量。

（8）注意更换血氧饱和度传感器的位置,以避免皮肤受损或血液循环受影响。休克、体温过低、低血压或使用血管收缩药物、贫血、偏瘫、指甲过长、周围环境光照太强、电磁干扰及涂抹指甲油等对血氧饱和度监测有影响。

（9）停止心电监护时,先关机,断开电源,再撤除导联线及电极片、血压袖带、氧饱和度指套等;观察贴电极片处皮肤有无皮疹、水疱等现象。

（李金华）

第七节　非同步电除颤

非同步电除颤是利用一定量的电流经胸壁直接通过心脏,使心肌纤维瞬间同时除极,从而消除异位性快速心律失常的方法。

一、目的

使心室颤动（简称室颤）、心室扑动（简称室扑）转为窦性心律。

二、准备

(一)操作者准备
着装整齐。

(二)用物准备

除颤器、医用耦合剂、纱布、弯盘。

(三)患者准备

仰卧于硬板床上,充分暴露前胸。

(四)环境准备

请家属离开,关门。

三、操作程序

(1)准确判断病情。

(2)迅速备齐用物至患者床旁,患者取仰卧位。

(3)开启除颤仪电源开关。

(4)选择非同步模式(开启电源即为非同步模式),调节除颤能量,一般成人单相波除颤用200～360 J,双相波除颤用100～200 J;儿童除颤初始2～3 J/kg,最大不超过5 J/kg。

(5)电极板上均匀涂耦合剂。

(6)正确放置电极板,负极放在右锁骨中线第二肋间,正极放于左腋前线内侧平第五肋间,两电极板贴紧皮肤。

(7)按下充电按钮充电。

(8)再次观察心电示波为室颤、室扑,确认周围人员无直接或间接与患者接触。

(9)双手同时按下放电按钮放电。

(10)观察除颤效果。

(11)移开电极板,检查胸部皮肤情况,清洁皮肤,整理床单位。

(12)整理用物,核查患者姓名、床号。

(13)洗手,记录。

四、注意事项

(1)除颤前移去患者身上的金属物,确定除颤部位无水及导电材料,清洁并擦干皮肤,禁止使用乙醇、含有苯基的酊剂或止汗剂。

(2)电极板放置的位置要准确,与患者皮肤密切接触,耦合剂涂抹要均匀,防止皮肤灼伤。婴幼儿应使用儿童专用电极板。

(3)电极板放置部位应避开瘢痕、伤口处,如患者带有植入性起搏器,电极板距起搏器部位至少10 cm。

(4)除颤前确定周围人员无直接或间接与患者接触,操作者身体不能与患者接触。

(5)除颤放电后电极板应放在患者身上不动,观察除颤效果,如仍为室颤或室扑,可再次除颤;如出现心室停搏,应立即进行胸外心脏按压。对于细颤型室颤患者应先进行心脏按压、氧疗及药物先处理,使之变为粗颤后,再进行电除颤,以提高除颤成功率。

(6)动作迅速、准确。

(7)使用后将电极板充分清洁,及时充电备用。

(蒋燕芬)

第八节　雾 化 吸 入

一、操作目的

(1)用于止咳平喘,帮助患者解除支气管痉挛。

(2)改善肺通气功能。

(3)湿化气道。

(4)预防和控制呼吸道感染。

二、操作流程

(一)评估

(1)患者的心理状态,合作程度。

(2)对氧气雾化吸入法的认识。

(3)环境整齐、安静,用氧安全的认识。

(二)准备

(1)按需备齐用物,根据医嘱备药。

(2)环境:四防(火、油、热、震)。

(3)查对、解释。

(三)雾化实施

(1)取坐位、半坐卧位。

(2)将氧气雾化吸入器与氧气连接,调节氧气流量(8~10 L/min),检查出雾情况。

(3)协助患者将喷气管含入口中并嘱其紧闭双唇作深慢呼吸。

(四)处理

(1)吸毕,取下雾化器,关闭氧气开关,擦净面部,询问感觉,采取舒适卧位。

(2)观察记录:雾化吸入的情况。

(3)用物:妥善清理,归原位。

三、操作关键环节提示

(1)每次雾化吸入时间不应超过 20 分钟,如用液体过多应计入液体总入量内。若盲目用量过大有引起肺水肿或水中毒的可能。

(2)有增加呼吸道阻力的可能。当雾化吸入完几小时后,呼吸困难反而加重,除警惕肺水肿外,还可能是由于气道分泌物液化膨胀阻塞加重的原因。

(3)预防呼吸道再感染。由于雾滴可带细菌入肺泡,故有可能继发革兰阴性杆菌感染,不但要加强口、鼻、咽的卫生护理,还要注意雾化器、室内空气和各种医疗器械的消毒。

(4)长期雾化吸入治疗的患者,所用雾化量必须适中。如果湿化过度,可致痰液增多,对危重患者神志不清或咳嗽反射减弱时,常可因痰不能及时咳出而使病情恶化甚至死亡。如果湿化不够,则很难达到治疗目的。

(5)注意防止药物吸收后引起的不良反应。

(6)过多长期使用生理盐水雾化吸入,会因过多的钠吸收而诱发或加重心力衰竭。

(7)雾化器应垂直拿,用面罩罩住口鼻或用口含嘴,在吸入的同时应作深吸气,使药液充分到达支气管和肺内。

(8)氧流量调至 4～5 L/min,请不要擅自调节氧流量,禁止在有氧环境附近吸烟或燃明火。

(9)雾化前半小时尽量不进食,避免雾化吸入过程中气雾刺激,引起呕吐。

(10)每次雾化完后要及时洗脸或用湿毛巾抹干净口鼻部留下的雾珠,防止残留雾滴刺激口鼻皮肤,以免引起皮肤过敏或受损。

(11)每次雾化完后要协助患者饮水或漱口,防止口腔黏膜二重感染。

(陈 琳)

第九节 机械吸痰法

一、目的

清除呼吸道分泌物,保持呼吸道通畅,预防并发症发生。适用于排痰无力、痰液黏稠、意识不清、危重、老年体弱者。可通过患者口腔、鼻腔、气管插管或气管切开处进行负压吸引。

二、准备

(一)用物准备

治疗盘外:电动吸引器或中心吸引器包括马达、偏心轮、气体过滤器、压力表、安全瓶、贮液瓶、开口器、舌钳、压舌板、电源插座等。

治疗盘内:带盖缸 2 只(1 只盛消毒一次性吸痰管若干根、1 只盛有消毒液的盐水瓶)、消毒玻璃接管、治疗碗 2 个(1 只内盛无菌生理盐水、1 只内盛消毒液用于消毒玻璃接管)、弯盘、消毒纱布、无菌弯血管钳 1 把、消毒镊子 1 把、棉签 1 包、液状石蜡、冰硼散等,急救箱 1 个备用。

(二)患者、护理人员及环境准备

患者取舒适体位,稳定情绪,了解吸痰目的、方法、注意事项及配合要点。护理人员应衣帽整齐,修剪指甲,洗手,戴口罩。环境安静、整洁、光线、温度、湿度适宜。

三、操作步骤

(1)携用物至病床旁,接通电源,打开开关,调节负压,检查吸引器性能。

(2)检查患者口腔(昏迷患者可借助压舌板及开口器)、鼻腔,有无义齿,如有应先取下活动义齿,患者头部转向一侧,面向操作者。

(3)连接吸痰管,先吸少量生理盐水。用于检查吸痰管是否通畅,并润滑吸痰管前端。

(4)一手反折吸痰管末端,另一手持无菌弯血管钳或无菌镊子夹取吸痰管前端,插入口咽部10～15 cm(过深可触及支气管处,易堵塞呼吸道)后,放松吸痰管末端,先吸口咽部分泌物,再吸气管内分泌物。吸痰时采取上下左右旋转向上提吸痰管的方法,有利于呼吸道分泌物吸出,避免损伤呼吸道黏膜。每次吸引时间少于 15 秒,防止缺氧。

(5)吸痰管拔出后,用生理盐水抽吸。防止分泌物堵塞吸痰管。

(6)观察患者呼吸道是否畅通及面部、呼吸、心率、血压等情况及吸出液的色、质、量。

(7)协助患者擦净面部分泌物,整理床单位,取舒适体位。

(8)处理用物,吸痰管玻璃接头清洁后,放入盛有消毒液的治疗碗中浸泡,或清洁后,置低温消毒箱内消毒备用。

(9)洗手,观察并记录治疗效果与反应。

四、注意事项

(1)严格无菌操作,吸痰管应即吸即弃。

(2)吸痰动作应轻柔,以防呼吸道黏膜损伤。

(3)痰液黏稠者可配合叩击、雾化吸入,提高治疗效果。

(4)储液瓶内的液体不得超过 2/3。

(5)每次吸痰时间不超过 15 秒,以免缺氧。

(6)两次吸痰间隔不少于 30 分钟。

(7)气管隆嵴处不宜反复刺激,避免引起咳嗽反射。

(陈　琳)

第二章

消化内科护理

第一节 反流性食管炎

反流性食管炎(reflux esophagitis,RE)是指胃、十二指肠内容物反流入食管所引起的食管黏膜炎症、糜烂、溃疡和纤维化等病变,甚至引起咽喉、气道等食管以外的组织损害。男、女的发病率比例为(2~3):1,该病的发病率为1.92%。随着年龄增长,食管下段括约肌收缩力下降,胃、十二指肠内容物自发性反流,老年人反流性食管炎的发病率有所增加。

一、病因与发病机制

(一)抗反流屏障削弱

食管下括约肌是指食管末端3~4 cm长的环形肌束。静息时,正常人的食管下括约肌的压力为1.3~4.0 kPa(10~30 mmHg),可以防止胃内容物反流入食管。由于年龄增长、机体老化,食管下括约肌的收缩力下降而引起食物反流。一过性食管下括约肌松弛也是反流性食管炎的主要发病机制。

(二)食管清除作用减弱

正常情况下,一旦发生食物反流,大部分反流物通过1~2次食管自发和继发性的蠕动性收缩被排入胃内,剩余的部分则由唾液缓慢地中和。老年人的食管蠕动缓慢,唾液产生减少,影响了食管的清除作用。

(三)食管黏膜屏障作用下降

食管上皮表面黏液、不移动水层和表面 HCO_3^-、复层鳞状上皮等构成上皮屏障,黏膜下丰富的血液供应构成后上皮屏障,发挥抗反流物对食管黏膜损伤的作用。随着机体老化,食管黏膜逐渐萎缩,黏膜屏障作用下降。

二、护理评估

(一)健康史

询问患者的饮食结构及习惯、有无长期服用药物史。

（二）身体评估

1.反流症状

反酸、反食、反胃（指胃内容物在无恶心和不用力的情况下涌入口腔）、嗳气等，多在餐后明显或加重，平卧或躯体前屈时易出现。

2.反流物引起的刺激症状

胸骨后或剑突下有烧灼感，胸痛，吞咽困难。胸痛常由胸骨下段向上伸延，常在餐后1小时出现，平卧、弯腰或腹压升高时可加重。反流物刺激食管痉挛导致胸痛，常发生在胸骨后或剑突下，严重时可为剧烈刺痛，可放射到后背、胸部、肩部、颈部、耳后，有的酷似心绞痛。

3.其他症状

咽部不适，有异物感、棉团感或堵塞感，可能与酸反流引起食管上段括约肌压力升高有关。

4.并发症

（1）上消化道大量出血：食管黏膜炎症、糜烂及溃疡可以导致上消化道大量出血。

（2）食管狭窄：食管炎反复发作致使纤维组织增生，最终导致瘢痕性狭窄。

（3）Barrett食管：在食管黏膜的修复过程中，食管-贲门交界处2 cm以上的食管鳞状上皮被特殊的柱状上皮取代，称之为Barrett食管。Barrett食管发生溃疡时，又称Barrett溃疡。Barrett食管是食管癌的主要癌前病变。

（三）辅助检查

1.内镜检查

内镜检查是反流性食管炎最准确、最可靠的诊断方法，能判断其严重程度和有无并发症，结合活检可与其他疾病相鉴别。

2.24小时食管pH监测

应用便携式pH记录仪在生理状态下对患者进行24小时食管pH监测，可提供食管是否存在过度酸反流的客观依据。在进行该项检查前3天，患者应停用抑酸药与促胃肠动力的药物。

3.食管吞钡X线检查

对不愿意接受或不能耐受内镜检查者行该检查。严重患者可发现阳性X线征。

（四）心理社会状况

反流性食管炎长期持续存在，病情反复，病程迁延，患者会出现食欲减退，体重下降，导致患者心情烦躁、焦虑；合并消化道出血时患者会紧张、恐惧。应注意评估患者的情绪状态及患者对该病的认知程度。

三、常见护理诊断及问题

（一）疼痛

胸痛与胃食管黏膜炎性病变有关。

（二）营养失调

营养低于机体需要量与害怕进食、消化吸收不良等有关。

（三）有体液不足的危险

有体液不足的危险与合并消化道出血引起活动性体液丢失、呕吐及液体摄入量不足有关。

（四）焦虑

焦虑与病情反复、病程迁延有关。

（五）知识缺乏

患者缺乏对反流性食管炎病因和预防知识的了解。

四、诊断要点与治疗原则

（一）诊断要点

临床上有明显的反流症状，内镜下有反流性食管炎的表现，有食管过度酸反流的客观依据即可做出诊断。

（二）治疗原则

以药物治疗为主，对药物治疗无效或发生并发症者可做手术治疗。

1.药物治疗

目前多主张采用递减法，即开始使用质子泵抑制剂加促胃肠动力药，迅速控制症状，待症状控制后再减量维持。

（1）促胃肠动力药：目前常用的药物是西沙必利。常用量为每次 5～15 mg，每天 3～4 次，疗程为8～12 周。

（2）抑酸药。①H_2 受体拮抗剂（H_2RA）：西咪替丁 400 mg、雷尼替丁 150 mg 或法莫替丁 20 mg，每天 2 次，疗程为 8～12 周。②质子泵抑制剂（PPI）：奥美拉唑 20 mg、兰索拉唑 30 mg、泮托拉唑 40 mg、雷贝拉唑 10 mg 或埃索美拉唑 20 mg，一天 1 次，疗程为 4～8 周。③抗酸药：仅用于症状轻、间歇发作的患者，用于临时缓解症状。有并发症或停药后很快复发的反流性食管炎患者，需要长期维持治疗。H_2RA、西沙必利、PPI 均可用于维持治疗，其中以 PPI 效果最好。维持治疗的剂量因患者而异，以调整至患者无症状的最低剂量为合适剂量。

2.手术治疗

手术为不同术式的胃底折叠术。手术指征：①严格内科治疗无效。②虽经内科治疗有效，但患者不能忍受长期服药。③经反复扩张治疗后食管狭窄仍反复发作。④确证有由反流性食管炎引起的严重呼吸道疾病。

3.并发症的治疗

（1）食管狭窄：大部分食管狭窄可行内镜下食管扩张术治疗。扩张后予以长程 PPI 维持治疗可防止狭窄复发。少数严重瘢痕性狭窄需行手术切除。

（2）Barrett 食管：药物治疗是预防 Barrett 食管发生和发展的重要措施，必须使用 PPI 治疗及长期维持。

五、护理措施

（一）一般护理

为减少平卧时及夜间反流，可将床头抬高 15～20 cm。患者应避免睡前 2 小时内进食，白天进餐后不宜立即卧床；应避免食用使食管下括约肌压力降低的食物和药物，如巧克力、咖啡、浓茶、硝酸甘油、钙通道阻滞剂；应戒烟及禁酒；减少一切影响腹压升高的因素，如肥胖、便秘、紧束腰带。

（二）用药护理

护理人员应遵医嘱给予药物治疗，注意观察药物的疗效及不良反应。

1.H_2 受体拮抗剂

应在餐中或餐后即刻服用药物,若需同时服用抗酸药,则两药应间隔 1 小时以上。若静脉给药应注意控制速度,过快可引起低血压和心律失常。西咪替丁对雄性激素受体有亲和力,可导致男性乳腺发育、阳痿以及性功能紊乱,护理人员应做好解释工作。该药物主要通过肾排泄,患者用药期间护理人员应监测其肾功能。

2.质子泵抑制剂

奥美拉唑可引起头晕,护理人员应嘱患者用药期间避免开车或做其他必须高度集中注意力的工作。兰索拉唑的不良反应包括出现荨麻疹或皮疹、瘙痒、头痛、口苦、肝功能异常等,轻度不良反应不影响继续用药,较严重时应及时停药。泮托拉唑的不良反应较少,偶尔可引起头痛和腹泻。

3.抗酸药

该药在饭后 1 小时和睡前服用。服用片剂时应嚼服,如用乳剂,用药前应充分摇匀。

应避免与奶制品、酸性饮料及其他食物同时服用抗酸剂。

(三)饮食护理

(1)护理人员应指导患者有规律地定时进餐,不宜过饱,选择营养丰富、易消化的食物,避免摄入过咸、过甜、过辣的刺激性食物。

(2)护理人员应与患者共同制定饮食计划,指导患者及家属改进烹饪技巧,增加食物的色、香、味,刺激患者的食欲。

(3)护理人员应观察并记录患者每天进餐的次数、量、种类,以了解其摄入营养素的情况。

六、健康指导

(一)疾病知识的指导

护理人员应向患者及家属介绍该病的有关病因,避免诱发因素;嘱患者保持良好的心理状态,平时生活要有规律,合理安排工作和休息时间,注意劳逸结合,积极配合治疗。

(二)饮食指导

护理人员应指导患者加强饮食卫生和饮食营养,养成有规律的饮食习惯;避免过冷、过热、辛辣等刺激性食物及浓茶、咖啡等饮料。嗜酒者应戒酒。

(三)用药指导

护理人员应根据病因及病情进行指导,介绍药物的不良反应,嘱患者长期维持治疗,如有异常及时复诊。

（丁春芳）

第二节　慢性胃炎

慢性胃炎是由不同原因引起的胃黏膜慢性炎症。病变可局限于胃的一部分(常见于胃窦部),也可累及整个胃部。慢性胃炎一般可分为慢性浅表性胃炎、慢性萎缩性胃炎两大类,前者是慢性胃炎中最常见的一种,占 60%～80%,后者则由于易发生癌变而受到人们的关注。慢性胃炎的发病率随年龄增长而增加。

一、护理要点

护理人员应合理应用药物,及时对症处理;嘱患者戒除烟酒嗜好,养成良好的饮食习惯;做好健康指导,嘱患者保持良好心理状态;嘱患者重视疾病变化,定期检查随访。

二、护理措施

(1)慢性胃炎的患者应立即解除疲劳的工作状态而加强休息,必要时卧床休息。患者应撇开一切烦恼,保持安详、乐观的人生态度;应保持周围环境清洁、卫生和安静;可以听一些轻音乐,这有助于慢性胃炎的康复。

(2)患者应改变不规律进食、过快进食或暴饮暴食等不良习惯,养成定时、定量规律进食的好习惯;进食宜细嚼慢咽,使食物与唾液充分混合,减少对胃黏膜的刺激。

(3)患者应停止进食过冷、过烫、辛辣、高钠、粗糙的食物。患者最好以易消化的面食为主食。

(4)慢性胃炎的患者必须彻底戒除烟、酒,最好不要饮用浓茶。

(5)停止服用水杨酸类药物。胃酸减少或缺乏者可适当喝米醋。

三、用药及注意事项

(一)保护胃黏膜

1.硫糖铝

硫糖铝能与胃黏膜中的黏蛋白结合,形成一层保护膜,是一种很好的胃黏膜保护药。它还可以促进胃黏膜的新陈代谢。每次 10 g,每天 3 次。

2.甘珀酸

该药能促使胃黏液分泌增加和胃黏膜上皮细胞寿命延长,从而形成保护黏膜的屏障,增强胃黏膜的抵抗力。每次 50～100 mg,每天 3 次,对高血压患者不宜应用。

3.胃膜素

胃膜素为猪胃黏膜中提取的抗胃酸多糖质,遇水变为具有附着力的黏浆,附贴于胃黏膜而起保护作用,并有制酸作用。每次 2～3 g,每天 3 次。

4.麦滋林-S 颗粒

麦滋林-S 颗粒具有胃黏膜保护功能,最大的优点是不被肠道吸收入血,故几乎无任何不良反应。每次 0.67 g,每天 3 次。

(二)调整胃运动功能

1.甲氧氯普胺

该药能抑制延脑的催吐化学感受器,有明显的镇吐作用;同时能调整胃窦功能,增强幽门括约肌的张力,防止和减少碱性反流。每次 5～10 mg,每天 3 次。

2.吗丁啉

吗丁啉的作用较甲氧氯普胺强,不良反应少,且不透过血-脑屏障,不会引起锥体外系反应,是目前较理想的促进胃蠕动的药物。每次 10～20 mg,每天 3 次。

3.西沙比利

西沙比利的作用与吗丁啉的作用类似,但不良反应更小,疗效更好。每次 5 mg,每天 3 次。

（三）抗酸或中和胃酸

西咪替丁能使基础胃酸分泌减少约80％，使各种刺激引起的胃酸分泌减少约70％。每次200 mg，每天3次。

（四）促进胃酸分泌

1.卡尼汀

卡尼汀能促进胃肠功能，使唾液、胃液、胆液、胰液及肠液等的分泌增加，从而加强消化功能，有利于低酸的恢复。

2.多酶片

多酶片每片内含淀粉酶0.12 g、胃蛋白酶0.04 g、胰酶0.12 g，作用是加强消化功能。每次2片，每天3次。

（五）抗感染

1.庆大霉素

每次口服庆大霉素4万单位，每天3次，对于上呼吸道炎症、牙龈炎、鼻炎等慢性炎症有较快、较好的疗效。

2.德诺（De-Nol）

德诺主要成分是枸橼酸铋钾，具有杀灭幽门螺杆菌的作用。每次240 mg，每天2次。服药时间不得超过3个月，因为久服胶体铋有引起锥体外系中毒的危险。

3.三联疗法

三联疗法：德诺＋甲硝唑＋四环素或阿莫西林，是当前根治幽门螺杆菌的最佳方案，根治率可达96％。用法为德诺，每次240 mg，每天2次；甲硝唑，每次0.4 g，每天3次；四环素，每次500 mg，每天4次；阿莫西林，每次1.0 g，每天4次。按此方案连服14天为1个疗程。

四、健康指导

因为慢性胃炎病程较长，治疗进展缓慢，而且可能反复发作，所以患者常有严重焦虑，而焦虑不安、精神紧张又是慢性胃炎病情加重的重要因素之一。如此恶性循环，必将严重影响慢性胃炎的治疗。因此，对患者进行心理疏导往往能收到良好的效果。护理人员应叮嘱患者生活要有规律，保持乐观情绪；应少食多餐，饮食以清淡、无刺激性、易消化为宜，戒烟、酒；禁用或慎用阿司匹林等可致溃疡的药物；定期复诊，如上腹疼痛节律发生变化或出现呕血、黑便，应立即就医。

（丁春芳）

第三节　肝　硬　化

肝硬化是长期肝细胞坏死，继发广泛纤维化伴结节形成的结果。一种或多种致病因子长期或反复损伤肝实质，致使肝细胞弥漫性变性、坏死和再生，进而引起肝脏结缔组织弥漫性增生和肝细胞再生，最后导致肝小叶结构破坏和重建，肝内血液循环发生障碍。肝功能损害和门脉高压为该病的主要临床表现，晚期常出现严重的并发症。

肝硬化是世界性疾病，所有种族，不论年龄、性别均可罹患。中年男性易罹患。

在我国肝硬化主要为肝炎后肝硬化。血吸虫病性、单纯乙醇性、心源性、胆汁性肝硬化均少见。

一、病因

引起肝硬化的病因很多。病毒性肝炎最常见。同一病例可由一种、两种或两种以上病因同时或先后作用引起,有些病例的原因不明。

(一)病毒性肝炎

病毒性肝炎经慢性活动性肝炎阶段逐步演变为肝硬化,称为肝炎后肝硬化。乙型病毒性肝炎和丙型病毒性肝炎常见,甲型病毒性肝炎一般不发展为肝硬化。由急性或亚急性重型肝炎演变的肝硬化称为坏死后肝硬化。

(二)寄生虫感染

患者感染血吸虫病时,大量血吸虫卵进入肝窦前的门脉小血管内,刺激结缔组织增生,引起门脉高压。肝细胞的坏死和增生一般不明显,没有肝细胞的结节再生。但如伴发慢性乙型病毒性肝炎,其结果多为混合结节型肝硬化。

(三)酒精中毒

酒精中毒主要由酒精的中间代谢产物(乙醛)对肝脏的直接损害引起。酗酒引起长期营养失调,使肝脏对某些毒性物质的抵抗力降低,在发病机制上也起一定作用。

(四)胆汁淤积

肝外胆管阻塞或肝内胆汁淤积持续存在时,高浓度的胆酸和胆红素对肝细胞有损害作用,久之可发展为肝硬化。由肝外胆管阻塞引起的肝硬化称为继发性胆汁性肝硬化。由原因未明的肝内胆汁淤积引起的肝硬化称为原发性胆汁性肝硬化。

(五)循环障碍

慢性充血性心力衰竭、缩窄性心包炎和各种病因引起肝小静脉阻塞综合征等,导致肝脏充血,肝细胞缺氧,引起小叶中央区肝细胞坏死及纤维组织增生,最终发展为肝硬化。

(六)药物和化学毒物

长期服用某些药物(如辛可芬、异烟肼、甲基多巴、利福平)或反复接触化学毒物(如四氯化碳、磷、砷、氯仿)可损伤肝脏,引起中毒性肝炎,最后演变为肝硬化。

(七)遗传和代谢性疾病

血友病、肝豆状核变性、半乳糖血症、糖原贮积等遗传代谢性疾病亦可发展为肝硬化,称为代谢性肝硬化。

(八)慢性肠道感染和营养不良

慢性菌痢、溃疡性结肠炎等常引起消化和吸收障碍,发生营养不良,同时肠内的细菌毒素及蛋白质腐败的分解产物等经门静脉到达肝内,引起肝细胞损害,演变为肝硬化。

(九)隐匿性肝硬化

病因难以肯定的肝硬化称为隐匿性肝硬化,其中很大部分病例可能与隐匿性无黄疸型肝炎有关。

二、临床表现

肝硬化的病程一般比较缓慢,可能隐伏数年至数十年。肝脏具有很强的代偿功能,因此,早期临床表现常不明显或缺乏特征性。肝硬化的临床分期为肝功能代偿期和肝功能失代偿期。

(一)肝功能代偿期

一般症状较轻,缺乏特征性。患者常有乏力、食欲减退、消化不良、恶心、厌油、腹胀、中上腹隐痛或不适及腹泻,部分有踝部水肿、鼻衄、齿龈出血等。上述症状多呈间歇性。患者常因过度疲劳而发病,经适当休息及治疗可缓解。体征一般不明显,肝脏可轻度大,无或有轻度压痛,部分患者可有脾大。肝功能检查结果多在正常范围内或有轻度异常。

(二)肝功能失代偿期

随着疾病的进展,症状逐渐明显,肝脏常逐渐缩小,质变硬。临床表现主要是肝功能减退和门脉高压。

1.肝功能减退

(1)营养障碍:表现为消瘦、贫血、乏力、水肿、皮肤干燥而松弛、面色灰暗、口角炎、毛发稀疏无光泽等。

(2)消化道症状:早期出现的食欲缺乏、腹胀、恶心、腹泻等消化道症状逐渐明显,稍进油腻的肉食,即引起腹泻。部分患者还可出现轻度黄疸。

(3)出血倾向:轻者有鼻衄、齿龈出血,重者有胃肠道黏膜弥漫性出血及皮肤紫癜。这与肝脏合成凝血因子减少,脾大及脾功能亢进引起血小板减少有关。毛细血管脆性增加是出血倾向的附加因素。

(4)发热:部分患者可有低热,多为病变活动及肝细胞坏死时释出的物质影响体温调节中枢所致。用抗生素治疗此类发热无效,只有肝病好转时发热才能消失。如持续发热或高热,则提示合并有感染、血栓性门静脉炎、原发性肝癌等。

(5)黄疸:表现为巩膜浅黄、尿色黄。如巩膜甚至全身皮肤黏膜呈深度金黄色,应考虑有肝硬化伴肝内胆汁瘀积的可能。

(6)内分泌功能失调的表现:肝对雌激素灭活作用减退导致脸、颈、肩、手背及上胸处的蜘蛛痣及(或)毛细血管扩张。肝掌表现为大、小鱼际和指尖斑点状发红,加压后褪色。可出现男性乳房发育、睾丸萎缩、性功能减退,女性月经不调、闭经、不孕等。皮肤色素沉着,面色污黑、晦暗,可能由继发性肾上腺皮质功能减退所致,也可能与肝脏不能代谢黑色素有关。继发性醛固酮、抗利尿激素增加导致水、钠潴留,尿量减少,对水肿与腹水的形成亦起重要促进作用。

2.门脉高压症

在肝硬化的发展过程中,肝细胞的坏死、再生结节的形成、结缔组织增生和肝细胞结构的改建,使门静脉小分支闭塞、扭曲,发生门静脉血流障碍,导致门脉压力升高。

(1)脾大及脾功能亢进:门脉压力升高时,脾脏淤血、纤维结缔组织及网状内皮细胞增生使脾大(多为正常的2~3倍,部分患者的脾可平脐或达脐下)。脾大时常伴有脾功能亢进,表现为末梢血中白细胞和血小板计数减少,红细胞计数也可减少。胃底静脉破裂出血时脾缩小,输血、补液后脾渐渐增大。脾功能亢进可能由于增生的网状内皮细胞对血细胞的吞噬、破坏作用加强;或由于脾脏产生某些体液因素抑制骨髓造血功能或加速血细胞的破坏。

(2)侧支循环的形成:因门静脉回流受阻,门静脉与腔静脉间的吻合支渐次扩张、开放,形成侧支循环。胃冠状静脉与食管静脉丛吻合,形成食管下段和胃底静脉曲张。这些静脉位于黏膜下疏松组织中,常由于腹内压突然升高或消化液反流侵蚀及食物的摩擦而破裂出血。脐旁静脉与脐周腹壁静脉沟通,形成脐周腹壁静脉曲张,有时该处可听到连续的静脉杂音。直肠上静脉与直肠中静脉、直肠下静脉吻合扩张,形成内痔。门静脉回流受阻时侧支循环血流方向见图 2-1。

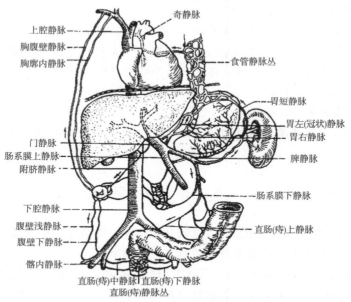

图 2-1 门静脉回流受阻时侧支循环血流方向

(3)腹水:腹水的产生表明肝硬化病情较重。初起时患者有腹胀感,体检可发现移动性浊音(腹水量>500 mL)。大量腹水可使横膈抬高而致呼吸困难和心悸,腹部膨隆,腹壁皮肤张紧发亮,有移动性浊音和水波感。腹内压力明显升高时,脐可突出而形成脐疝。在腹水出现的同时,常可发生肠胀气。部分腹水患者伴有胸腔积液,以右侧胸腔积液多见,两侧胸腔积液较少。胸腔积液系腹水通过横膈淋巴管进入胸腔所致。腹水为草黄色漏出液。腹水形成的主要因素有清蛋白合成减少、蛋白质摄入和吸收障碍,当血浆清蛋白<30 g/L 时,血浆胶体的渗透压降低,促使血浆外渗;门脉压力升高至2.94~5.88 kPa(正常为 0.785~1.18 kPa),腹腔毛细血管的滤过压升高,组织液回吸收减少而漏入腹腔;进入肝静脉血流受阻使肝淋巴液增加与发生回流障碍,淋巴管内压升高,造成大量淋巴液从肝包膜及肝门淋巴管溢出;肝脏对醛固酮、抗利尿激素灭活作用减退;腹水形成后循环血容量减少,通过肾小球旁器使肾素分泌增加,产生肾素-血管紧张素-醛固酮系统反应,醛固酮分泌增多,导致肾远曲小管水、钠潴留作用加强,腹水进一步加重。

(4)食管和胃底静脉曲张破裂出血:是门脉高压症的主要并发症,病死率为 30%~60%。当门静脉压力超过下腔静脉压力,达 1.47~1.60 kPa 时,静脉曲张就可发生出血。静脉曲张大者比静脉曲张小者更易破裂出血。最常见的表现是呕血。出血可以是大量的,并迅速发生休克;也可自行停止,以后再发。偶尔仅表现为便血或黑便。

3.肝肾综合征

肝肾综合征(功能性肾衰)指严重肝病患者出现肾功能不良,并排除其他引起肾功能不良的原因。肝肾综合征的发病机制尚未明确。肝肾综合征通常见于严重的肝脏疾病患者。主要表现为少尿、蛋白尿、尿钠低(<10 mmol/L),尿与血浆肌酐比值≥30∶1,尿与血浆渗透压比值>1。这些尿的改变与急性肾小管坏死不同。肾功能损害的发展程度不一,一些患者于数天内肾功能完全丧失,另一些患者的血清肌酐随肝脏功能逐渐恶化而缓慢上升,达数周之久。

4.肝性脑病

肝性脑病指肝脏功能衰竭而导致代谢紊乱、中枢神经系统功能失调的综合征。它是晚期肝硬化最严重的表现,也是常见的致死原因。临床上以意识障碍和昏迷为主要表现。

肝硬化是肝性脑病的最主要原发病因。常见的诱发因素有上消化道大量出血、感染、摄入高蛋白饮食、使用含氮药物、放腹水、大手术、麻醉、饮酒等。肝性脑病的发病机制尚未明了,主要有氨和硫醇中毒学说、假性神经介质学说、γ-氨基丁酸能神经传导功能亢进等学说。

临床上按意识障碍、神经系统表现和脑电图改变将肝性脑病分为四期(表 2-1)。

表 2-1 肝性脑病分期

分 期	精神状况	运动改变
亚临床期	常规检查无变化,完成工作或驾驶能力受损	完成常规精神运动试验或床边实验,如画图或数字连接的能力受损
Ⅰ期(前驱期)	思维紊乱,淡漠,激动,欣快,不安,睡眠紊乱	细震颤,协调动作缓慢,扑翼样震颤
Ⅱ期(昏迷前期)	嗜睡,昏睡,有定向障碍,行为失常	扑翼样震颤,发音困难,初级反射出现
Ⅲ期(昏睡期)	思维显著紊乱,言语令人费解	反射亢进,有巴宾斯基征,尿、便失禁,肌阵挛,过度换气
Ⅳ期(昏迷期)	昏迷	去大脑体位,有短促的眼头反射,疼痛刺激反应早期存在,进展为反应减弱和刺激反应消失

肝性脑病患者呼出的气中常具有一种烂苹果样臭味,这与肝脏不能分解甲硫氨酸中间产物二甲基硫和甲基硫醇有关,肝臭可在昏迷前出现,是一种预后不良的征象。

5.其他

肝硬化患者常因抵抗力降低并发各种感染,如支气管炎、肺炎、自发性腹膜炎、结核性腹膜炎、尿路感染。腹膜炎发生的机制可能是细菌通过血液或淋巴液播散入腹腔,并可穿过肠壁而入腹腔。腹水患者易发生腹膜炎,病死率高,早期诊断非常重要。自发性腹膜炎起病较急者常有腹痛和腹胀。起病缓者则多有低热或不规则的发热,伴有腹部隐痛、恶心、呕吐及腹泻。体检可发现腹膜刺激征,腹水性质由漏出液转为渗出液。

长期低钠盐饮食,利尿及大量放腹水,易发生低钠血症和低钾血症。长期使用高渗葡萄糖溶液与肾上腺糖皮质激素、呕吐及腹泻亦可使钾、氯减少,而产生低钾、低氯血症,并致代谢性碱中毒和肝性脑病。

(三)肝脏体征

早期肝脏大,质地中等或中等偏硬,晚期肝脏缩小,坚硬,表面呈颗粒状或结节状。肝脏一般无压痛,但在肝细胞进行性坏死或并发肝炎或肝周围炎时,可有触痛与叩击痛。肝边缘锐利提示无炎症活动,边缘圆钝表明有炎症、水肿、脂肪浸润或纤维化。肝硬化时右叶下缘不易触及而左叶增大。

三、检查

(一)血常规

白细胞和血小板计数明显减少。失血、营养障碍、叶酸及维生素 B_{12} 缺乏导致缺铁性或巨幼红细胞性贫血。

（二）肝功能检查

早期蛋白电泳即显示球蛋白含量升高，而清蛋白到晚期才降低。絮状及浊度试验在肝功能代偿期可正常或轻度异常，而在失代偿期多为异常。失代偿期转氨酶活力可呈轻度、中度升高，一般以谷丙转氨酶（SGPT）活力升高较显著，肝细胞有严重坏死时，血清转氨酶活力常高于 SGPT 的活力。

静脉注射磺溴酞 5 mg/kg（即 1 kg 体重用药 5 mg）45 分钟后，正常人血内滞留量应低于 5%，肝硬化时多有不同程度的增加。磺溴酞可有变态反应，检查前应进行皮内过敏试验。吲哚菁青绿亦是一种染料，一般静脉注射 0.5 mg/kg 15 分钟后，正常人血中滞留量<10%，肝硬化尤其是结节性肝硬化患者的潴留值明显升高，达 30% 以上。该试验为诊断肝硬化的最好的方法，比溴磺酞试验更敏感，更安全、可靠。

在肝功能代偿期，血中胆固醇多正常或偏低；在肝功能失代偿期，血中胆固醇下降，特别是胆固醇酯部分常低于正常水平。凝血酶原时间测定在代偿期可正常，在失代偿期则呈不同程度的延长，注射维生素 K 亦不能纠正。

（三）影像学检查

B 型超声波检查可探查肝、脾的大小及有无腹水，可显示脾静脉和门静脉增宽，有助于诊断。食管静脉曲张时，吞钡 X 线检查可见蚯蚓或串珠状充盈缺损，纵行黏膜皱襞增宽。胃底静脉曲张时，可见菊花样充盈缺损。放射性核素肝脾扫描可见肝摄取减少、分布不规则，脾摄取增加，脾脏增大可明显显影。

（四）纤维食管镜

纤维食管镜检查可见食管钡餐检查阴性的食管静脉曲张。

（五）肝穿刺活组织检查

肝活组织检查常可明确诊断，但此为创伤性检查，仅在临床诊断确有困难时才选用。

（六）腹腔镜检查

该检查可直接观察肝脏的表面、色泽、边缘及脾脏等的改变，并可在直视下进行有目的的穿刺活组织检查，对鉴别肝硬化、慢性肝炎和原发性肝癌以及明确肝硬化的病因很有帮助。

四、基本护理

（一）观察要点

一般症状和体征的观察包括观察患者的全身情况，有无消瘦、贫血、乏力、面色灰暗、口角炎、毛发稀疏而无光泽等营养障碍表现；观察皮肤黏膜、巩膜有无黄染，尿色有无变化；注意蜘蛛痣、杵状指、色素沉着、肝臭、水肿、男性乳房发育等体征。了解有无肝区疼痛、食欲缺乏、厌油、恶心、呕吐、排便不规则、腹胀等消化道症状。

（二）并发症的观察

1.门脉高压症

观察腹水、腹胀和其他压迫症状，观察腹壁静脉曲张、痔出血、贫血、鼻衄、齿龈出血、瘀点、瘀斑、呕血、黑便。

2.腹水

观察尿量、腹围、体重变化和有无水肿。

3.肝性脑病

观察患者的意识和精神活动,有无嗜睡、昏睡、昏迷、定向障碍、胡言乱语,有无睡眠节律紊乱和扑翼样震颤。

（三）一般护理

1.合理的休息

研究证明取卧位与站立时肝脏血流量有明显差异,前者比后者多40％以上。因此,合理的卧床休息既可减少体能消耗,又能降低肝脏负荷,增加肝脏血流量,防止肝功能进一步受损和促进肝细胞恢复。在肝功能代偿期患者应适当减少活动,降低工作强度,注意休息,避免劳累。若病情不稳定、肝功能试验异常,则应减少活动,充分休息。有发热、黄疸、腹水等表现的失代偿患者应以卧床休息为主,并保证充足的睡眠。

2.正确的饮食

饮食营养是改善肝功能的基本措施之一。正确的进食和合理的营养,能促进肝细胞再生,反之则会加重病情,诱发上消化道大量出血、肝昏迷、腹泻等。肝硬化患者应摄入高热量、高蛋白、高维生素且易消化的食物,适当限制动物脂肪的摄入,不食增加肝脏解毒负荷的食物和药物。一般要求每天总热量在10.46～12.55 kJ(2.5～3.0 kcal)。蛋白质每天 100～150 g,富含蛋白质的食物宜多样化、易消化、含有丰富的必需氨基酸。脂肪每天 40～50 g。要有足量的 B 族维生素、维生素 C 等。为防便秘,可摄入含纤维素多的食物。护理人员应给予肝功能显著减退的晚期患者或有肝昏迷先兆者低蛋白饮食,蛋白质摄入量为每天 30 g 左右。对伴有腹水者护理人员应按病情给予低盐(每天 3～5 g)和无盐饮食,患者腹水严重时应限制每天的入水量。护理人员应为黄疸患者补充胆盐;嘱患者不饮酒、咖啡,不吸烟,不吃高盐食物;避免有刺激性及粗糙、坚硬食物,进食时应细嚼慢咽,以防引起食管或胃底静脉破裂出血。护理人员应教育患者和家属认识到正确饮食和合理营养的意义,并且理解饮食疗法必须长期持续,要有耐心和毅力,使患者能正确地掌握、家属能予以监督。

（四）心理护理

肝硬化的病程漫长,该病久治不愈,尤其进入失代偿期后,患者遭受很大的痛苦,承受的心理压力大,心理变化也大。因此,护理人员应在常规治疗护理中做好心理护理,须做好以下几方面:①保持病房的整洁、安静、舒适,从视、听、嗅、触等方面消除不良刺激,使患者在生活起居感到满意。②要主动指导病情稳定的患者及其家属掌握治疗性自我护理方法,包括通过多种形式宣教有关医疗知识,消除他们的恐惧、悲观感,助其树立信心;帮助分析并发症发生的诱因,增强患者的预防能力;对心理状态稳定型患者可客观地介绍病情及检查化验结果,以取得其配合。③对病情反复发作者,要热情地帮助其恢复生活自理能力,增强其战胜疾病的信心;对忧郁悲观型患者应给予极大的同情心,充分理解他们,帮助他们解决困难;对怀疑类型的患者应明确告知诊断无误,客观介绍病情,并使其冷静地面对现实。④根据病情需要适当安排娱乐活动。

（五）药物治疗的护理

病情严重的患者进食少时,护理人员可静脉供给能量,以补充机体所需。研究表明,80％～100％的肝硬化患者存在程度不同的能量、营养不足。老年患者按每天每千克体重摄入 1.0 g 蛋白质为基础需要量,附加由疾病相关因素造成的额外丢失。补充蛋白质(氨基酸)时,护理人员应提供以必需氨基酸为主的氨基酸溶液;若肝功损害严重,则以含丰富支链氨基酸(45％)的溶液作为氨源。目前冰冻血浆的使用越来越广泛,使用过程中护理人员应注意掌握正确的融化方法和观察输注不良反应。一般冰冻血浆融化后不再复冻。

使用利尿剂时,护理人员应教会患者正确服用利尿药;通常需向患者讲述常用利尿药的作用及不良反应;指导患者掌握观察方法,如体重每天减少 0.5 kg,尿量每天达 2 000～2 500 mL,腹围逐渐缩小。

(丁春芳)

第四节　病毒性肝炎

一、甲型病毒性肝炎

甲型病毒性肝炎旧称流行性黄疸或传染性肝炎,早在 8 世纪就有记载。目前全世界有 40 亿人口受到该病的威胁。近年来对其病原学和诊断技术等方面的研究进展较大,并已成功研制出甲型肝炎病毒减毒活疫苗和灭活疫苗,可有效控制该病的流行。

(一)病因

该病的传染源是患者和亚临床感染者。潜伏期后期及黄疸出现前数日传染性最强,黄疸出现后 2 周粪便仍可能排出病毒,但传染性已明显减弱。无慢性甲型肝炎病毒(HAV)携带者。

(二)诊断要点

甲型病毒性肝炎主要依据流行病学资料、临床特点、常规实验室检查和特异性血清学诊断。流行病学资料应参考当地该病的流行疫情,患者病前有无肝炎患者密切接触史及个人、集体饮食卫生状况。急性黄疸型病例黄疸期诊断不难。在黄疸前期获得诊断称为早期诊断,此期表现似感冒或急性胃肠炎,如尿色变为深黄色应疑及该病。急性无黄疸型及亚临床型病例不易早期发现,诊断主要依赖肝功能检查。根据特异性血清学检查可做出病因学诊断。凡慢性肝炎和重型肝炎,一般不考虑该病的诊断。

1.分型

甲型病毒性肝炎的潜伏期为 2～6 周,平均为 4 周,临床分为急性黄疸型(AIH)、急性无黄疸型和亚临床型。

(1)急性黄疸型:①黄疸前期,急性起病,患者多有畏寒发热,体温 38 ℃左右,全身乏力,食欲缺乏,厌油、恶心、呕吐,上腹部饱胀不适或腹泻。少数病例以上呼吸道感染症状为主要表现,偶见荨麻疹,继之尿色加深。该期一般持续 5～7 天。②黄疸期,热退后出现黄疸,可见皮肤巩膜不同程度黄染。肝区隐痛,肝大,触之有充实感,伴有叩痛和压痛,尿色进一步加深。黄疸出现后全身及消化道症状减轻,否则可能发生重症化,但重症化者罕见。该期持续 2～6 周。③恢复期,黄疸逐渐消退,症状逐渐消失,肝脏逐渐回缩至正常,肝功能逐渐恢复。该期持续 2～4 周。

(2)急性无黄疸型:起病较缓慢,除无黄疸外,其他临床表现与急性黄疸型相似,症状一般较轻。患者多在 3 个月内恢复。

(3)亚临床型:部分患者无明显临床症状,但肝功能有轻度异常。

(4)急性淤胆型:该型实为黄疸型肝炎的一种特殊形式,特点是肝内胆汁淤积性黄疸持续较久,消化道症状轻,肝实质损害不明显。而黄疸很深,多有皮肤瘙痒及便色变浅,预后良好。

2.实验室检查

(1)常规检查:外周血白细胞总数正常或偏低,淋巴细胞相对增多,偶见异型淋巴细胞,一般不超过 10%,这可能是淋巴细胞受病毒抗原刺激后发生的母细胞转化现象。黄疸前期末尿胆原及尿胆红素开始呈阳性反应,是早期诊断的重要依据。血清丙氨酸氨基转移酶(ALT)于黄疸前期早期开始升高,血清胆红素在黄疸前期末开始升高。血清 ALT 高峰在血清胆红素高峰之前,一般在黄疸消退后一至数周恢复正常。急性黄疸型血浆球蛋白常轻度升高,但随病情恢复而逐渐恢复。急性无黄疸型和亚临床型病例的肝功能改变以单项 ALT 轻、中度升高为特点。急性淤胆型病例的血清胆红素显著升高而 ALT 仅轻度升高,同时伴有血清碱性磷酸酶及谷氨酰胺转移酶明显升高。

(2)特异性血清学检查:特异性血清学检查是确诊甲型病毒性肝炎的主要指标。血清 IgM 型甲型肝炎病毒抗体(抗-HAV-IgM)于发病数日即可检出,在黄疸期达到高峰,一般持续 2～4 个月,以后逐渐下降乃至消失。目前临床上主要用酶联免疫吸附法(ELISA)检查血清抗-HAV-IgM,以作为早期诊断甲型病毒性肝炎的特异性指标。血清抗-HAV-IgM 出现于病程恢复期,较持久,甚至终生呈阳性,是获得免疫力的标志,一般用于流行病学调查。新近报道应用线性多抗原肽包被进行 ELISA 检测 HAV 感染,其敏感性和特异性分别高于 90% 和 95%。

(三)鉴别要点

该病需与药物性肝炎、传染性单核细胞增多症、钩端螺旋体病、急性结石性胆管炎、原发性胆汁性肝硬化、妊娠期肝内胆汁淤积症、胆总管梗阻、妊娠急性脂肪肝等鉴别。其他病如血吸虫病、肝吸虫病、肝结核、脂肪肝、肝淤血及原发性肝癌均可有肝大或 ALT 升高,鉴别诊断时应加以考虑。鉴别该病与乙型、丙型、丁型及戊型病毒性肝炎急性期除参考流行病学特点及输血史等资料外,主要依据血清抗-HAV-IgM 的检测。

(四)规范化治疗

急性期患者应卧床休息,吃清淡而营养丰富的餐食,摄入充足的 B 族维生素及维生素 C。对进食过少者及呕吐者,护理人员应每天静脉滴注 10% 的葡萄糖注射液 1 000～1 500 mL,酌情加入能量合剂及 10%氯化钾。热重者可服用茵陈蒿汤、栀子柏皮汤加减,湿重者可服用茵陈胃苓汤加减,湿热并重者宜用茵陈蒿汤和胃苓汤合方加减,肝气郁结者可用逍遥散,脾虚湿困者可用平胃散。

二、乙型病毒性肝炎

慢性乙型病毒性肝炎是由乙型肝炎病毒(HBV)感染致肝脏发生炎症及肝细胞坏死,持续 6 个月以上而病毒仍未被清除的疾病。我国是慢性乙型病毒性肝炎的高发区,人群中约有 9.09% 为 HBV 携带者。该病呈慢性进行性发展,间有反复急性发作,可演变为肝硬化、肝癌或肝功能衰竭等,严重危害人民健康,故对该病的早发现、早诊断、早治疗很重要。

(一)病因

1.传染源

传染源主要是有 HBV DNA 复制的急、慢性患者和无症状慢性 HBV 携带者。

2.传播途径

该病主要通过血清及日常密切接触而传播。血液传播途径除输血及血制品外,可通过注射,刺伤,共用牙刷、剃刀及外科器械等方式传播,经微量血液也可传播。因患者的唾液、精液、初乳、汗液、血性分泌物均可检出 HBsAg（乙型肝炎表面抗原），故密切的生活接触可能是重要传播途径。所谓密切的生活接触可能是由微小创伤所致的一种特殊经血传播形式，而非消化道或呼吸道传播。另一种重要的传播方式是母婴传播（垂直传播）。HBsAg/HBeAg（HBeAg 为乙型肝炎 e 抗原）阳性母亲所生的婴儿，HBV 感染率高达 95%，大部分在分娩过程中感染，10%～20%可能为宫内感染。因此，医源性或非医源性经血液传播，是该病的传播途径。

3.易感人群

感染后患者对同一 HBsAg 亚型 HBV 可获得持久免疫力，但对其他亚型免疫力不完全，偶可再感染其他亚型，故极少数患者血清抗-HBs（某一亚型感染后）和 HBsAg（另一亚型再感染）可同时呈阳性。

（二）诊断要点

急性肝炎病程超过半年，或原有乙型病毒性肝炎或 HBsAg 携带史，又因同一病原再次出现肝炎症状、体征及肝功能异常者可以诊断为慢性乙型病毒性肝炎。发病日期不明或虽无肝炎病史，但肝组织病理学检查符合慢性乙型病毒性肝炎，或根据症状、体征、化验结果及 B 超检查结果综合分析，亦可做出相应诊断。

1.分型

据 HBeAg 可分为 2 型。

（1）HBeAg 阳性慢性乙型病毒性肝炎：血清 HBsAg、HBV DNA 和 HBeAg 呈阳性，抗-HBe 呈阴性，血清 ALT 持续或反复升高，或肝组织学检查有肝炎病变。

（2）HBeAg 阴性慢性乙型病毒性肝炎：血清 HBsAg 和 HBV DNA 呈阳性，HBeAg 持续阴性，抗-HBe 呈阳性或阴性，血清 ALT 持续或反复异常，或肝组织学检查有肝炎病变。

2.分度

根据生化试验及其他临床和辅助检查结果，可进一步分 3 度。

（1）轻度：临床症状、体征轻微或缺如，肝功能指标仅 1 或 2 项轻度异常。

（2）中度：症状、体征的严重程度和实验室检查结果居于轻度和重度之间。

（3）重度：有明显或持续的肝炎症状，如乏力、食欲缺乏、尿黄、便溏，伴有肝病面容、肝掌、蜘蛛痣、脾大，并排除其他原因，且无门静脉高压症。实验室检查血清 ALT 和/或 AST（谷草转氨酶）反复或持续升高，清蛋白降低或 A/G 比值异常，球蛋白明显升高。除前述条件外，凡清蛋白不超过 32 g/L，胆红素大于 5 倍正常值上限，凝血酶原活动度为 40%～60%，胆碱酯酶低于 2 500 U/L，4 项检测中有 1 项达上述程度者即可诊断为重度慢性肝炎。

3.B 超检查结果可供慢性乙型病毒性肝炎诊断参考

（1）轻度：B 超检查肝脾无明显异常改变。

（2）中度：B 超检查可见肝内回声增粗，肝脏和/或脾脏轻度肿大，肝内管道（主要指肝静脉）走行多清晰，门静脉和脾静脉内径无增宽。

（3）重度：B 超检查可见肝内回声明显增粗，分布不均匀；肝表面欠光滑，边缘变钝；肝内管道走行欠清晰或轻度狭窄、扭曲；门静脉和脾静脉内径增宽；脾大；胆囊有时可见"双层征"。

4.组织病理学诊断

组织病理学诊断包括病因（根据血清或肝组织的肝炎病毒学检测结果确定病因）、病变程度及分级分期结果。

(三)鉴别要点

应鉴别该病与慢性丙型病毒性肝炎、嗜肝病毒感染所致肝损害、乙醇性及非乙醇性肝炎、药物性肝炎、自身免疫性肝炎、肝硬化、肝癌。

(四)规范化治疗

1.治疗的总体目标

治疗的总体目标是最大限度地长期抑制或消除乙型肝炎病毒,减轻肝细胞坏死及肝纤维化,延缓和阻止疾病进展,减少和防止肝脏失代偿、肝硬化、肝癌及其并发症的发生,从而改善生活质量和延长存活时间。治疗主要包括抗病毒、免疫调节、抗炎保肝、抗纤维化和对症治疗,其中抗病毒治疗是关键,只要有适应证,且条件允许,就应进行规范的抗病毒治疗。

2.抗病毒治疗的一般适应证

适应证包括以下几方面:①HBV DNA≥$2×10^4$U/mL(HBeAg 阴性者的该项指标不低于$2×10^3$U/mL)。②ALT≥$2×$ULN;如用干扰素治疗,ALT 应不高于$10×$ULN,血总胆红素水平应低于$2×$ULN。③如 ALT<$2×$ULN,但肝组织学显示 Knodell HAI 评分系统分级≥4,或 Knodell HAI 评分系统分级≥G_2。

具有①并有②或③的患者应进行抗病毒治疗;对达不到上述治疗标准者,应监测病情变化,如 HBV DNA 持续呈阳性,且 ALT 异常,也应考虑抗病毒治疗。ULN 为正常参考值上限。

3.对 HBeAg 阳性慢性乙型肝炎患者的治疗

对于 HBV DNA 定量不低于$2×10^4$U/mL,ALT 水平不低于$2×$ULN 者,或 ALT<$2×$ULN,但肝组织学显示 Knodell HAI 评分系统分级≥4,或 Knodell HAI 评分系统分级≥G_2者,应进行抗病毒治疗。可根据具体情况和患者的意愿,选用IFN-α或核苷(酸)类似物治疗。对于 HBV DNA 呈阳性但低于$2×10^4$U/mL者,经监测病情 3 个月,HBV DNA 仍未转阴,且 ALT 异常,则应进行抗病毒治疗。

(1)IFN-α:5 mU(可根据患者的耐受情况适当调整剂量),每周 3 次或隔日 1 次,皮下或肌内注射,一般疗程为 6 个月。如有应答,为提高疗效可延长疗程至 1 年或更长。应注意剂量及疗程的个体化。如治疗 6 个月无应答,可改用其他抗病毒药物。

(2)聚乙二醇干扰素 α-2a:每次 180 μg,每周 1 次,皮下注射,疗程为 1 年。应根据患者的耐受性等因素决定剂量。

(3)拉米夫定:每次 100 mg,每天 1 次,口服。治疗 1 年时,如果 HBV DNA 不能被检测到(PCR 法)或低于检测下限,ALT 恢复正常,HBeAg 转阴但未出现抗-HBe,建议继续用药直至 HBeAg 血清学转归,经监测 2 次(每次至少间隔 6 个月)仍保持不变,可以停药,但停药后需密切监测肝脏生化指标和病毒学指标。

(4)阿德福韦酯:每次 10 mg,每天 1 次,口服。疗程可参照拉米夫定。

(5)恩替卡韦:每次 0.5 mg(对拉米夫定耐药患者每次服 1 mg),每天 1 次,口服。疗程可参照拉米夫定。

4.对 HBeAg 阴性慢性乙型肝炎患者的治疗

HBV DNA 定量不低于$2×10^3$U/mL,ALT 水平不低于$2×$ULN 者,或 ALT<$2×$ULN,但肝组织学检查显示 Knodell HAI 评分系统分级≥4,或 Knodell HAI 评分系统分级≥G_2者,应进行抗病毒治疗。难以确定治疗终点,因此,应治疗至检测不出 HBV DNA(PCR 法),ALT 恢复正常。此类患者复发率高,疗程宜长,至少为 1 年。

因需要较长期治疗,最好选用 IFN-α(ALT 水平应低于 10×ULN)或阿德福韦酯、恩替卡韦等耐药发生率低的核苷(酸)类似物治疗。对达不到上述推荐治疗标准者,则应监测病情变化,如 HBV DNA 持续呈阳性,且 ALT 异常,也应考虑抗病毒治疗。

(1)普通 IFN-α:每次 5 mU,每周 3 次或隔日 1 次,皮下或肌内注射,疗程至少 1 年。

(2)聚乙二醇干扰素 α-2a:每次 180 μg,每周 1 次,皮下注射,疗程至少 1 年。

(3)阿德福韦酯:每次 10 mg,每天 1 次,口服,疗程至少 1 年。如果监测 3 次(每次至少间隔 6 个月),HBV DNA 不能被检测到(PCR 法)或低于检测下限,ALT 正常,可以停药。

(4)拉米夫定:每次 100 mg,每天 1 次,口服,疗程至少 1 年。治疗终点与阿德福韦酯相同。

(5)恩替卡韦:每次 0.5 mg(对拉米夫定耐药患者 1 mg),每天 1 次,口服。疗程可参照阿德福韦酯。

5.对接受化疗和免疫抑制剂治疗的患者的处理

对于因其他疾病而接受化疗、免疫抑制剂(特别是肾上腺糖皮质激素)治疗的 HBsAg 呈阳性者,即使 HBV DNA 呈阴性和 ALT 正常,也应在治疗前 1 周开始服用拉米夫定,每天100 mg,化疗和免疫抑制剂治疗停止后,应根据患者的病情决定拉米夫定的停药时间。对拉米夫定耐药者可改用其他已批准的能治疗耐药变异的核苷(酸)类似物。停用核苷(酸)类似物后可出现复发,甚至病情恶化,应十分注意。

6.对其他特殊情况的处理

(1)经过规范的 IFN-α 治疗无应答的患者,再次应用 IFN-α 治疗的疗效很低,可试用聚乙二醇干扰素 α-2a 或核苷(酸)类似物治疗。

(2)强化治疗指在治疗初始阶段每天应用 IFN-α,连续 2~3 周改为隔日 1 次或每周3 次的治疗。目前对此疗法意见不一,因此不予推荐。

(3)应用拉米夫定治疗期间可发生耐药突变,出现"反弹",建议加用其他已批准的能治疗耐药变异的核苷(酸)类似物,并重叠用药 1~3 个月或在 HBV DNA 检测呈阴性后撤换拉米夫定,也可使用 IFN-α(建议重叠用药 1~3 个月)。

(4)停用核苷(酸)类似物后复发,如停药前无拉米夫定耐药,可再用拉米夫定治疗,或其他核苷(酸)类似物治疗。如无禁忌证,亦可用 IFN-α 治疗。

7.儿童患者间隔

对于 12 岁以上慢性乙型病毒性肝炎患儿,其普通 IFN-α 治疗的适应证、疗效及安全性与成人相似,剂量为 3~6 μU/m²,最大剂量不超过 10 μU/m²。在患者知情同意的基础上,也可按成人的剂量和疗程用拉米夫定治疗。

三、丙型病毒性肝炎

慢性丙型病毒性肝炎是一种主要经血液传播的疾病,是由丙型肝炎病毒(HCV)感染导致的慢性传染病。慢性 HCV 感染可导致肝脏慢性炎症坏死,部分患者可发展为肝硬化甚至肝细胞癌(HCC),严重危害人民健康,已成为严重的社会和公共卫生问题。

(一)病因

1.传染源

传染源主要为急、慢性患者和慢性 HCV 携带者。

2.传播途径

传播途径与乙型病毒性肝炎相同,主要有以下3种。

(1)通过输血或血制品传播:输血或血制品传播是该病最主要的传播途径。经初步调查,输血后非甲非乙型肝炎患者血清丙型肝炎抗体(抗-HCV)阳性率高达80%以上,已成为大多数(80%～90%)输血后肝炎的原因。但供血员血清抗-HCV阳性率较低,故目前公认反复输入多个供血员的血液或血制品者更易发生丙型病毒性肝炎。国内曾因单采血浆回输血细胞时污染,造成丙型病毒性肝炎暴发流行,经2年以上随访,血清抗-HCV阳性率达到100%。

(2)通过非输血途径传播:丙型肝炎亦多见于非输血人群,主要通过反复注射、针刺、含HCV血液反复污染皮肤黏膜隐性伤口及性接触等其他密切接触方式而传播。这是世界各国广泛存在的散发性丙型肝炎的传播途径。

(3)母婴传播:要准确评估HCV垂直传播很困难,因为在新生儿中所检测到的抗-HCV实际可能来源于母体(被动传递)。检测HCV RNA提示HCV有可能由母体传播给新生儿。

3.易感人群

对HCV无免疫力者普遍易感。在西方国家,除反复输血者外,静脉药瘾者、同性恋等混乱性接触者及血液透析患者丙型病毒性肝炎的发病率较高。该病可发生于任何年龄,一般儿童和青少年的HCV感染率较低。男性HCV的感染率大于女性。HCV感染恢复后血清抗体水平低,免疫保护能力弱,有再次感染HCV的可能性。

(二)诊断要点

1.诊断依据

HCV感染超过6个月,或发病日期不明、无肝炎史,但肝脏组织病理学检查结果符合慢性肝炎,或根据症状、体征、实验室及影像学检查结果综合分析,做出诊断。

2.病变程度判定

慢性肝炎按炎症活动度(G)可分为轻、中、重3度,并应标明分期(S)。

(1)轻度慢性肝炎(包括原慢性迁延性肝炎及轻型慢性活动性肝炎):$G_{1\sim2}$,$S_{0\sim2}$。①肝细胞变性,有点、灶状坏死或凋亡小体。②汇管区有(无)炎症细胞浸润、扩大,有或无局限性碎屑坏死(界面肝炎)。③小叶结构完整。

(2)中度慢性肝炎(相当于原中型慢性活动性肝炎):G_3,$S_{1\sim3}$。①汇管区炎症明显,伴中度碎屑坏死。②小叶内炎症严重,融合坏死或伴少数桥接坏死。③纤维间隔形成,小叶结构大部分保存。

(3)重度慢性肝炎(相当于原重型慢性活动性肝炎):G_4,$S_{2\sim4}$。①汇管区炎症严重或伴重度碎屑坏死。②桥接坏死累及多数小叶。③大量纤维间隔,小叶结构紊乱,或形成早期肝硬化。

3.组织病理学诊断

该诊断包括病因(根据血清或肝组织的肝炎病毒学检测结果确定病因)、病变程度及分级分期结果。

(三)鉴别要点

应区别该病与慢性乙型病毒性肝炎、药物性肝炎、乙醇性肝炎、非乙醇性肝炎、自身免疫性肝炎、病毒感染所致肝损害、肝硬化、肝癌。

(四)规范化治疗

1.抗病毒治疗的目的

抗病毒治疗的目的是清除或持续抑制体内的 HCV,以改善或减轻肝损害,阻止进展为肝硬化、肝衰竭或 HCC,并提高患者的生活质量。治疗前应进行 HCV RNA 基因分型(1 型和非 1 型)和血中 HCV RNA 定量,以决定抗病毒治疗的疗程和利巴韦林的剂量。

2.对 HCV RNA 基因为 1 型或(和)HCV RNA 定量不低于 4×10^5 U/ mL 者的治疗

(1)聚乙二醇干扰素 α 联合利巴韦林治疗方案:聚乙二醇干扰素 α-2a,每次 180 μg,每周 1 次,皮下注射,联合口服利巴韦林 1 000 mg/d,至 12 周时检测 HCV RNA。①如 HCV RNA 下降幅度少于 2 个对数级,则考虑停药。②如 HCV RNA 定性检测为转阴或低于定量法的最低检测限,继续治疗至 48 周。③如 HCV RNA 未转阴,但下降超过 2 个对数级,则继续治疗到 24 周。如24 周时 HCV RNA 转阴,可继续治疗到 48 周;如果 24 周时仍未转阴,则停药观察。

(2)IFN-α 联合利巴韦林治疗方案:IFN-α 每次 3～5 mU,隔日 1 次,肌内或皮下注射,联合口服利巴韦林 1 000 mg/d,建议治疗 48 周。

(3)对不能耐受利巴韦林不良反应者的治疗方案:可单用 IFN-α、复合 IFN 或聚乙二醇干扰素,方法同上。

3.对 HCV RNA 基因为非 1 型或(和)HCV RNA 定量＜4×10^5 U/ mL 者的治疗

(1)聚乙二醇干扰素 α 联合利巴韦林治疗方案:聚乙二醇干扰素 α-2a,每次 180 μg,每周 1 次,皮下注射,联合应用利巴韦林 800 mg/d,治疗 24 周。

(2)IFN-α 联合利巴韦林治疗方案:IFN-α,每次 3 mU,每周 3 次,肌内或皮下注射,联合应用利巴韦林 800～1 000 mg/d,治疗 24～48 周。

(3)不能耐受利巴韦林不良反应者的治疗方案:可单用 IFN-α 或聚乙二醇干扰素 α。

四、丁型病毒性肝炎

丁型病毒性肝炎是由丁型肝炎病毒(HDV)与 HBV 共同感染引起的以肝细胞损害为主的传染病,呈世界性分布,易使肝炎慢性化和重型化。

(一)病因

HDV 感染呈全球性分布。意大利是 HDV 感染的发现地。HDV 感染在地方性高发区的持久流行是由 HDV 在 HBsAg 携带者之间不断传播所致。发展中国家 HBsAg 携带者较多,有引起 HDV 感染传播的基础。我国各地 HBsAg 阳性者中 HDV 感染率为 0～32％,北方的 HDV 感染率偏低,南方的 HDV 感染率较高。慢性活动性乙型病毒性肝炎和重型肝炎患者 HDV 感染率明显高于无症状慢性 HBsAg 携带者。

1.传染源

传染源主要是急、慢性丁型病毒性肝炎患者和 HDV 携带者。

2.传播途径

输血或血制品传播是传播 HDV 的重要途径。其他包括经注射和针刺传播、日常生活密切接触传播及围产期传播等。我国 HDV 的传播方式以生活密切接触为主。

3.易感人群

HDV 感染分两种类型:①HDV/HBV 同时感染,感染对象是正常人群或未被 HBV 感染的人群。②HDV/HBV 重叠感染,感染对象是已受 HBV 感染的人群,包括无症状慢性 HBsAg 携带者和乙型病毒性肝炎患者,他们体内含有 HBV 及 HBsAg,一旦感染 HDV,极有利于 HDV 的复制,所以这一类人群对 HDV 的易感性更强。

(二)诊断要点

我国是 HBV 感染高发区,也应随时警惕 HDV 感染。HDV 与 HBV 同时感染所致急性丁型病毒性肝炎,仅凭临床资料不能确定病因。凡无症状慢性 HBsAg 携带者突然出现急性肝炎样症状、重型肝炎样表现或迅速向慢性肝炎发展,慢性乙型病毒性肝炎病情突然恶化而陷入肝衰竭,均应想到 HDV 重叠感染,及时进行特异性检查,以明确病因。

1.临床表现

HDV 感染一般只与 HBV 感染同时发生或继发于 HBV 感染,故其临床表现部分取决于 HBV 感染状态。

(1)HDV 与 HBV 同时感染(急性丁型病毒性肝炎):潜伏期为 6～12 周,其临床表现与急性自限性乙型病毒性肝炎类似,多数为急性黄疸型肝炎。在病程中可先后发生两次肝功能损害,即血清胆红素和转氨酶出现两个高峰。整个病程较短,HDV 感染常随 HBV 感染终止而终止,预后良好,很少向重型肝炎、慢性肝炎或无症状慢性 HDV 携带者发展。

(2)HDV 与 HBV 重叠感染:潜伏期为 3～4 周。其临床表现轻重悬殊,复杂多样。①急性肝炎样丁型病毒性肝炎:在无症状慢性 HBsAg 携带者基础上重叠感染 HDV 后,最常见的临床表现形式是急性肝炎样发作,有时病情较重,血清转氨酶持续升高达数月之久,或血清胆红素及转氨酶升高呈双峰曲线。在 HDV 感染期间,血清 HBsAg 水平常下降,甚至转阴,有时可使 HBsAg 携带状态结束。②慢性丁型病毒性肝炎:无症状慢性 HBsAg 携带者重叠感染 HDV 后,更容易发展成慢性肝炎。慢性化后发展为肝硬化的进程较快。早期认为丁型病毒性肝炎不易转化为肝癌,近年来在病理诊断为原发性肝癌的患者中,HDV 标志呈阳性者可达 11%～22%,故丁型病毒性肝炎与原发性肝癌的关系不容忽视。

(3)重型丁型病毒性肝炎:在无症状慢性 HBsAg 携带者基础上重叠感染 HDV 时,颇易发展成急性或亚急性重型肝炎。在"暴发性肝炎"中,HDV 感染标志的阳性率高达 21%～60%,医师认为 HDV 感染是促成大块肝坏死的一个重要因素。按国内诊断标准,这些"暴发性肝炎"应包括急性和亚急性重型肝炎。HDV 重叠感染易使原有慢性乙型病毒性肝炎病情加重。如有些慢性乙型病毒性肝炎患者,病情本来相对稳定或进展缓慢,血清 HDV 标志转阳,临床状况可突然恶化,继而发生肝衰竭,甚至死亡,颇似慢性重型肝炎,这种情况在国内相当多见。

2.实验室检查

近年丁型病毒性肝炎的特异诊断方法日臻完善,从受检者血清中检测到 HDAg(丁型病毒性肝炎抗原)或 HDV RNA,或从血清中检测抗-HDV,均为确诊依据。

(三)鉴别要点

应注意鉴别该病与慢性重型乙型病毒性肝炎。

(四)规范化治疗

治疗丁型病毒性肝炎以护肝、对症治疗为主。近年研究表明,IFN-α 可能抑制 HDV RNA 复制,治疗可使部分病例的血清 HDV RNA 转阴,所用剂量宜大,疗程宜长。目前 IFN-α 是唯一可供选择的治疗慢性丁型病毒性肝炎的药物,但其疗效有限。IFN-α 每次 9×10^6 U,每周 3 次,或者每天 5×10^6 U,疗程为 1 年,能使 40%～70% 的患者血清中的 HDV RNA 消失,但是抑制 HDV 复制的作用很短暂,停止治疗后 60%～97% 的患者复发。

五、戊型病毒性肝炎

戊型病毒性肝炎原称肠道传播的非甲非乙型肝炎或流行性非甲非乙型肝炎,其流行病学特点及临床表现颇像甲型病毒性肝炎,但两者的病因完全不同。

(一)病因

戊型病毒性肝炎流行最早发现于印度,开始疑为甲型病毒性肝炎,但回顾性血清学分析,证明其既非甲型病毒性肝炎,也非乙型病毒性肝炎。该病流行地域广泛,在发展中国家以流行为主,在发达国家以散发为主。其流行特点与甲型病毒性肝炎相似,传染源是戊型病毒性肝炎患者和阴性感染者,经粪-口途径传播。潜伏期末和急性期初传染性最强。流行规律大体分两种:一种为长期流行,常持续数月,可长达 20 个月,多由水源不断污染所致;另一种为短期流行,约 1 周即止,多为水源一次性污染引起。与甲型病毒性肝炎相比,该病的发病年龄偏大,16~35 岁者占75%,平均发病年龄为 27 岁。孕妇易感性较高。

(二)诊断要点

流行病学资料、临床特点和常规实验室检查仅作为临床诊断参考,特异血清病原学检查是确诊依据,同时排除 HAV、HBV、HCV 感染。

1.临床表现

该病的潜伏期为 15~75 天,平均约 6 周。绝大多数为急性病例,包括急性黄疸型和急性无黄疸型肝炎,两者比例约为 1:13。临床表现与甲型病毒性肝炎的相似,但其黄疸前期较长,症状较重。除淤胆型病例外,黄疸常于一周内消退。该病的胆汁淤积症状(如灰浅色大便、全身瘙痒)较甲型病毒性肝炎重,大约 20% 的急性戊型病毒性肝炎患者会发展成淤胆型肝炎。部分患者有关节疼痛。

2.实验室检查

用该病患者急性期血清 IgM 型抗体建立 ELISA 法,可用于检测拟诊患者粪便内的 HEAg,此抗原在黄疸出现第 14~18 天的粪便中较易检出,但阳性率不高。用荧光素标记该病患者恢复期血清 IgG,以实验动物 HEAg 阳性肝组织作抗原片,进行荧光抗体阻断实验,可用于检测血清戊型病毒性肝炎抗体(抗-HEV),阳性率为 50%~100%。但该法不适用于临床常规检查。

用重组抗原或合成肽原建立 ELISA 法检测血清抗-HEV,已在国内普遍开展,敏感性和特异性均较好。用该法检测血清抗-HEV-IgM 对诊断现症戊型病毒性肝炎更有价值。

(三)鉴别要点

应注意鉴别该病与 HAV、HBV、HCV。

(四)规范化治疗

急性期患者应卧床休息,摄入清淡而营养丰富的饮食、充足的 B 族维生素及维生素 C。

HEV ORF2 结构蛋白可用于研制有效疫苗,并能对 HEV 株提供交叉保护。HEV ORF2蛋白具有较好的免疫原性,用其免疫猕猴能避免动物发生戊型病毒性肝炎和 HEV 感染。该疫苗正在研制,安全性和有效性正在评估。

六、护理措施

(1)护理人员应将甲、戊型病毒性肝炎患者进行消化道隔离;将急性乙型病毒性肝炎患者进行血液(体液)隔离,至 HBsAg 转阴;对慢性乙型和丙型病毒性肝炎患者应分别按病毒携带者管理。

（2）护理人员应向患者及家属说明休息是治疗肝炎的重要措施。重型肝炎、急性肝炎、慢性活动期患者应卧床休息；慢性肝炎患者病情好转后，可进行体力活动，以不感疲劳为度。

（3）急性期患者宜进食清淡、易消化的饮食，蛋白质以营养价值高的动物蛋白为主，1.0～1.5 g/（kg·d）；慢性肝炎患者宜进食高蛋白、高热量、高维生素、易消化的饮食，蛋白质为1.5～2.0 g/（kg·d）；重症肝炎患者宜进食低脂、低盐、易消化的饮食，有肝性脑病先兆者应限制蛋白质摄入，蛋白质摄入＜0.5 g/（kg·d）；合并腹水、少尿者，钠摄入限制在0.5 g/d。

（4）各型肝炎患者均应戒烟和禁止饮酒。

（5）皮肤瘙痒者及时修剪指甲，避免搔抓，防止皮肤破损。

（6）护理人员应向患者解释注射干扰素后可出现发热、头痛、全身酸痛等流感样综合征，体温常随药物剂量增大而升高，不良反应随治疗次数增加而逐渐减轻；发热时多饮水、休息，必要时按医嘱对症处理。

（7）护理人员应密切观察患者有无皮肤瘀点和瘀斑、牙龈出血、便血等出血倾向；观察患者有无性格改变、计算力减退、嗜睡、烦躁等肝性脑病的早期表现；如有异常，及时报告医师。

（8）护理人员应让患者家属了解肝病患者易生气、易急躁的特点，对患者要多加宽容理解。护理人员多与患者热情、友好地交谈，缓解患者焦虑、悲观、抑郁等情绪；向患者说明保持豁达、乐观的心情对于治疗肝脏疾病的重要性。

七、应急措施

（一）消化道出血

（1）护理人员应立即为患者取平卧位，把患者的头偏向一侧，保持其呼吸道通畅，防止窒息。

（2）护理人员应通知医师，建立静脉液路。

（3）护理人员应为患者合血、吸氧，备好急救药品及器械，准确记录出血量。

（4）护理人员应监测生命体征的变化，观察患者有无四肢湿冷、面色苍白等休克体征，如有异常，及时报告医师并配合抢救。

（二）肝性脑病

（1）患者如有烦躁，护理人员应做好保护性措施，必要时给予约束，防止患者自伤或伤及他人。

（2）护理人员应为昏迷者取平卧位，把昏迷者的头偏向一侧，保持呼吸道通畅。

（3）护理人员应给患者吸氧，密切观察其神志和生命体征的变化，为其定时翻身。

（4）护理人员应遵医嘱给予准确、及时的治疗。

八、健康教育

（1）护理人员应宣传各类型病毒性肝炎的发病及传播知识，使患者重视预防接种的重要性。

（2）对于急性肝炎患者护理人员应强调彻底治疗的重要性及早期隔离的必要性。

（3）慢性患者、病毒携带者及家属应采取适当的家庭隔离措施，家中密切接触者应尽早进行预防接种。

（4）应用抗病毒药物者必须在医师的指导、监督下用药，不得擅自加量或停药，并定期检查肝功能和血常规。

（5）慢性肝炎患者出院后避免过度劳累、酗酒、不合理用药等，避免反复发作，并定期监测肝功能。

（6）对于乙型病毒性肝炎病毒携带者禁止献血和从事餐饮、维修水管、托幼等工作。

（丁春芳）

第五节　急性胰腺炎

急性胰腺炎是常见的急腹症之一，为胰酶对胰脏本身消化所引起的化学性炎症。胰腺病变轻重不等，轻者以水肿为主，临床经过属自限性，一次发作数天后即可完全恢复，少数呈复发性急性胰腺炎；重者胰腺出血坏死，易并发休克、胰假性囊肿和脓肿等，病死率高达25%～40%。

对急性胰腺炎的发生率，目前尚无精确统计。国内报告急性胰腺炎患者占住院患者的0.32%～2.04%。该病患者一般女多于男，患者的平均年龄50～60岁。职业以工人多见。

一、病因及发病机制

胰腺是一个其有内、外分泌功能的实质性器官，胰腺的腺泡分泌胰液（外分泌），对食物的消化起重要作用；而散在地分布在胰腺内的胰岛，其功能细胞主要分泌胰岛素和胰高血糖素（内分泌）。正常情况下，当胰液中无活力的胰蛋白酶原等进入十二指肠时，在碱性环境中被胆汁和十二指肠液中的肠激酶激活，成为具有消化能力的胰蛋白酶。在胆总管、胰管、壶腹部炎症和梗阻等病理情况下，多种胰酶在胰腺内被激活，并大量溢出管壁及腺泡壁外，导致胰腺自身消化，引起水肿、出血、坏死等，而产生急性胰腺炎。

引起急性胰腺炎的病因甚多。常见病因为胆道疾病、酗酒。急性胰腺炎的各种致病相关因素见表2-2。

（一）梗阻因素

胆石症常是老年人急性胰腺炎首次发作的原因，在老年女性中特别常见。一般胆石症在胆石一过性阻塞胰管开口处或紧邻此开口处的胆总管发生。如在胆石性胰腺炎发作后立即仔细收集和检查粪便，常常可以找到胆结石。胆石症引起胰腺炎的机制尚不清楚，可能是乏特氏壶腹被胆石阻塞，引起胆汁反流入胰管，损伤胰腺实质；也有人认为是胰管一过性梗阻，而无胆汁反流。

有人认为副乳头的先天畸形和狭窄必然引起胰腺炎。奥狄氏括约肌压力升高是急性胰腺炎反复发作的原因之一，据此内镜下括约肌切开术治疗已获得良好效果。胰小管或壶腹周围的小肿瘤也能引起胰腺炎。

（二）毒素和药物因素

乙醇、甲醇、蝎毒和有机磷杀虫剂等均可引起急性胰腺炎。

药物诱发的胰腺炎通常与对药物的超敏有关，而与剂量无关。其特点是在接触药物的第一个月内发生，通常病情轻且有自限性。与成人胰腺炎发病有关的药物常见的是硫唑嘌呤及其类似物6-巯基嘌呤。应用这类药物的个体中有3%～5%发生胰腺炎。引起儿童胰腺炎最常见的药物是丙戊酸。

表 2-2 急性胰腺炎致病相关因素

梗阻因素	①胆管结石。②乏特氏壶腹或胰腺肿瘤。③寄生虫或肿瘤使乳头阻塞。④胰腺分离现象并伴副胰管梗阻。⑤胆总管囊肿。⑥壶腹周围的十二指肠憩室。⑦奥狄氏括约肌压力升高。⑧十二指肠梗阻
毒素	①乙醇。②甲醇。③蝎毒。④有机磷杀虫剂
药物	①肯定有关(有重要试验报告)——硫唑嘌呤/6-巯基嘌呤、丙戊酸、雌激素、四环素、甲硝唑、呋喃妥因、呋塞米、磺胺、甲基多巴、阿糖胞苷、西咪替丁。②不一定有关(无重要试验报告)——噻嗪利尿剂、依他尼酸、苯乙双胍、普鲁卡因胺、氯噻酮、L-门冬酰胺酶、对乙酰氨基酚
代谢因素	①高甘油三酯血症。②高钙血症
外伤因素	①创伤-腹部钝性伤。②医源性——手术后、内镜下括约肌切开术、奥狄氏括约肌测压术
先天性因素	
感染因素	①寄生虫——蛔虫、华支睾吸虫。②病毒——流行性腮腺炎、甲型肝炎、乙型肝炎、柯萨奇 B 病毒、EB 病毒。③细菌——空肠弯曲菌
血管因素	①局部缺血——低灌性(如心脏手术)。②动脉粥样硬化性栓子。③血管炎——系统性红斑狼疮、结节性多发性动脉炎、恶性高血压
其他因素	①穿透性消化性溃疡。②十二指肠克罗恩病。③妊娠有关因素。④儿科有关因素

(三)代谢因素

甘油三酯水平超过 11.3 mmol/L 时,易发中至重度的急性胰腺炎。如其水平降至 5.65 mmol/L 以下,发作次数可明显减少。高钙血症亦易引起急性胰腺炎。

(四)外伤因素

胰腺的创伤或手术都可引起胰腺炎。内窥镜逆行胰胆管造影所致创伤也可引起胰腺炎,发生率为 1%～5%。

(五)先天性因素

胰腺炎的易感性呈常染色体显性遗传。临床特点是儿童或青年期起病,逐渐演变成慢性胰腺炎和胰功能不全。胰腺结石可显著。少数家族还合并有氨基酸尿症。

(六)感染因素

血管功能不全(低容量灌注、动脉粥样硬化)和血管炎可能因减少胰腺血流而引起或加重胰腺炎。

二、临床表现

急性胰腺炎的临床表现和病程取决于其病因、病理类型和治疗是否及时。水肿型胰腺炎一般 3～5 天内症状即可消失,但常有反复发作。如症状持续一周以上,应警惕已演变为出血坏死型胰腺炎。出血坏死型胰腺炎亦可在一开始时即发生,呈暴发性经过。

(一)腹痛

腹痛为该病最主要表现,约见于 95% 的该病病例,多数腹痛突然发作,常在饱餐和饮酒后发生。腹痛轻重不一,轻者呈上腹钝痛,患者常能忍受,重者呈腹绞痛、钻痛或刀割痛。疼痛常呈持续性伴阵发性加剧。疼痛的部位可因病变的部位不同而异,通常在上中腹部。如炎症以胰头部为主,疼痛常在右上腹及中上腹部;如炎症以胰体、尾部为主,常为中上腹及左上腹疼痛,并向腰背放射。疼痛在弯腰或起坐前倾时可减轻。病情轻者腹痛 3～5 天缓解;出血坏死型的病情发展较快,腹痛延续较长。由于渗出液扩散至腹腔,腹痛可弥漫至全腹。极少数患者尤其是年老体弱者可无腹痛或极轻微痛。

腹肌常紧张,并可有反跳痛,但不像消化道穿孔时表现的肌强硬,如检查者将手紧贴于患者的腹部,仍可能按压下去。有时按压腹部反可使腹痛减轻。腹痛发生的原因是胰管扩张;有胰腺炎症、水肿;渗出物、出血或胰酶消化产物进入后腹膜腔,刺激腹腔神经丛;有化学性腹膜炎;胆管和十二指肠痉挛及梗阻。

(二)恶心、呕吐

84％的患者有频繁恶心和呕吐,常在进食后发生。呕吐物多为胃内容物,重者含胆汁甚至血样物。呕吐是机体对腹痛或胰腺炎症刺激的一种防御性反射。呕吐后,进入十二指肠的胃酸减少,从而减少胰泌素及胆囊收缩素的释放,减少了胰液的分泌。

(三)发热

大多数患者有中度以上发热,少数可超过 39.0 ℃,一般持续 3～5 天。发热系胰腺炎症或坏死产物进入血液循环,作用于中枢神经系统体温调节中枢所致。多数发热患者中找不到感染的证据,但高热不退强烈提示合并感染或并发胰腺脓肿。

(四)黄疸

黄疸可于发病后 1～2 天出现,常为暂时性阻塞性黄疸。黄疸的发生主要由肿大的胰头部压迫了胆总管所致。合并存在的胆道病变(如胆石症和胆道炎症)亦是黄疸的常见原因。少数患者后期可因并发肝损害而引起肝细胞性黄疸。

(五)低血压及休克

出血坏死型胰腺炎常发生低血压和休克。患者烦躁不安,皮肤苍白、湿冷、呈花斑状,脉细弱,血压下降,少数可在发病后短期内猝死。发生休克的机制主要有以下几点。

(1)胰血管舒缓素原释放,被胰蛋白酶激活后致血浆中缓激肽生成增多。缓激肽可引起血管扩张,毛细血管通透性增加,使血压下降。

(2)血液和血浆渗出到腹腔或后腹膜腔,引起血容量不足,这种体液丧失量可达血容量的 30％。

(3)发生腹膜炎时大量体液流入腹腔或积聚于麻痹的肠腔内。

(4)呕吐丢失体液和电解质。

(5)坏死的胰腺释放心肌抑制因子使心肌收缩不良。

(6)少数患者并发肺栓塞、胃肠道出血。

(六)肠麻痹

肠麻痹是重型或出血坏死型胰腺炎的主要表现。初期,邻近胰腺的上腹部可见扩张的充气肠襻,后期则整个肠道均发生肠麻痹性梗阻。肠麻痹在临床上以高度腹胀、肠鸣音消失为主要表现。肠麻痹可能是肠管对腹膜炎的一种反应。另外,炎症的直接作用、血管和循环的异常、低钠血症和低钾血症、肠壁神经丛的损害也是肠麻痹发生的重要促发因素。

(七)腹水

胰腺炎发病时常有少量腹水,由在炎症发生和发展过程中腹膜液体渗出或漏出所致。淋巴管受阻塞或不畅可能也起作用。偶尔出现大量的顽固性腹水,多由假性囊肿中液体外漏引起。胰性腹水中淀粉酶含量甚高,以此可以与其他原因造成的腹水区别。

（八）胸膜炎

胸膜炎常见于严重病例,是腹腔内炎症渗出、透过横膈微孔而进入胸腔所引起的炎性反应。

（九）电解质紊乱

发生胰腺炎时,机体处于代谢紊乱状态,可以发生电解质平衡失调,血清钠、镁、钾常降低。血钙降低约见于 25％的病例,血钙常低于 2.25 mmol/L(9 mg/dL),如低于 1.75 mmol/L(7 mg/dL)提示预后不良。血钙下降的原因是大量钙沉积于脂肪坏死区,同时胰高血糖素分泌增加,降钙素分泌,抑制了肾小管对钙的重吸收。

（十）皮下淤血斑

出血坏死型胰腺炎因血性渗出物透过腹膜后渗入皮下,可在肋腹部形成蓝绿-棕色血斑,称为Grey-Turner 征;如在脐周围出现蓝色斑,称为 Cullen 征。此两种征象无早期诊断价值,但有确诊意义。

三、并发症

急性水肿型胰腺炎很少有并发症发生,而急性出血坏死型则常出现多种并发症。

（一）局部并发症

1.胰脓肿形成

出血坏死型胰腺炎起病 2～3 周以后,如继发细菌感染,于胰腺内及其周围可有脓肿形成。检查局部有包块,全身感染中毒症状。

2.胰假性囊肿

胰假性囊肿是由胰液和坏死组织在胰腺本身或其周围被包裹而形成,常发生于出血坏死型胰腺炎起病后 3～4 周,多位于胰体尾部。囊肿可累及邻近组织,引起相应的压迫症状,如黄疸、门脉高压、肠梗阻、肾盂积水等。囊肿穿破可造成胰源性腹水。

3.胰性腹膜炎

含有活性胰酶的渗出物进入腹腔,可引起化学性腹膜炎。腹腔内出现渗出性腹水。如继发感染,则可引起细菌性腹膜炎。

4.其他

胰局部炎症和纤维素性渗出可累及周围脏器,引起脾周围炎、脾梗阻、脾粘连、结肠粘连(常见为脾曲综合征)、小肠坏死出血及肾周围炎。

（二）全身并发症

1.败血症

败血症常见于胰腺炎并发胰腺脓肿时,病死率甚高。病原体大多数为革兰阴性杆菌,如大肠埃希菌、产碱杆菌、产气杆菌、铜绿假单胞菌。患者表现为持续高热、白细胞计数升高及明显的全身毒性症状。

2.呼吸功能不全

因腹胀、腹痛,患者的膈运动受限,加之磷脂酶 A 和在该酶作用下生成的溶血卵磷脂对肺泡的损害,可发生肺炎、肺淤血、肺水肿、肺不张和肺梗死,患者出现呼吸困难,血氧饱和度降低,严重者发生急性呼吸窘迫综合征。

3.心律失常和心功能不全

有效血容量减少和心肌抑制因子释放导致心肌缺血和损害,临床上表现为心律失常和急性心力衰竭。

4.急性肾衰竭

出血坏死型胰腺炎晚期,可因休克、严重感染、电解质紊乱和播散性血管内凝血而发生急性肾衰竭。

5.胰性脑病

有出血坏死型胰腺炎时,大量活性蛋白水解酶、磷脂酶 A 进入脑内,损伤脑组织和血管,引起中枢神经系统损害综合征,称为胰性脑病。该病偶可引起脱髓鞘病变。患者可出现谵妄、意识模糊、昏迷、烦躁不安、抑郁、恐惧、妄想、幻觉、语言障碍、共济失调、震颤、反射亢进或消失及偏瘫等。脑电图可见异常。某些患者昏迷系并发糖尿病所致。

6.消化道出血

消化道出血可为上消化道或下消化道出血。上消化道大量出血主要因为胃黏膜炎性糜烂或应激性溃疡,或因脾静脉阻塞引起的食道静脉破裂。下消化道出血则由结肠本身或结肠血管受累所致。近年来发现胰腺炎时可发生胃肠型微动脉瘤,瘤破裂后可引起大出血。

7.糖尿病

5%～35%的患者在病程中出现糖尿病。糖尿病常见于暴发性坏死型胰腺炎患者,是由胰岛 β 细胞遭到破坏,胰岛素分泌下降;胰岛 α 细胞受刺激,胰高血糖素分泌增加所致。严重病例可发生糖尿病酮症酸中毒和糖尿病昏迷。

8.慢性胰腺炎

重症胰腺炎病例可因胰腺泡大量破坏而并发胰外分泌功能不全,演变成慢性胰腺炎。

9.猝死

猝死见于极少数病例,由胰腺-心脏性反应所致。

四、检查

实验室检查对胰腺炎的诊断具有决定性意义,一般对水肿型胰腺炎,检测血清淀粉酶和尿淀粉酶已足够;对出血坏死型胰腺炎,则需检查更多项目。

(一)淀粉酶测定

血清淀粉酶常于起病后 2～6 小时开始上升,12～24 小时达高峰,一般多于 500 U。轻者 24～72 小时即可恢复正常。如血清淀粉酶持续升高达 1 周以上,常提示有胰管阻塞或假性囊肿等并发症。病情严重程度与淀粉酶升高程度并不一致。出血坏死型胰腺炎因胰腺泡广泛破坏,血清淀粉酶值可正常甚至低于正常值。若无肾功能不良,则尿淀粉酶常明显升高,一般在血清淀粉酶升高后2 小时开始升高,维持时间较长,在血清淀粉酶恢复正常后仍可升高。尿淀粉酶下降缓慢,为时可达1～2 周,故该指标的测定适用于起病后较晚入院的患者。

胰淀粉酶的分子量约为 55 000 D,易通过肾小球。有急性胰腺炎时胰腺释放胰血管舒缓素,体内产生大量激肽类物质,引起肾小球的通透性增加,肾脏对胰淀粉酶的清除率增加,而肌酐清除率无改变。故淀粉酶清除率与肌酐清除率的比值(cam/ccr)测定可提高急性胰腺炎的诊断特异性。正常人的 cam/ccr 为 1.5%～5.5%,平均为3.1±1.1%,发生急性胰腺炎时 cam/ccr 为 9.8±1.1%,发生胆总管结石时 cam/ccr 为 3.2±0.3%。cam/ccr>5.5%即可诊断急性胰腺炎。

(二)血清胰蛋白酶测定

应用放射免疫法测定,正常人及非胰病患者的血清胰蛋白酶平均为 400 ng/mL。发生急性胰腺炎时血清胰蛋白酶升高。因胰蛋白酶仅来自胰腺,故具有特异性。

(三)血清脂肪酶测定

血清脂肪酶正常范围为 $0.2\sim1.5$ U。发生急性胰腺炎时血清脂肪酶活性升高。该酶在病程中升高较晚,且持续时间较长,达 $7\sim10$ 天。在淀粉酶恢复正常时,脂肪酶仍升高,故对起病后就诊较晚的急性胰腺炎病例有诊断价值,特别有助于区别该病与腮腺炎,腮腺炎患者无脂肪酶升高。

(四)血清正铁清蛋白(MHA)测定

腹腔内出血后,红细胞破坏释放的血红蛋白经脂肪酸和弹性蛋白酶的作用,转变为正铁血红蛋白。正铁血红蛋白与清蛋白结合形成 MHA。出血坏死型胰腺炎起病 12 小时后血中 MHA 即出现,而水肿型胰腺炎 MHA 呈阴性,故通过 MHA 可区别该两型胰腺炎。

(五)血清电解质测定

发生急性胰腺炎时通常血钙 $\geqslant2.12$ mmol/L。血钙 <1.75 mmol/L 仅见于重症胰腺炎患者。低钙血症可持续至临床恢复后 4 周。如胰腺炎由高钙血症引起,则出现血钙升高。对任何胰腺炎发作期血钙正常的患者,在恢复期均应检查有无高钙血症。

(六)其他

测定 α_2-巨球蛋白、α_1-抗胰蛋白酶、磷脂酶 A_2、C 反应蛋白、胰蛋白酶原激活肽及粒细胞弹性蛋白酶等均有助于鉴别轻、重型急性胰腺炎,并能帮助判断病情。

五、护理

(一)休息

患者在发作期应绝对卧床休息或取屈膝侧卧位等舒适体位,避免衣服过紧,剧痛而辗转不安者要防止坠床,保证睡眠,保持安静。

(二)输液

对急性出血坏死型胰腺炎的抗休克和纠正酸碱平衡紊乱自入院始贯穿于整个病程中,护理上需准确记录 24 小时液体出入量,依据病情灵活调节补液速度,保证液体在规定的时间内输完,每天尿量 >500 mL。必要时建立两条静脉通道。

(三)饮食

饮食治疗是综合治疗中的重要环节。近年来临床中发现,少数胰腺炎患者往往在有效的治疗后,因饮食不当而加重病情,甚至危及生命。采用分期饮食新法则取得较满意的效果。胰腺炎的分期饮食分为禁食、胰腺炎Ⅰ号饮食、胰腺炎Ⅱ号饮食、胰腺炎Ⅲ号饮食、低脂饮食 5 期。

1.禁食

绝对禁食可使胰腺安静休息,胰腺分泌减少至最低限度。患者需限制饮水,口渴者可含漱或湿润口唇。此期患者需静脉补充足够的液体及电解质。禁食适用于胰腺炎的急性期,一般患者禁食 $2\sim3$ 天,重症患者禁食 $5\sim7$ 天。

2.胰腺炎Ⅰ号饮食

该饮食内不含脂肪和蛋白质。主要食物有米汤、果子水、藕粉,每天 6 餐,每次约 100 mL,每天热量约为 1.4 kJ,用于病情好转初期的试餐阶段。此期仍需给患者补充足够的液体及电解质。Ⅰ号饮食适用于急性胰腺炎患者的康复初期(一般为病后 $5\sim7$ 天)。

3.胰腺炎Ⅱ号饮食

该饮食含少量蛋白质,但不含脂肪。主要食物有小豆汤、果子水、藕粉、龙须面和少量鸡蛋清,每天 6 餐,每次约 200 mL,每天热量约为 1.84 kJ。此期可给患者补充少量液体及电解质。Ⅱ号饮食适用于急性胰腺炎患者的康复中期(病后 8~10 天)及慢性胰腺炎患者。

4.胰腺炎Ⅲ号饮食

该饮食含有蛋白质和极少量脂肪。主要食物有米粥、小豆汤、龙须面、菜末、鸡蛋清和豆油(5~10 g/d),每天 5 餐,每次约 400 mL,总热量约为 4.5 kJ。Ⅲ号饮食适用于急、慢性胰腺炎患者的康复后期(一般为病后 15 天左右)。

5.低脂饮食

该饮食内含有蛋白质和少量脂肪(约 30 g),每天 4~5 餐,用于基本痊愈患者。

(四)营养

发生急性胰腺炎时,机体处于高分解代谢状态,代谢率可高于正常水平的 20%~25%,同时感染使大量血浆渗出。因此,如无合理的营养支持,必将使患者的营养状况进一步恶化,降低机体抵抗力、延缓康复。

1.全胃肠外营养(TPN)支持的护理

急性胰腺炎特别是急性出血坏死型胰腺炎患者的营养任务主要由 TPN 来承担。TPN 具有使消化道休息、减少胰腺分泌、减轻疼痛、补充体内营养、刺激免疫机制、促进胰外漏自发愈合等优点。近来更有代谢调理学说认为通过营养支持供给机体所需的能源和氮源,同时使用药物或生物制剂调理体内代谢反应,可降低分解代谢,共同达到减少机体蛋白质的分解、保存器官的结构和功能的目的。应用 TPN 时需严密监护,最初数天每 6 小时检查血糖、尿糖,每 1~2 天检测血钾、钠、氯、钙、磷;定期检测肝、肾功能;准确记录 24 小时出入量;经常巡视,保持输液速度恒定,不突然更换无糖溶液;每天或隔天检查导管、消毒插管处的皮肤,更换无菌敷料,防止发生感染。一旦发生感染要立即拔管,将尖端部分送去做细菌培养。TPN 支持一般经过 2 周左右的时间,逐渐过渡到肠道内营养(EN)支持。

2.EN 支持的护理

EN 即从空肠造口管中滴入要素饮食,混合奶、鱼汤、菜汤、果汁等多种营养。EN 护理的要求有以下几点。

(1)应用不能过早,一定待胃肠功能恢复、肛门排气后使用。

(2)EN 开始前 3 天,每 6 小时监测 1 次尿糖,每天监测血糖、电解质、酸碱度、血红蛋白、肝功能,病情稳定后改为每周 2 次。

(3)营养液浓度从 5% 开始逐渐增加到 25%,多以 20% 以下的浓度为宜。对营养液现配现用,4 ℃下保存。

(4)营养液的滴速由慢到快,从 40 mL/h(15~20 滴/分钟)逐渐增加到 100~120 mL/h。小肠有规律性蠕动,当蠕动波近造瘘管时可使局部压力升高,甚至发生滴入液体逆流,因此,在滴入过程中要随时调节滴速。

(5)滴入空肠的溶液温度要恒定在 40 ℃左右,因肠管对温度非常敏感,故需将滴入管用温水槽或热水袋加温,如果应用不当很容易发生腹胀、恶心、呕吐、腹痛、腹泻等症状。

(6)灌注时取半卧位,滴注时把床头升高 45°,注意补充电解质,不足的部分可用温盐水代替。

3.口服饮食的护理

经过3～4周的EN支持,此时患者进入恢复阶段,食欲增加,护理人员要指导患者订好食谱,少食多餐,食物要多样化,告诫患者切不可暴饮暴食而增加胰腺负担,防止再次诱发急性胰腺炎。

(五)胃肠减压

抽吸胃内容和胃内气体可减少胰腺分泌,防止呕吐。虽然该疗法对轻度、中度急性胰腺炎无明显疗效,但对并发麻痹性肠梗阻的严重病例,胃肠减压是不可缺少的治疗措施。减压的同时可向胃管内间歇注入氢氧化铝凝胶等碱性药物来中和胃酸,间接抑制胰腺分泌。腹痛基本缓解后即可停止胃肠减压。

(六)药物治疗的护理

1.镇痛解痉

护理人员给予阿托品、654-2、普鲁本辛、可待因、水杨酸、异丙嗪、哌替啶等及时对症处理,减轻患者痛苦。据报道静脉滴注硫酸镁有一定镇痛效果。禁止单用吗啡止痛,因其可引起奥狄氏括约肌痉挛而加重疼痛。不宜长期使用抗胆碱能药。

2.预防感染

对轻症急性水肿型胰腺炎通常无须使用抗生素。出血坏死型易并发感染,应使用足量有效抗生素。护理人员处理时应按医嘱正确使用抗生素,合理安排输注顺序,保证体内有效浓度;保持患者体表清洁,尤其应注意口腔及会阴部清洁,患者出汗多时应尽快为其擦干并及时更换衣、裤等。

3.抑制胰腺分泌

抗胆碱能药物、制酸剂、H_2受体拮抗剂、胰岛素与胰高血糖素联合应用、生长抑素、降钙素、胆囊收缩素受体拮抗剂(丙谷胺)等均有抑制胰腺分泌的作用。使用时注意抗胆碱能药不能用于有肠麻痹者及老年人,H_2受体拮抗剂可有皮肤过敏。

4.抗胰酶药物

早期应用抗胰酶药物可防止向重型转化和缩短病程。常用药有胞磷胆碱、6-氨基己酸等。使用前二者时应控制速度,药液不可溢出血管外,注意测血压,观察有无皮疹发生。对有精神障碍者慎用胞磷胆碱。

5.胰酶替代治疗

慢性胰功能不全者需长期用胰浸膏。每餐前服用效果佳。注意观察,少数患者可出现过敏和叶酸水平下降。

(七)心理护理

护理人员对急性发作患者应予以充分的安慰,帮助患者减轻或去除使疼痛加重的因素。由于疼痛持续时间长,患者常有不安和郁闷而主诉增多,护理人员在护理时应以耐心的态度对待患者的痛苦和不安情绪,耐心听取其诉说,尽量理解其心理状态;采用松弛疗法、皮肤刺激疗法等方法减轻患者的疼痛;向患者充分解释治疗处理方法及重要意义,关心、支持和照顾患者,使其情绪稳定、配合治疗,促进病情好转。

（丁春芳）

第六节 慢性胰腺炎

慢性胰腺炎是一种伴有胰实质进行性毁损的慢性炎症,我国以胆石症为常见病因,国外则以慢性酒精中毒为主要病因。慢性胰腺炎可伴急性发作,称为慢性复发性胰腺炎。由于该病临床表现缺乏特异性,可为腹痛、腹泻、消瘦、黄疸、腹部肿块、糖尿病等,易被误诊为消化性溃疡、慢性胃炎、胆管疾病、肠炎、消化不良、胃肠神经官能症等。该病的发病率虽然不高,但是近年来有逐步升高的趋势。

一、病因

慢性胰腺炎的发病因素与急性胰腺炎相似,主要有胆管系统疾病、酒精、腹部外伤、代谢和内分泌障碍、营养不良、高钙血症、高脂血症、血管病变、血色病、先天性遗传性疾病、肝脏疾病及免疫功能异常等。

二、临床表现

慢性胰腺炎的症状繁多且无特异性。典型病例可出现五联征,即上腹疼痛、胰腺钙化、胰腺假性囊肿、糖尿病及脂肪泻。但是同时具备上述五联征的患者较少,临床上常以某一或某些症状为主要特征。

(一)腹痛

腹痛为慢性胰腺炎最常见的症状,见于 $60\% \sim 100\%$ 的病例。疼痛常剧烈,并持续较长时间;一般呈钻痛或钝痛,绞痛少见;多局限于上腹部,放射至季肋下,半数以上病例放射至背部。疼痛发作的频度和持续时间不一,一般随着病变的进展,疼痛期逐渐延长,间歇期逐渐变短,最后整天腹痛。在无痛期,患者常有轻度上腹部持续隐痛或不适。

疼痛时患者取坐位,屈膝,压迫腹部可使疼痛部分缓解,躺下或进食则疼痛加重(这种体位称为胰体位)。

(二)体重减轻

体重减轻是慢性胰腺炎常见的表现,约见于 3/4 以上的病例,主要由患者担心进食后疼痛而减少进食所致。少数患者因胰功能不全、消化吸收不良或糖尿病而有严重消瘦,经过补充营养及助消化剂后,体重减轻往往可暂时好转。

(三)食欲减退

患者常有食欲欠佳,特别是厌油类或肉食,有时食后腹胀、恶心和呕吐。

(四)吸收不良

吸收不良表现为疾病后期胰脏丧失 90% 以上的分泌能力,可引起脂肪泻。患者有腹泻,大便量多、带油滴、恶臭。由于脂肪吸收不良,临床上也可出现脂溶性维生素缺乏症状。碳水化合物的消化、吸收一般不受影响。

(五)黄疸

少数病例可出现明显黄疸(血清胆红素高达 20 mg/dL),由胰腺纤维化压迫胆总管所致,但假性囊肿或肿瘤的压迫所致更常见。

(六)糖尿病症状

约 2/3 的慢性胰腺炎病例有葡萄糖耐量降低,半数病例有显性糖尿病,常出现于反复发作的腹痛持续几年以后。当糖尿病出现时,一般均有某种程度的吸收不良存在。糖尿病症状一般较轻,易用胰岛素控制。偶可发生低血糖、糖尿病酸中毒、微血管病变和肾病变。

(七)其他

少数病例腹部可扪及包块,易误诊为胰腺肿瘤。个别患者呈抑郁状态或有幻觉、定向力障碍等。

三、并发症

慢性胰腺炎的并发症甚多,一些与胰腺炎有直接关系,另一些则可能是病因(如酒精)作用的结果。

(一)假性囊肿

假性囊肿见于 9%～48% 的慢性胰腺炎患者,多数为单个囊肿。囊肿大小不一,表现多样。假性囊肿内胰液泄漏至腹腔,可引起胰性无痛性腹水,呈隐匿起病,腹水量甚大,腹水内含高活性淀粉酶。

巨大假性囊肿压迫胃肠道,可引起幽门或十二指肠近端狭窄,甚至压迫十二指肠、空肠交接处和横结肠,引起不全性或完全性梗阻。假性囊肿破入邻近脏器可引起内瘘。囊肿内胰酶腐蚀囊肿壁内小血管可引起囊肿内出血,如腐蚀邻近大血管,可引起消化道出血或腹腔内出血。

(二)胆管梗阻

8%～55% 的慢性胰腺炎患者发生胆总管的胰内段梗阻,临床上有无黄疸不定。有黄疸者中罕有需手术治疗者。

(三)其他

酒精性慢性胰腺炎患者可合并存在酒精性肝硬化。慢性胰腺炎患者好发口腔、咽、肺、胃和结肠肿瘤。

四、实验室检查

(一)血清和尿淀粉酶测定

慢性胰腺炎急性发作时血、尿淀粉酶浓度和 cam/ccr 比值可一过性地升高。随着病变进展和较多的胰实质毁损,在急性炎症发作时可不合并淀粉酶升高。测定血清胰型淀粉酶同工酶可作为反映发生慢性胰腺炎时胰功能不全的试验。

(二)葡萄糖耐量试验

该试验可出现糖尿病曲线。有报道称 78.7% 的慢性胰腺炎患者的该试验结果呈阳性。

(三)胰腺外分泌功能试验

在发生慢性胰腺炎时,有 80%～90% 的病例的胰外分泌功能异常。

(四)吸收功能试验

最简便的是做粪便脂肪和肌纤维检查。

(五)血清转铁蛋白放射免疫测定

慢性胰腺炎患者的血清转铁蛋白含量明显升高,特别对酒精性钙化性胰腺炎有特殊价值。

五、护理

(一)体位

护理人员应协助患者卧床休息,选择舒适的卧位。有腹膜炎者宜取半卧位,利于引流和使炎症局限。

(二)饮食

脂肪对胰腺分泌具有强烈的刺激作用并可使腹痛加剧。因此,该病患者一般以适量的优质蛋白、丰富的维生素、低脂、无刺激性半流质或软饭为宜,如米粥、藕粉、脱脂奶粉、新鲜蔬菜及水果。每天脂肪供给量应控制在 20～30 g,避免粗糙、干硬、胀气及刺激性食物或调味品。患者应少食多餐、禁止饮酒。伴糖尿病患者应进食糖尿病饮食。

(三)疼痛护理

绝对禁酒、避免进食大量肉类饮食、服用大剂量胰酶制剂等均可使胰液与胰酶的分泌减少,缓解疼痛。护理人员应注意观察疼痛的性质、部位、程度及持续时间,有无腹膜刺激征;协助患者取舒适卧位以减轻疼痛;适当应用非麻醉性镇痛剂,如阿司匹林、吲哚美辛、布洛芬、对乙酰氨基酚;对腹痛严重,确实影响生活质量者,可酌情使用麻醉性镇痛剂,但应避免长期使用,以免导致患者对药物产生依赖性;给药20～30分钟须评估并记录镇痛药物的效果及不良反应。

(四)维持营养需要量

蛋白-热量营养不良在慢性胰腺炎患者是非常普遍的。护理人员应于患者进餐前30分钟为患者镇痛,以防止餐后腹痛加剧,使患者惧怕进食。进餐时服用胰酶制剂可以保证酶和食物适当混合,取得满意效果。护理人员应根据医嘱及时给予患者静脉补液,保证热量供给,维持水、电解质、酸碱平衡。对严重的慢性胰腺炎患者和中至重度营养不良者,在准备手术阶段应考虑提供肠外或肠内营养支持。护理人员应加强肠内、肠外营养的输注护理,防止并发症。

(五)心理护理

因病程迁延,反复疼痛、腹泻等,患者常有消极、悲观的情绪反应,对手术及预后的担心常引起焦虑和恐惧。护理人员应关心患者,与患者沟通,鼓励患者,稳定患者的情绪,讲解疾病知识,帮助患者树立战胜疾病的信心。

（丁春芳）

第三章

神经外科护理

第一节　脑动静脉畸形

脑动静脉畸形是指脑血管发育障碍引起的脑局部血管数量和结构异常,并对正常脑血流产生影响。动静脉畸形是一团异常的畸形血管,其间无毛细血管,常有一支或数支增粗的供血动脉,引流动脉明显增粗曲张,管壁增厚,内为鲜红动脉血,似动脉,故称之为静脉的动脉化。动静脉畸形引起的继发性病变有出血、盗血。手术为治疗脑动静脉畸形的根本方法,目的在于减少或消除脑动静脉畸形再出血的机会,减轻盗血现象。手术方法包括血肿清除术、畸形血管切除术、供应动脉结扎术、介入栓塞术。

一、护理措施

(一)术前护理

(1)患者要绝对卧床,并避免情绪激动,防止畸形血管破裂出血。

(2)监测生命体征,注意瞳孔变化,若双侧瞳孔不等大,表明有血管破裂出血的可能。

(3)排泄的管理:向患者宣教合理饮食,嘱其多食富含纤维素的食物,如水果、蔬菜等,以防止便秘。观察患者每天粪便情况,必要时给予开塞露或缓泻剂。

(4)注意冷暖变化,以防感冒后用力打喷嚏或咳嗽诱发畸形血管破裂出血。

(5)注意安全,防止患者癫痫发作时受伤。

(6)危重患者应做好术前准备,如剃头。若有出血,应进行急诊手术。

(二)术后护理

(1)严密监测患者生命体征,尤其注意血压变化,如有异常立即通知医师。

(2)给予患者持续低流量氧气吸入,并观察肢体活动及感觉情况。

(3)按时予以脱水及抗癫痫药物,防止患者颅内压增高或癫痫发作。

(4)如有引流,应保持引流通畅,并观察引流量、颜色及性质变化。短时间内若引流出大量血性物质,应及时通知医师。

(5)如果患者癫痫发作,应保持呼吸道通畅,并予以吸痰、氧气吸入,防止坠床等意外伤害,用床挡保护并约束四肢,口腔内置口咽通气导管,配合医师给予镇静及抗癫痫药物。

(6)长期卧床、活动量较少的患者,应注意其肺部情况,及时给予拍背,促进有效咳痰,防止发生肺部感染,还须定期拍 X 线胸片,根据胸片有重点有选择性地进行拍背。

(7)术后应鼓励患者进食高蛋白食物,以增加组织的修复能力,保证机体的营养供给。

(8)清醒患者保持头高位(床头抬高 30°),以利血液回流,减轻脑水肿。

(9)准确记录液体出入量,保证出入量平衡。

(10)对有精神症状的患者,适当给予镇静剂,并注意患者有无自伤或伤害他人的行为。

(11)给予患者心理上的支持,使其对疾病的痊愈有信心,从而减轻患者的心理负担。

(三)健康指导

(1)定期测量血压,复查病情,及时治疗可能并存的血管病变。

(2)保持大小便通畅。

二、主要护理问题

(1)脑出血:与手术伤口有关。

(2)脑组织灌注异常:与脑水肿有关。

(3)有受伤的危险:与癫痫发作有关。

(4)疼痛与手术创伤有关。

(5)睡眠形态紊乱与疾病产生的不适有关。

(6)便秘与术后长期卧床有关。

(7)活动无耐力与术后长期卧床有关。

(王瑞莲)

第二节　小脑扁桃体下疝畸形

一、疾病概述

小脑扁桃体下疝畸形又称 Chiari 畸形或 Arnold-Chiari 畸形,是以颅后窝容积减小、小脑扁桃体向下进入椎管腔为主要病理学特征的先天性发育畸形,严重者除小脑扁桃体向下进入椎管腔外,小脑蚓部、下位脑干和第四脑室等亦随之下移,造成导水管和第四脑室变形,枕骨大孔与上颈椎管蛛网膜增厚、蛛网膜下腔狭窄等一系列变化。这些改变的结果可造成脑干和上颈髓受压、后组脑神经和上颈段脊神经根受牵拉和移位,以及脑脊液循环受阻、产生脑积水和脊髓空洞症等继发性改变。

(一)分型

1.Chiari 畸形 I 型

临床多以此型为主,小脑扁桃体下端变尖甚至呈舌状或钉状,由枕大孔向下疝入椎管内超过 5 mm,多疝至 C_1,可达 C_3。一般无延髓、四脑室变形和下疝。20%～40%合并脊髓空洞症,多数仅限于颈段;有临床症状者,脊髓空洞症的发生率达 60%～90%;可合并脑积水、颅颈交界区畸形如寰枕融合畸形或寰椎枕化。

2.Chiari 畸形Ⅱ型

小脑扁桃体、下蚓部与四脑室下移并疝入椎管,四脑室变形,疝入颈部的四脑室扩张可呈泪滴状;延髓和脑桥明显伸长,延髓疝入颈椎管内。颅后窝内结构拥挤:可见顶盖鸟嘴样改变、天幕低位、小脑上疝形成的"小脑假瘤"征、枕大池极度变小、枕大孔扩大、扁平颅底等;几乎均合并显性或隐性脊椎裂,50%～90%合并脊髓空洞症、脑积水和其他脑畸形,与Ⅰ型的鉴别要点为延髓和四脑室变形和下疝。

3.Chiari 畸形Ⅲ型

Ⅲ型罕见,为Ⅱ型伴有枕下部或高颈部脑或脊髓膨出,常合并脑积水。

4.Chiari 畸形Ⅳ型

Ⅳ型非常罕见,为严重的小脑发育不全或缺如,脑干细小,颅后窝大部分充满脑脊液,但不向外膨出,该型后小脑发育不良。Ⅲ、Ⅳ型多于新生儿期发病。

(二)临床表现

1.无症状期

并非所有具有小脑扁桃体下疝畸形影像学特征的患者都会出现临床症状,有些患者可能终身不出现症状。当突向枕骨大孔下方的小脑扁桃体对脑干或上颈髓产生压迫,或由于小脑扁桃体长期在脑脊液搏动压力驱动下反复与周围组织摩擦,产生局部蛛网膜增厚、粘连,出现脑脊液循环受阻,并加重局部脑干受压后,即可能出现明显的临床症状,即进入症状期。

2.症状期

小脑扁桃体下疝畸形出现临床症状的年龄段多在 20 岁以后,儿童及青少年出现症状者较少。本病临床表现缺乏特异性,症状轻重似与小脑扁桃体下疝程度关系不大,主要取决于小脑扁桃体和枕骨大孔之间的比值。该比值除受疝入的小脑扁桃体的大小影响外,也受枕骨大孔区骨结构异常的影响。该比值越小,反映延髓颈髓受压程度就可能越重,而临床症状也相应较重。最常见的症状是枕下头痛,通常表现为颈项部疼痛,向上可放射到头顶甚至到眼眶后部,向下放射到颈部和肩胛部,常在用力、屏气、头位改变时加重。女性患者可在行经前的 1 周头疼加重。其次是眼部症状,表现为间断性眶后疼痛或压迫感、视力模糊、闪光、怕光、复视和视野缺损等,但神经眼科学检查往往正常。耳部症状也很常见,包括头晕、平衡障碍、眼球震颤、耳部压迫感、耳鸣、听力减退或听觉过敏、眩晕等。有头晕或眩晕的患者在检查时,可能有低频的神经性听力丧失,以及不同程度的前庭功能障碍。

3.其他临床表现

(1)延髓和颈髓受压症状:主要表现为四肢,尤其是下肢肌力下降,肌张力增高,出现病理反射等,在合并有颅底陷入症,尤其是延髓颈髓前方受压者,更易出现此种临床表现。

(2)小脑受压症状:多见于颅后窝容积过小者。

(3)后组脑神经功能障碍:表现为呛咳、吞咽困难和声音嘶哑等症状。

除以上表现外,小脑扁桃体下疝畸形的临床表现还取决于是否合并有其他继发改变,如脊髓空洞症、脑室系统梗阻,椎基底动脉供血不足等相应的临床表现。在Ⅱ型、Ⅲ型畸形,由于常在婴儿期出现症状,多表现为吞咽困难、进食后食物从口、鼻腔反流,出现误吸并发生肺炎等症状。这两型畸形还可合并有严重的其他器官畸形,如脑、脊髓等发育异常等,预后多较差。

（三）辅助检查

1.X 线

普通 X 线检查不能直接发现是否存在小脑扁桃体下疝畸形，但可发现同时存在的颅颈交界区骨性异常。

2.CT

因枕骨大孔区骨结构解剖复杂，加上 CT 扫描对软组织的分辨率远不如 MRI 检查清晰，价值有限。

3.MRI

MRI 主要表现为小脑扁桃体疝入到椎管内（正中矢状面小脑扁桃体下移超过枕骨大 5 mm）、颅后窝容积减小、小脑延髓池变小或消失，延髓颈髓和第四脑室受压、变形，或向椎管方向移位等。另外，小脑扁桃体下疝畸形同时伴发的异常，如脑膜脑膨出、脑和脊髓发育异常、颅颈交界区骨性结构异常、脑积水，以及脊髓空洞症等，也能清晰地显示。

（四）手术治疗

1.手术适应证

无症状性小脑扁桃体下疝畸形不需治疗，但应密切随访。对症状期患者，尤其是儿童和青壮年，应采取较为积极的外科治疗态度。手术的目的在于早期解除延髓颈髓受压，扩大颅后窝容积、切除可能存在的颅颈交界区骨性压迫和纤维结缔组织粘连，疏通脑与脊髓蛛网膜下腔之间的脑脊液循环通路，重建正常的脑脊液循环，同时消除颅颈交界区的不稳定因素。另外，对无症状期小脑扁桃体下疝畸形经 MRI 检查提示存在脊髓空洞症的患者，也应积极进行手术干预，以阻止脊髓空洞症的进一步发展。

2.手术技术

其具体术式尚不统一，应根据不同病因采取不同术式。如何彻底解除枕大孔区压迫因素，恢复脑脊液循环通畅是衡量减压是否彻底的唯一指标。有颅后窝扩大重建术、枕大池重建术等。具体枕骨切除范围、是否打开硬膜及行硬膜的扩大修补、是否切除小脑扁桃体，以及对伴存的脊髓空洞症的处理等问题尚有争议。

（五）预后

小脑扁桃体下疝畸形的预后取决于多种因素，包括脑干受压时间、是否合并斜坡齿状突型颅颈交界区畸形、是否合并脊髓空洞症等。术后脑干受压症状常最先缓解，尤其是受压症状不严重者恢复更快。合并脊髓空洞症者，与脊髓空洞症相关的临床表现改善较慢，即使手术后脊髓空洞症消失，有的患者临床症状的消失仍不太理想。

二、护理

（一）入院护理

1.入院常规护理

（1）向患者介绍病房环境（医师办公室、护士站、卫生间、换药室、配餐室的位置）、护理用具的使用方法（床单位、呼叫器等）、物品的放置、作息时间及餐卡的办理等；介绍科主任、护士长、负责医师及责任护士。

（2）病房应安静、清洁舒适、空气新鲜洁净，每天通风换气 1～2 次，温度保持在 18～22 ℃，湿度50％～60％，以发挥呼吸道的自然防御功能，防止肺内感染。

（3）测量生命体征、体重，并通知医师接诊。

（4）了解患者高血压、糖尿病等既往史、家族史、过敏史、吸烟史等。

（5）协助清洁皮肤，更换病员服，修剪指（趾）甲、剃胡须，女性患者勿化妆及涂染指（趾）甲等。

2.常规安全防护教育

（1）对高龄、小儿、活动不便、使用镇静剂等有跌倒危险的患者，向家属交代清楚；及时填写预防跌倒告知书、跌倒或坠床风险评估表（对于风险评估分值≥25分患者，应在床尾挂上"小心跌倒"的标识）；指导患者穿防滑鞋；离床活动时避开湿滑处；地面有水迹处应设立防滑标牌；卧床时加用床挡；加强生活护理，协助患者打饭及如厕等，并做好交接班。

（2）对于有发生压疮危险的患者，采取有效的预防措施；如有入院前压疮应详细记录压疮的部位、面积、程度，向家属交代清楚；及时填写预防压疮告知书、压疮危险因素评估表，并做好交接班。

（3）对于意识障碍、高龄、幼儿、智力障碍、步态不稳、活动受限、贫血、感觉异常、听力下降等患者，及时做好防烫伤的风险评估和相关措施。

3.健康指导

（1）常规健康指导：①指导患者次日晨采集血、尿等标本；告知各种检查的时间、地点及相关注意事项等。②对有吸烟嗜好者，应指导戒烟，避免呼吸道黏膜受尼古丁刺激而使呼吸道分泌物过多，术后易发生痰液阻塞气道，并增加肺部感染的机会。③对有饮酒嗜好者，应指导戒酒，避免酒精与药物发生反应引起不适症状。

（2）指导患者合理饮食，进高热量、高蛋白、低脂、低胆固醇、易消化及富含维生素的食物，如蛋类、奶类、肉类、新鲜的蔬菜和水果等，保证机体的需求，以增强机体对手术的耐受力。

（二）术前护理

（1）每1～2小时巡视患者，观察患者的生命体征、意识、瞳孔及肢体活动、感觉等情况，如有异常立即通知医师，及时予以处置。

（2）术前落实相关化验、检查报告的情况，如有异常检查结果及时与医师沟通。

（3）根据医嘱进行治疗、处置，注意观察用药后反应。

（4）指导患者练习床上大小便；指导患者练习有效深呼吸、咳嗽、咳痰等。

（5）指导患者修剪指（趾）甲、剃胡须，女性患者勿化妆及涂染指（趾）甲。

（6）根据医嘱正确备血（复查血型），行药物过敏试验皮肤准备，术区皮肤异常需及时通知医师。

（7）指导患者术前12小时禁食，8小时禁饮水，防止术中呕吐导致窒息；术前晚进半流质饮食，如米粥、面条等。

（8）指导患者注意休息，适度活动，避免着凉，保证良好的睡眠，必要时遵医嘱使用镇静催眠药。

（9）了解患者的心理状态，向患者讲解疾病相关知识，介绍同种疾病手术成功的例子，增强患者手术信心，减轻焦虑、恐惧的心理。

（三）手术当天护理

1.送手术前

（1）术晨为患者测量体温、脉搏、呼吸、血压；如有发热、血压过高、女性月经来潮等情况均应及时报告医师，以确定是否延期手术。

（2）协助患者取下义齿、项链、耳钉、手链、发夹等物品，并交由家属妥善保管。

（3）术区皮肤准备（剃除全部头发及颈部毛发、保留眉毛）后，协助患者更换清洁病员服。

（4）遵医嘱术前用药，携带术中用物，平车护送患者入手术室。

2.术后回病房

（1）每15～30分钟巡视患者，严密观察患者生命体征、瞳孔、意识、肢体活动及感觉平面等变化。若患者出现不能耐受的头痛，及时通知医师，遵医嘱给予止痛药物。

（2）脊髓颈段手术后，易影响呼吸中枢，导致呼吸抑制。密切观察患者的呼吸情况，床旁备好气管切开包。若患者出现呼吸不规则、呼吸困难及口唇发绀时，应立即通知医师，做好气管切开的准备工作。

（3）若患者出现肢体麻木、肌力减弱或活动障碍、感觉异常时，应立即通知医师，及时处理。

（4）遵医嘱行心电监测、血氧饱和度监测、氧气吸入、静脉输液等。观察输液部位有无肿胀、渗出。

（5）留置导尿的护理：观察尿液的颜色、性状、量；每天2次会阴护理；每3～4小时夹闭尿管1次，锻炼膀胱收缩功能。

（6）术后6小时内给予去枕平卧位，颈部制动。6小时后可协助戴颈托，进行床上轴式翻身，以保证患者皮肤的完整性。

（7）术后24小时内禁食水，可行口腔护理，每天2次。清醒患者可口唇覆盖湿纱布，保持口腔湿润。

（8）妥善固定引流管，保持引流管引流通畅。床上翻身时，注意保护引流管不要打折、扭曲、受压，防止脱管。密切观察引流液的颜色、性状、量等情况并记录；注意观察切口敷料有无渗血、脱落，如有异常立即通知医师。

（9）麻醉清醒可以进行语言沟通的患者，向其讲解疾病术后相关知识，树立战胜疾病的信心；带有气管插管或语言障碍的患者，可进行肢体语言和书面卡片的沟通，疏导患者紧张、恐惧的情绪。

（10）加强皮肤护理，根据患者的肢体活动和感觉情况，每1～2小时协助患者轴式翻身，受压部位应予软枕垫高减压，以保证患者的舒适度。

（四）术后护理

1.术后第1～3天

（1）每1～2小时巡视患者，注意观察患者的生命体征、意识、瞳孔及肢体活动、感觉等变化。

（2）术后24小时如无恶心、呕吐等麻醉后反应，遵医嘱进食，由流质饮食逐步过渡到普通饮食。

（3）妥善放置引流袋。将引流袋置于头旁枕上或枕边，高度与头部创腔保持一致，以保证创腔内有一定的液体压力。

（4）妥善固定引流管，观察引流液的颜色、性状、量等情况并记录；观察切口敷料有无脱落、渗血及渗液，如有异常及时通知医师。

（5）指导患者多饮水，进行有效的咳嗽，保持呼吸道通畅。痰液黏稠不易咳出时，可遵医嘱行雾化吸入，每天2～3次，以清除呼吸道分泌物，防止肺内感染。

（6）肢体功能障碍的护理指导；肢体感觉障碍的护理指导。

（7）协助患者生活护理，如洗脸、刷牙、喂饭、大小便等。

（8）指导患者预防便秘。

（9）指导并协助患者定时床上轴式翻身（做好压疮风险评估），应注意颈部制动，保护受压皮肤，预防压疮，保证患者的舒适。

2.术后第4天至出院日

（1）拔除引流管后，注意观察患者的生命体征、意识、瞳孔等变化，切口敷料有无渗血、渗液及皮下积液等，每1～2小时巡视患者，如有异常及时通知医师。

（2）指导患者多饮水，进行有效的咳嗽，保持呼吸道通畅。痰液黏稠不易咳出时，可遵医嘱行雾化吸入，每天2～3次，以清除呼吸道分泌物，防止肺内感染。

（3）拔除留置导尿管后，指导患者听流水声、温毛巾敷下腹及按摩腹部，诱导自行排尿。排尿后，指导患者多饮水，以稀释尿液，起到自然冲洗尿道的作用，预防尿路感染。观察患者有无尿路刺激征，如有不适，应及时通知医师。

（4）若患者病情允许，可戴颈托在病室内进行离床活动。应告知患者避免头部过伸或大幅度转头，不要剧烈活动颈部，防止颈枕部关节脱位及损伤，避免损伤延髓，危及生命。离床活动时要有家属专人陪同，防止跌倒。

（5）肢体功能障碍的护理指导，肢体感觉障碍的护理指导。

（6）协助患者生活护理，如洗脸、刷牙、喂饭、大小便等。

（7）了解患者的心理活动，向患者讲解疾病相关知识。关心、体贴患者，尤其是有肢体功能障碍的患者，应鼓励和协助患者进行肢体功能锻炼，疏导焦虑、失落的情绪，增强战胜疾病、恢复生活自理能力的信心。

（8）根据医嘱进行治疗、处置，观察用药后反应。

（五）出院指导

（1）防止患者受伤，对有痛、温觉消失的患者，应防烫伤及冻伤，禁用热水袋及冰袋，冬天注意保暖；对有步态不稳者，应卧床休息，下床活动时有人陪护。

（2）指导缓解疼痛的方法，翻身时需注意卧位舒适，必要时使用止痛剂，但要防止产生依赖性。

（3）步态不稳者，采取预防跌倒的安全措施，家属24小时陪护。

（4）功能锻炼术应尽早进行，减轻肌肉萎缩、促进血液循环、防止静脉血栓。

（王瑞莲）

第三节　颅脑损伤

颅脑损伤分为头皮损伤、颅骨损伤与脑损伤，三者可单独或合并存在。其发生率仅次于四肢损伤，占全身损伤的15%～20%，常与身体其他部位的损伤复合存在，其致残率及致死率均居首位。常见于交通、工矿等事故，自然灾害、爆炸、火器伤、坠落、跌倒以及各种锐器、钝器对头部的伤害。颅脑损伤对预后起决定性作用的是脑损伤的程度及其处理效果。

一、头皮损伤

(一)解剖生理概要

头皮分为 5 层(图 3-1):由外及里依次为皮肤、皮下组织、帽状腱膜、帽状腱膜下层、骨膜层。其中浅部三层紧密连接,不易分离,深部两层之间连接疏松,较易分离。各层解剖特点如下。

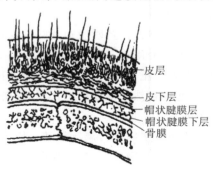

图 3-1　头皮解剖

1.皮肤层

皮肤层厚而致密,内含大量汗腺、皮脂腺、毛囊,具有丰富的血管,外伤时易致出血。

2.皮下组织层

皮下组织层由致密的结缔组织和脂肪组织构成,前者交织成网状,内有血管、神经穿行。

3.帽状腱膜层

帽状腱膜层前连额肌,后连枕肌,两侧达颞肌筋膜,坚韧、富有张力。

4.帽状腱膜下层

帽状腱膜下层是位于帽状腱膜与骨膜之间的疏松结缔组织层,范围较广,前至眶上缘,后达上项线,其间隙内的静脉经导静脉与颅内静脉窦相通,是颅内感染和静脉窦栓塞的途径之一。

5.骨膜层

骨膜层是由致密结缔组织构成的,骨膜在颅缝处贴附紧密,其余部位贴附疏松,故骨膜下血肿易被局限。

头皮血液供应丰富,且动、静脉伴行,由颈内、外动脉的分支供血,左右各五支在颅顶汇集,各分支间有广泛的吻合支,其抗感染及愈合能力较强。

(二)分类与特点

头皮损伤是颅脑损伤中最常见的损伤,严重程度差别较大,可能是单纯损伤,也可能是合并颅骨及脑损伤。

1.头皮血肿

头皮血肿大多由钝器伤所致,按照血肿出现在头皮的层次分为以下三种。

(1)皮下血肿:血肿位于皮肤表层与帽状腱膜之间,因受皮下纤维隔限制,血肿体积小、张力高、压痛明显,有时因周围组织肿胀隆起,中央反而凹陷,易被误认为凹陷性颅骨骨折,需用颅骨X 线摄片作鉴别。

(2)帽状腱膜下血肿:头部受到斜向暴力,头皮发生了剧烈滑动,撕裂该层间的导血管所致。由于该层组织疏松,出血易于扩散,严重时血肿边界可与帽状腱膜附着缘一致,覆盖整个穹隆部,蔓延至全头部,似戴一顶有波动的帽子。小儿及体弱者,可导致休克或贫血。

(3)骨膜下血肿:血肿因受到骨缝处骨膜牢固粘连的限制,多局限于某一颅骨范围内,多由颅骨骨折引起。

较小的头皮血肿,一般1~2周可自行吸收,无须特殊处理,早期可给予加压冷敷以减少出血和疼痛,24~48小时改用热敷以促进血肿吸收,切忌用力揉搓。若血肿较大,则应在严格皮肤准备和消毒下,分次穿刺抽吸后加压包扎。处理头皮血肿同时,应警惕合并颅骨损伤及脑损伤的可能。

2.头皮裂伤

头皮裂伤多为锐器或钝器打击所致,是常见的开放性头皮损伤,由于头皮血管丰富,出血较多,可引起失血性休克。处理时须着重检查有无颅骨和脑损伤。头皮裂伤较浅时,因断裂血管受头皮纤维隔的牵拉,断端不能收缩,出血量反较帽状腱膜全层裂伤者多。现场急救可局部压迫止血,争取在24小时之内实施清创缝合。缝合前要检查伤口有无骨碎片及有无脑脊液或脑组织外溢。缝合前应剃净伤处头发,冲洗消毒伤口,实施清创缝合后,注射破伤风抗毒素。

3.头皮撕脱伤

头皮撕脱伤多因发辫受机械力牵拉,使大块头皮自帽状腱膜下层或连同骨膜一起被撕脱所致。可导致失血性或疼痛性休克。急救时,除加压包扎止血、防止休克外,应保留撕脱的头皮,避免污染,用无菌敷料包裹、隔水放置于有冰块的容器内,随患者一同送往医院。手术应争取在伤后6~8小时内进行,清创植皮后,应保护植皮片不受压、不滑动,利于皮瓣成活。对于骨膜已撕脱者,在颅骨外板上多处钻孔达板障,待骨孔内肉芽组织生成后再行植皮。

二、颅骨损伤

颅骨骨折指颅骨受暴力作用致颅骨结构改变。颅骨骨折提示伤者受暴力较重,合并脑损伤概率较高。颅骨骨折不一定合并严重的脑损伤,没有骨折也可能合并脑损伤,其临床意义不在于骨折本身。颅骨骨折按骨折部位分为颅盖骨折和颅底骨折。按骨折形态分为线性骨折和凹陷性骨折。按骨折是否与外界相通分为开放性骨折与闭合性骨折。

(一)解剖生理概要

颅骨由颅盖和颅底构成,颅盖、颅底均有左右对称的骨质增厚部分,形成颅腔的坚强支架。

颅盖骨质坚实,由内、外骨板和板障构成。外板厚,内板较薄,内、外骨板表面均有骨膜覆盖,内骨膜也是硬脑膜外层,在颅骨的穹隆部,内骨膜与颅骨板结合不紧密,故颅顶部骨折时容易形成硬脑膜外血肿。

颅底骨面凹凸不平,厚薄不一,有两侧对称、大小不等的骨孔和裂隙,脑神经及血管由此出入颅腔。颅底被蝶骨嵴和岩骨嵴分为颅前窝、颅中窝和颅后窝。颅骨的气窦,如额窦、筛窦、蝶窦及乳突气房等均贴近颅底,气窦内壁与颅脑膜紧贴,颅底骨折越过气窦时,相邻硬脑膜常被撕裂,形成脑脊液外漏,易发生颅内感染。

(二)病因与发病机制

颅腔近似球体,颅骨有一定的弹性,有相当的抗压缩和抗牵张能力。颅骨受到暴力打击时,着力点局部可下陷变形,颅腔也可随之变形。当暴力强度大、受力面积小,颅骨多以局部变形为主,当受力点呈锥形内陷时,内板首先受到较大牵张力而折裂。此时若外力作用终止,则外板可弹回复位保持完整,仅造成内板骨折,骨折片可穿破硬脑膜造成局限性脑挫裂伤。如果外力继续存在,则外板也将随之折裂,形成凹陷性骨折或粉碎性骨折。当外力引起颅骨整体变形较重,受力面积又较大时,可不发生凹陷性骨折,而在较为薄弱的颞骨鳞部或颅底引发线性骨折,局部骨折线往往沿暴力作用的方向和颅骨脆弱部分延伸。当暴力直接打击在颅底平面上或暴力由脊柱上传时常引起颅底骨折。颅前窝损伤时可能累及的脑神经有嗅神经、视神经,颅中窝损伤可累及面神经、听神经,颅后窝少见。

(三)临床表现

1.颅盖骨折

(1)线性骨折:发生率最高,局部有压痛、肿胀。经颅骨 X 线摄片确诊。单纯线性骨折本身不需要特殊处理,但应警惕合并脑损伤或颅内出血,尤其是硬脑膜外血肿,有时可伴发局部骨膜下血肿。

(2)凹陷性骨折:局部可扪及局限性下陷区。若凹陷骨折位于脑重要功能区浅面,可出现偏瘫、失语、癫痫等病症。X 线摄片可见骨折片陷入颅内的深度,CT 扫描有助于骨折情况和合并脑损伤的诊断。

2.颅底骨折

多为强烈的间接暴力作用于颅底或颅盖骨折延伸到颅底所致,常为线性骨折。依骨折的部位不同可分为颅前窝、颅中窝和颅后窝骨折,临床表现各异。

(1)颅前窝骨折:骨折累及眶顶和筛骨,可有鼻出血、眶周("熊猫眼"征)及球结膜下淤血斑。若脑膜、骨膜均破裂,则合并脑脊液鼻漏,即脑脊液经额窦或筛窦由鼻孔流出。若筛板或视神经管骨折,可合并嗅神经或视神经损伤。

(2)颅中窝骨折:骨折累及蝶骨,也可有鼻出血或合并脑脊液鼻漏。若累及颞骨岩部,且脑膜、骨膜及鼓膜均破裂时,则合并脑脊液耳漏,即脑脊液经中耳由外耳道流出;若鼓膜完整,脑脊液则经咽鼓管流向鼻咽部,常被误认为是鼻漏。颅中窝骨折常合并第Ⅶ、Ⅷ脑神经损伤。若累及蝶骨和颞骨的内侧部,还可能损伤垂体或第Ⅱ、Ⅲ、Ⅳ、Ⅴ、Ⅵ脑神经。若骨折伤及颈动脉海绵窦段,可因动静脉瘘的形成而出现搏动性突眼及颅内杂音。破裂孔或颈内动脉管处的破裂,可发生致命性的鼻出血或耳出血。

(3)颅后窝骨折:骨折累及颞骨岩部后外侧时,一般在伤后 1～2 天出现乳突部皮下淤血斑(Battle 征)。若累及枕骨基底部,可在伤后数小时出现枕下部肿胀及皮下淤血斑;枕骨大孔或岩尖后缘附近的骨折,可合并后组脑神经(第Ⅸ～Ⅻ脑神经)损伤。

(四)辅助检查

1.X 线片

可显示颅内积气,但仅 30%～50%的病例能显示骨折线。

2.CT 检查

有助于眼眶及视神经管骨折的诊断,且显示有无脑损伤。

3.尿糖试纸测定

鉴别是否为脑脊液。

(五)诊断要点

外伤史、临床表现和颅骨 X 线摄片、CT 检查基本可以明确诊断和定位,对脑脊液外漏有疑问时,可收集流出液做葡萄糖定量来测定。

(六)治疗要点

1.颅盖骨折

(1)单纯线性骨折:无须特殊处理,仅需卧床休息,对症治疗,如止痛、镇静等。但须注意有无继发颅内血肿等并发症。

(2)凹陷性骨折:若凹陷性骨折位于脑重要功能区表面,有脑受压症状或大面积骨折片下陷,直径大于 5 cm,深度超过 1 cm 时,应手术整复或摘除碎骨片。

2.颅底骨折

颅底骨折无须特殊治疗,主要观察有无脑损伤及处理脑脊液外漏、脑神经损伤等并发症。一旦出现脑脊液外漏即属开放性损伤,应使用 TAT 及抗生素预防感染,大部分漏口在伤后 1～2 周自愈。若 4 周以上仍未自愈,可行硬脑膜修补术。若骨折片压迫视神经,应尽早手术减压。

(七)护理评估

1.健康史

了解受伤过程,如暴力大小、方向、受伤时有无意识障碍及口鼻出血情况,初步判断是否伴有脑损伤。同时了解患者有无合并其他疾病。

2.目前身体状况

(1)症状和体征:了解患者目前的症状和体征可判断受伤程度和定位,观察患者有无"熊猫眼"征、Battle 征,明确有无脑脊液外漏。鉴别血性脑脊液外漏与耳鼻损伤出血时,可将流出的血性液体滴于白色滤纸上,如见血迹外围有月晕样淡红色浸润圈,可判断为脑脊液外漏。有时颅底骨折虽伤及颞骨,且骨膜及脑膜均已破裂但鼓膜尚完整时,脑脊液可经咽鼓管流至咽部而被患者咽下,故应询问患者是否有腥味液体流至咽部。

(2)辅助检查:颅骨 X 线及 CT 检查结果,确定骨折的部位和性质。

3.心理、社会状况

了解患者可因头部外伤而出现的焦虑、害怕、恐惧等心理反应,以及对骨折能否恢复正常的担心程度。同时也应了解家属对疾病的认识及心理反应。

(八)常见护理诊断/问题

1.疼痛

疼痛与损伤有关。

2.有感染的危险

感染与脑脊液外漏有关。

3.感知的改变

感知的改变与脑神经损伤有关。

4.知识缺乏

缺乏有关预防脑脊液外漏逆行感染的相关知识。

5.潜在并发症

潜在并发症为颅内出血、颅内压增高、颅内低压综合征。

(九)护理目标

(1)患者疼痛与不适程度减轻。

(2)患者生命体征平稳,无颅内感染发生。

(3)颅神经损伤症状减轻。

（4）患者能够叙述预防脑脊液外漏逆行感染的注意事项。

（5）患者病情变化能够被及时发现和处理。

（十）护理措施

1.脑脊液外漏的护理

（1）保持外耳道、鼻腔和口腔清洁，清洁时注意棉球不可过湿，以免液体逆流入颅。

（2）在鼻前庭或外耳道口松松地放置干棉球，随湿随换，同时记录24小时浸湿的棉球数，以估计脑脊液外漏量。

（3）避免用力咳嗽、打喷嚏、擤鼻涕及用力排便，以免颅内压骤然升降导致脑脊液逆流。

（4）脑脊液鼻漏者不可经鼻腔吸痰或放置胃管，禁止耳、鼻滴药、冲洗和堵塞，禁忌做腰穿。

（5）取头高位及患侧卧位休息，将头抬高15°至漏液停止后3～5天，借重力作用使脑组织移至颅底硬脑膜裂缝处，促使局部粘连而封闭漏口。

（6）密切观察有无颅内感染迹象，根据医嘱预防性应用抗生素及破伤风抗毒素。

2.病情观察

观察有无颅内继发性损伤，如脑组织、脑膜、血管损伤引起的癫痫、颅内出血、继发性脑水肿、颅内压增高等。脑脊液外漏可推迟颅内压增高症状的出现，应严密观察意识、生命体征、瞳孔及肢体活动等情况，及时发现颅内压增高及脑疝的早期迹象。注意颅内低压综合征，若脑脊液外漏多，可使颅内压过低而导致颅内血管扩张，出现剧烈头痛、眩晕、呕吐、厌食、反应迟钝、脉搏细弱、血压偏低等。

（十一）护理评价

（1）患者疼痛是否缓解。

（2）患者有无颅内感染发生，脑脊液外漏是否如期愈合，护理措施是否得当。

（3）脑神经损伤症状是否减轻。

（4）患者能否叙述预防脑脊液外漏逆行感染的注意事项，遵医行为如何。

（5）患者病情变化是否被及时发现，并发症是否得到及时控制与预防和处理。

（十二）健康指导

对于颅底骨折合并脑脊液外漏者，主要是预防颅内感染，要劝告患者勿挖外耳道、抠鼻孔和擤鼻；注意预防感冒，以免咳嗽、打喷嚏；同时合理饮食，防止便秘，避免屏气、用力排便。

三、脑损伤

脑的被膜自外向内依次为硬脑膜、蛛网膜和软脑膜。硬脑膜坚韧且有光泽，由两层合成，外层兼具颅骨内膜的作用，内层较坚厚，两层之间有丰富的血管和神经。蛛网膜薄而透明，缺乏血管和神经，与硬脑膜之间有硬膜下腔，与软脑膜之间有蛛网膜下腔，充满脑脊液。脑脊液为无色透明液体，内含各种浓度不等的无机盐、葡萄糖、微量蛋白和淋巴细胞，对中枢神经系统起缓冲、保护、运输代谢产物及调节颅内压等作用。软脑膜薄且富有血管，覆盖于脑的表面并深入沟裂内。

脑损伤是指由于暴力作用使脑膜、脑组织、脑血管以及脑神经的损伤。根据伤后脑组织与外界是否相通，将脑损伤分为开放性和闭合性两类，前者多由锐器或火器直接造成，有头皮裂伤、颅骨骨折和硬脑膜破裂，常伴有脑脊液外漏；后者由头部接触较钝物体或间接暴力造成，脑膜完整，无脑脊液外漏。根据脑损伤机制及病理改变分为原发性脑损伤和继发性脑损伤，前者指暴力作用于头部时立即发生的脑损伤,且不再继续加重,主要有脑震荡、脑挫裂伤及原发性脑干损伤等;后者指受伤一定时间后出现的脑受损病变,主要有脑水肿和颅内血肿,颅内血肿往往需要开颅手术。

(一)病因与发病机制

颅脑损伤的程度和类型多种多样。引起脑损伤的外力除可直接导致颅骨变形外,也可使头颅产生加速或减速运动,致使脑组织受到压迫、牵张、滑动或负压吸附等多种应力。由于暴力作用部位不同,脑在颅腔内产生的超常运动也各异,其运动方式可以是直线性也可以是旋转性。如人体坠落时,运动的头颅撞击于地面,受伤瞬间头部产生减速运动,脑组织会因惯性力作用撞击于受力侧的颅腔内壁,造成减速性损伤(图 3-2)。大而钝的物体向静止的头部撞击时,引起头部的加速运动而产生惯性力。当暴力过大并伴有旋转力时,可使脑组织在颅腔内产生旋转运动,不仅使脑组织表面在颅腔内摩擦、撞击引起损伤,而且在脑组织内不同结构间产生剪应力,引起更为严重的损伤。惯性力引起的脑损伤分散且广泛,常有早期昏迷的表现。由于颅前窝和颅中窝的凹凸不平,各种不同部位和方式的头部损伤,均易在额极、颞极及其底面发生惯性力的脑损伤。

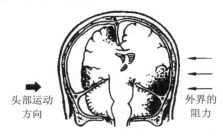

图 3-2 头部作减速运动时的脑损伤机制

(二)临床表现

1.脑震荡

脑震荡是最常见的轻度原发性脑损伤,为受伤后立即出现短暂的意识障碍,可为神志不清或完全昏迷,持续数秒或数分钟,一般不超过 30 分钟,较重者出现皮肤苍白、出汗、血压下降、心动徐缓、呼吸微弱、肌张力减低、各种生理反射迟钝或消失。清醒后大多不能回忆受伤当时乃至伤前一段时间内的情况,临床称为逆行性遗忘。可能会伴有头痛、头晕、恶心、呕吐等症状,短期内可自行好转。神经系统检查无阳性体征,显微镜下可见神经组织结构紊乱。

2.脑挫裂伤

脑挫裂伤是常见的原发性脑损伤。包括脑挫伤及脑裂伤,前者指脑组织遭受破坏较轻,软脑膜尚完整;后者指软脑膜、血管和脑组织同时有破裂,伴有外伤性蛛网膜下腔出血。两者常同时存在,临床上又不易区别,合称为脑挫裂伤。脑挫裂伤可单发,也可多发,好发于额极、颞极及其基底。临床表现如下。

(1)意识障碍:是脑挫裂伤最突出的临床表现。伤后立即出现,其程度和持续时间与脑挫裂伤程度、范围直接相关。多数患者在半小时以上,严重者可长期持续昏迷。

(2)局灶症状和体征:受伤当时立即出现与伤灶区功能相应的神经功能障碍或体征,如运动区损伤出现锥体束征、肢体抽搐、偏瘫等;若仅伤及"哑区",可无神经系统缺损的表现。

(3)头痛、恶心、呕吐:与颅内压增高、自主神经功能紊乱或外伤性蛛网膜下腔出血有关。后者还可出现脑膜刺激征,腰穿脑脊液检查有红细胞。

(4)颅内压增高与脑疝:因继发颅内血肿或脑水肿所致,使早期的意识障碍或偏瘫程度加重,或意识障碍好转后又加重,同时有血压升高、心率减慢、瞳孔不等大以及锥体束征等表现。

3.原发性脑干损伤

原发性脑干损伤其症状与体征在受伤当时即已出现。单独的原发性脑干损伤较少,常与弥漫性损伤共存。患者常因脑干网状结构受损、上行激活系统功能障碍而持久昏迷,昏迷程度较深。伤后早期常出现严重生命体征变化,表现为呼吸节律紊乱,心率及血压波动明显。双侧瞳孔时大时小,对光反射无常,眼球位置歪斜或同向凝视。出现病理反射、肌张力增高、去皮质强直等。

4.弥散性轴索损伤

弥散性轴索损伤属于惯性力所致的弥散性脑损伤,由于脑的扭曲变形,脑内产生剪切或牵拉作用,造成脑白质广泛性轴索损伤。病变可分布于大脑半球、胼胝体、小脑或脑干。显微镜下所见为轴突断裂结构改变。可与脑挫裂伤合并存在或继发脑水肿,使病情加重。主要表现为受伤当时立即出现的较长时间昏迷。是由广泛的轴索损害,皮层与皮层下中枢失去联系所致。若累及脑干,患者出现一侧或双侧瞳孔散大,对光反应消失,或同向凝视等。神志好转后,可因继发脑水肿而再次昏迷。

5.颅内血肿

颅内血肿是颅脑损伤中最多见、最危险、却又是可逆的继发性病变。其严重性在于引起颅内压增高导致脑疝危及生命,早期发现和及时处理可改善预后。根据血肿的来源和部位可分为硬脑膜外血肿、硬脑膜下血肿和脑内血肿。根据血肿引起颅内压增高及早期脑疝症状所需时间分为:①急性型,72 小时内出现症状。②亚急性型,3 天至 3 周出现症状。③慢性型,3 周以上才出现症状。

(1)硬脑膜外血肿:是指出血积聚于颅骨与硬脑膜之间。与颅骨损伤有密切关系,症状取决于血肿的部位及扩展的速度。①意识障碍:可以是原发性脑损伤直接导致,也可由血肿本身导致颅内压增高、脑疝引起,前者较轻,最初的昏迷时间很短,与脑疝引起昏迷之间有一段意识清醒时间。后者常发生于伤后数小时至 2 天。经过中间清醒期,再度出现意识障碍,并渐次加重。如果原发性脑损伤较严重或血肿形成较迅速,也可不出现中间清醒期。少数患者可无原发性昏迷,而在血肿形成后出现昏迷。②颅内压增高及脑疝表现:出现头痛、恶心、呕吐剧烈、烦躁不安、淡漠、嗜睡、定向不准等症状。一般成人幕上血肿大于20 mL,幕下血肿大于 10 mL,即可引起颅内压增高症状。幕上血肿者大多先经历小脑幕切迹疝,然后合并枕骨大孔疝,故严重的呼吸循环障碍常发生在意识障碍和瞳孔改变之后。幕下血肿者可直接发生枕骨大孔疝,瞳孔改变、呼吸骤停几乎同时发生。

(2)硬脑膜下血肿:硬脑膜下血肿是指出血积聚在硬脑膜下腔,是最常见的颅内血肿。急性硬脑膜下血肿症状类似硬脑膜外血肿,脑实质损伤较重,原发性昏迷时间长,中间清醒期不明显,颅内压增高与脑疝的其他征象多在伤后 1~3 天进行性加重。由于病情发展急重,一经确诊应尽早手术治疗。慢性硬脑膜下血肿好发于老年人,大多有轻微头部外伤史,有的患者伴有脑萎缩、血管性或出血性疾病。由于致伤外力小,出血缓慢,患者可有慢性颅内压增高表现,如头痛、恶心、呕吐和视盘水肿等;血肿压迫症状,如偏瘫、失语和局限性癫痫等;有时可有智力下降、记忆力减退和精神失常。

(3)脑内血肿:有两种类型。①浅部血肿,出血均来自脑挫裂伤灶,少数与颅骨凹陷性骨折部位相应,好发于额叶和颞叶,常与硬脑膜下和硬膜外血肿并存。②深部血肿,多见于老年人,血肿位于白质深部,脑表面可无明显挫伤。临床表现以进行性意识障碍为主,若血肿累及重要脑功能区,可出现偏瘫、失语、癫痫等局灶症状。

(三)辅助检查

一般采用 CT、MRI 检查。脑震荡无阳性发现,可显示脑挫裂伤的部位、范围、脑水肿的程度及有无脑室受压及中线结构移位等;弥散性轴索损伤 CT 扫描可见大脑皮质与髓质交界处、胼胝体、脑干、内囊区域或三脑室周围有多个点状或小片状出血灶;MRI 能提高小出血灶的检出率;硬脑膜外血肿 CT 检查表现为颅骨内板与脑表面之间有双凸镜形或弓形密度增高影,常伴颅骨骨折和颅内积气;硬脑膜下血肿 CT 检查示颅骨内板下低密度的新月形、半月形或双凸镜形影;脑内血肿 CT 检查在脑挫裂伤灶附近或脑深部白质内见到圆形或不规则高密度血肿影,周围有低密度水肿区。

(四)诊断要点

患者外伤史、意识改变、瞳孔的变化、锥体束征,以及 CT、MRI 检查可明确诊断。

1.非手术治疗

(1)脑震荡:通常无须特殊治疗。一般卧床休息 1～2 周,可完全恢复。适当给予镇痛、镇静等对症处理,禁用吗啡及哌替啶。

(2)脑挫裂伤:以非手术治疗为主。①一般处理:静卧、休息,床头抬高,宜取侧卧位;保持呼吸道通畅;维持水、电解质、酸碱平衡;应用抗生素预防感染;对症处理;严密观察病情变化。②防治脑水肿:是治疗脑挫裂伤的关键。可采用脱水、激素或过度换气等治疗对抗脑水肿、降低颅内压;吸氧、限制液体入量;冬眠低温疗法降低脑代谢率等。③促进脑功能恢复:应用营养神经药物,如 ATP、辅酶 A、细胞色素 C 等,以供应能量,改善细胞代谢,促进脑细胞功能恢复。

2.手术治疗

(1)重度脑挫裂伤:经非手术治疗无效,颅内压增高明显甚至出现脑疝迹象时,应做脑减压术或局部病灶清除术。

(2)硬脑膜外血肿:一经确诊,立即手术,清除血肿。

(3)硬脑膜下血肿:多采用颅骨钻孔冲洗引流术,术后引流 48～72 小时。

(4)脑内血肿:一般经手术清除血肿。

(5)常见手术方式:开颅血肿清除术、去骨瓣减压术、钻孔探查术、脑室引流术、钻孔引流术。

(五)护理评估

1.健康史

详细了解受伤过程,如暴力大小、方向、性质、速度、患者当时有无意识障碍,其程度及持续时间,有无中间清醒期、逆行性遗忘,受伤当时有无口鼻、外耳道出血或脑脊液外漏发生,是否出现头痛、恶心、呕吐等情况;初步判断是颅伤、脑伤或是复合损伤;同时应了解现场急救情况;了解患者既往健康状况。

2.目前身体状况

评估患者的症状和体征,了解有无神经系统病征及颅内压增高征象;根据观察患者意识、瞳孔、生命体征及神经系统体征的动态变化,区分脑损伤是原发的还是继发的;结合 X 线、CT 以及MRI 检查结果判断损伤的严重程度。

3.心理、社会状况

了解患者及家属对颅脑损伤及其术后功能恢复的心理反应,常见心理反应有焦虑、恐惧等;了解家属对患者的支持能力和程度。

（六）常见护理诊断/问题

1.清理呼吸道无效

清理呼吸道无效与脑损伤后意识障碍有关。

2.疼痛

疼痛与颅内压增高和手术切口有关。

3.营养失调/低于机体需要量

其与脑损伤后高代谢、呕吐、高热、不能进食等有关。

4.体温过高

体温过高与脑干损伤有关。

5.潜在并发症

潜在并发症为颅内压增高、脑疝及癫痫发作。

（七）护理目标

（1）患者意识逐渐恢复,生命体征平稳,呼吸道通畅。

（2）患者的疼痛减轻,舒适感增加。

（3）患者营养状态能够维持或接近正常水平。

（4）患者体温维持正常。

（5）患者颅内压增高、脑疝的早期迹象及癫痫发作能够得到及时预防、发现和处理。

（八）护理措施

1.现场急救

及时而有效的现场急救,在缓解致命性危险因素的同时（如窒息、大出血、休克等）为进一步治疗创造了有利条件,如预防或减少感染机会,提供确切的受伤经过。

（1）维持呼吸道通畅:颅脑损伤患者常有不同程度的意识障碍,失去正常的咳嗽反射和吞咽功能,呼吸道分泌物不能有效排除,舌根后坠可引起严重呼吸道梗阻。应及时清除口咽部分泌物、呕吐物,将患者侧卧或放置口咽通气道,必要时行气管切开,保持呼吸道畅通。

（2）伤口处理:单纯头皮出血,清创后加压包扎止血;开放性颅脑损伤应剪短伤口周围头发,伤口局部不冲洗、不用药;外露的脑组织周围可用消毒纱布卷保护,外加干纱布适当包扎,避免局部受压。若伤情许可宜将头部抬高以减少出血。尽早进行全身抗感染治疗及破伤风预防注射。

（3）防治休克:有休克征象者,应查明有无颅外部位损伤,如多发性骨折、内脏破裂等。患者平卧,注意保暖,及时补充血容量。

（4）做好护理记录:准确记录受伤经过、初期检查发现、急救处理经过及生命体征、意识、瞳孔、肢体活动等病情,为进一步处理提供依据。

2.病情观察

动态的病情观察是鉴别原发性与继发性脑损伤的重要手段。观察内容包括意识、瞳孔、生命体征、神经系统体征等。

（1）意识状态:意识障碍是脑损伤患者最常见的变化之一。通过意识障碍的程度可判断颅脑损伤的轻重；意识障碍出现的迟早和有无继续加重，可作为区别原发性和继发性脑损伤的重要依据。

传统意识分法：分为清醒、模糊、浅昏迷、昏迷和深昏迷五级。①意识清醒：正确回答问题，判断力和定向力正确。②意识模糊：为最轻或最早出现的意识障碍，因而也是最需要关注的，能简单回答问题，但不确切，判断力和定向力差，呈嗜睡状。③浅昏迷：意识丧失，对疼痛刺激有反应，角膜、吞咽反射和病理反射尚存，重的意识模糊与浅昏迷的区别仅在于前者尚能保持呼之能应或呼之能睁眼这种最低限度的合作；④昏迷：指痛觉反应已经迟钝、随意运动已完全丧失的意识障碍阶段，可有鼾声、尿潴留等表现，瞳孔对光反应与角膜反射尚存。⑤深昏迷：对痛刺激无反应，各种反射消失，呈去皮质强直状态。

Glasgow 昏迷评分法：评定睁眼、语言及运动反应，以三者积分表示意识障碍程度，最高15分，表示意识清醒，8分以下为昏迷，最低3分（表3-1）。

表 3-1　Glasgow 昏迷评分法

睁眼反应		语言反应		运动反应	
能自行睁眼	4	回答正确	5	遵嘱活动	6
呼之能睁眼	3	回答错误	4	刺痛定位	5
刺痛能睁眼	2	语无伦次	3	躲避刺痛	4
不能睁眼	1	只能发声	2	刺痛肢屈	3
		不能发声	1	刺痛肢伸	2
				无反应	1

（2）生命体征：生命体征紊乱是脑干受损征象。为避免患者躁动影响准确性，应先测呼吸，再测脉搏，最后测血压。颅脑损伤患者以呼吸变化最为敏感和多变，注意节律、深浅。若伤后血压上升，脉搏缓慢有力，呼吸深慢，提示颅内压升高，应警惕颅内血肿或脑疝发生；伤后，与意识障碍和瞳孔变化同时出现心率减慢和血压升高，为小脑幕切迹疝；枕骨大孔疝患者可未经明显的意识障碍和瞳孔变化阶段而突然发生呼吸停止。伤后早期，由于组织创伤反应，可出现中等程度发热；若累及间脑或脑干可导致体温调节紊乱，出现体温不升或中枢性高热。

（3）瞳孔变化：可因动眼神经、视神经以及脑干部位的损伤引起。正常瞳孔等大、圆形，在自然光线下直径 3～4 mm，直接、间接对光反应灵敏。伤后一侧瞳孔进行性散大，对侧肢体瘫痪伴意识障碍加重，提示脑受压或脑疝；伤侧瞳孔先短暂缩小继之散大，伴对侧肢体运动障碍，提示伤侧颅内血肿；双侧瞳孔散大、对光反应消失、眼球固定伴深昏迷或去皮质强直，多为原发性脑干损伤或临终表现。观察瞳孔时应排除某些药物、剧痛、惊骇等对瞳孔变化的影响。

（4）其他：观察有无脑脊液外漏、呕吐，有无剧烈头痛或烦躁不安等颅内压增高的表现或脑疝先兆。注意 CT 和 MRI 扫描结果及颅内压监测情况。

3.一般护理

（1）体位：抬高床头 15°～30°，以利脑静脉回流，减轻脑水肿。深昏迷患者取侧卧位或侧俯卧位，以利于口腔内分泌物排出。保持头与脊柱在同一直线上，头部过伸或过屈均会影响呼吸道通畅以及颈静脉回流，不利于降低颅内压。氧气吸入，做好气管插管、气管切开准备。

（2）营养与补液：及时、有效补充能量和蛋白质以减轻机体损耗。不能进食者在伤后 48 小时后可行全胃肠外营养。评估患者营养状况，如体重、氮平衡、血浆蛋白、血糖、血电解质等，以便及时调整营养素供给量和配方。

（3）卧床患者基础护理：加强皮肤护理、口腔护理、排尿排便等生活护理，尤其是意识不清昏迷患者预防各种并发症的发生。

（4）根据病情做好康复护理：重型颅脑损伤患者生命体征平稳后要及早进行功能锻炼，可减少日后的并发症和后遗症，主要通过姿势治疗、按摩、被动运动、主动运动等。

4.高热患者的护理

高热可造成脑组织相对缺氧，加重脑损害，故须采取积极降温措施。常用物理降温法有冰帽，或头、颈、腋、腹股沟等处放置冰袋或冰水毛巾等。如体温过高物理降温无效或引起寒战时，需采用冬眠疗法。常用氯丙嗪、异丙嗪各 25 mg 或 50 mg 肌内注射或静脉滴注，用药 20 分钟后开始物理降温。降温速度以每小时下降 1 ℃为宜，降至肛温为 32～34 ℃较为理想。可每 4～6 小时重复用药，一般维持 3～5 天。低温期间应密切观察生命体征并记录，若收缩压低于13.3 kPa(100 mmHg)，呼吸次数减少或不规则时，应及时通知医师停止冬眠疗法或更换冬眠药物。观察局部皮肤、肢体末端和耳郭处血液循环情况，以免冻伤，并防止肺炎、压疮的发生。停用冬眠疗法时，应先停物理降温，再逐渐停冬眠药物。

5.颅内压增高的护理

见相关章节。

6.脑室引流管的护理

对有脑室引流管患者护理时应注意：①应严格无菌操作。②引流袋最高处距侧脑室的距离为10～15 cm。③注意引流速度，禁忌流速过快，避免颅内压骤降造成危险。④控制脑脊液引流量，每天不超过500 mL为宜。⑤注意观察脑脊液性状，若有大量鲜血提示脑室内出血，若为浑浊则提示有感染。

（九）护理评价

（1）患者意识状态是否逐渐恢复，患者呼吸是否平稳，有无误吸发生。

（2）患者疼痛是否减轻。

（3）患者的营养状态如何，营养素供给是否得到保证。

（4）患者体温是否恢复正常。

（5）患者是否出现颅内压增高、脑疝以及癫痫发作等并发症，若出现是否得到及时发现和处理。

（十）健康指导

（1）康复训练：根据脑损伤遗留的语言、运动或智力障碍程度，制订康复训练计划，以改善患者生活自理能力以及社会适应能力。

（2）外伤性癫痫患者应定期服用抗癫痫药物，不能单独外出，以防发生意外。

（3）骨瓣去除患者应做好自我保护，防止因重物或尖锐物品碰撞患处而发生意外，尽可能取健侧卧位以防止膨出的脑组织受到压迫。6 个月后视情况可作颅骨修补术。

（王瑞莲）

第四节　颅内压增高症

颅内压增高是由于颅内任何一种主要内容物(血液、脑脊液、脑组织)容积增加或者有占位性病变时,其所增加的容积超过代偿限度所致。正常人侧卧位时,测定颅内压(ICP)为 0.8～1.8 kPa(6～13.5 mmHg),＞2.0 kPa(15 mmHg)为颅内压增高,2.0～2.6 kPa(15～20 mmHg)为轻度增高,2.6～5.3 kPa(20～40 mmHg)为中度增高,＞5.3 kPa(＞40 mmHg)为重度增高。

一、病因与发病机制

引起颅内压增高的疾病很多,但发生颅内压增高的主要因素如下。

(一)脑脊液增多

(1)分泌过多:如脉络丛乳头状瘤。

(2)吸收减少:如交通性脑积水,蛛网膜下腔出血后引起蛛网膜粘连。

(3)循环交通受阻:如脑室及脑中线部位的肿瘤引起的梗阻性脑积水或先天性脑畸形。

(二)脑血液增多

(1)脑外伤后＜24 小时的脑血管扩张、充血,以及呼吸道梗阻,呼吸中枢衰竭引起的二氧化碳蓄积,高碳酸血症和丘脑下部、鞍区或脑干部位手术,使自主神经中枢或血管运动中枢受刺激引起的脑血管扩张充血。

(2)颅内静脉回流受阻。

(3)出血。

(三)脑容积增加

正常情况下颅内容积除颅内容物体积外有 8％～10％ 的缓冲体积即代偿容积。因此颅内容积很大,但代偿调节作用很小。常见脑水肿如下。①血管源性脑水肿:多见于颅脑损伤、脑肿瘤、脑手术后。②细胞毒性脑水肿:多见于低氧血症,高碳酸血症,脑缺血和缺氧。③渗透性脑水肿:常见于严重电解质紊乱(Na^+ 丢失)渗透压降低,水中毒。

(四)颅内占位病变

常见于颅内血肿,颅内肿瘤,脑脓肿和脑寄生虫等。

二、临床表现

(一)头痛

头痛是颅内压增高最常见的症状,有时是唯一的症状。可呈持续性或间歇性,当用力、咳嗽、负重,早晨清醒时和较剧烈活动时加重,其原因是颅内压增高使脑膜、血管或神经受挤压、牵扯或炎症变化的刺激所致。急性和重度的颅内压增高可引起剧烈的头痛并常伴喷射性呕吐。

(二)恶心呕吐

多数颅内压增高患者都伴有恶心、不思饮食,重度颅内压增高可引起喷射性呕吐,呕吐之后头痛随之缓解,小儿较成人多见,其原因是迷走神经中枢和神经受刺激所引起。

(三)视力障碍和眼底变化

长期颅内压增高,使视神经受压,眼底静脉回流受阻。引起视神经萎缩造成视力下降、模糊和复视,眼底视盘水肿,严重者出现失明和眼底出血。

头痛、恶心呕吐、视盘水肿为颅内压增高的三大主要症状。

(四)意识障碍

意识障碍是反映脑受压的可靠及敏感指标,当大脑皮质、脑干网状结构广泛受压和损害即可出现意识障碍。颅内压增高早期患者可出现烦躁、嗜睡和定向障碍等意识不清的表现,晚期则出现朦胧和昏迷。末期出现深昏迷。梗阻性脑积水所引起的颅内压增高一般无意识障碍。

(五)瞳孔变化

由于颅内压不断增高而引起脑移位,中脑和脑干移位压迫和牵拉动眼神经可引起瞳孔对光反射迟钝。瞳孔不圆,瞳孔忽大忽小,一侧瞳孔逐渐散大,光反射消失;末期出现双侧瞳孔散大、固定。

(六)生命体征变化

颅内压增高,早期一般不会出现生命体征变化,急性或重度的颅内压增高可引起血压增高,脉压增大,呼吸、脉搏减慢综合征。随时有呼吸骤停及生命危险。常见于急性脑损伤患者,而脑肿瘤患者则很少出现血压升高。

(七)癫痫发作

约有20%的颅内压增高患者发生癫痫,为局限性癫痫小发作,如口角、单侧上、下肢抽搐,或癫痫大发作,大发作时可引起呼吸道梗阻,加重脑缺氧、脑水肿而加剧颅内压增高。

(八)颅内高压危象(脑疝形成)

1.颞叶钩回疝

即幕上肿瘤、水肿、血肿引起急剧的颅内压力增高,挤压颞叶向小脑幕裂孔或下方移位,同时压迫动眼神经、大脑后动脉和中脑,使脑干移位,产生剧烈的头痛、呕吐,血压升高,呼吸、脉搏减慢、不规则。很快进入昏迷,一侧瞳孔散大,光反射消失,对侧肢体偏瘫,去脑强直。此时如未进行及时的降颅压处理则会出现呼吸停止,双侧瞳孔散大、固定、血压下降、心跳停止。

2.枕骨大孔疝

枕骨大孔疝又称小脑扁桃体疝,主要是幕下肿瘤、血肿、水肿致颅内压力增高,挤压小脑扁桃体进入压力偏低的枕骨大孔,压迫延脑和颈1~2颈髓,患者出现剧烈头痛、呕吐、呼吸不规则、血压升高、心跳缓慢,随之很快出现昏迷、瞳孔缩小或散大、固定、呼吸停止。

三、护理

(一)护理目标

(1)了解引起颅内压增高的原因,及时对症处理。

(2)通过监测及早发现病情变化,避免意识障碍发生。

(3)颅内压得到控制,脑疝危象得以解除。

(4)患者主诉头痛减轻,自觉舒适,头脑清醒,睡眠改善。

(5)体液恢复平衡,尿比重在正常范围,无脱水症状和体征。

(二)护理措施

(1)观察神志、瞳孔变化1次/小时。如出现神志不清及瞳孔改变,预示颅内压力增高,需及时报告医师进行降颅内压处理。

（2）观察头痛的程度，有无伴随呕吐对剧烈头痛应及时对症降颅压处理。

（3）监测血压、脉搏、呼吸1次/1～2小时，观察有无呼吸、脉搏慢，血压高即"两慢一高"征。

（4）保持呼吸道通畅：呼吸道梗阻时，因患者呼吸困难，可致胸腔内压力增高、$PaCO_2$增高致脑血管扩张、脑血流量增多进而使颅内压增高。护理时应及时清除呼吸道分泌物和呕吐物。抬高床头15°～30°，持续或间断吸氧，改善脑缺氧，减轻脑水肿。

（5）如脱水治疗的护理：应用高渗性脱水剂，使脑组织间的水分通过渗透作用进入血循环再由肾脏排出，可达到降低颅内压的目的。常用20%甘露醇250 mL，15～30分钟滴完，2～4次/天；呋塞米20～40 mg，静脉或肌内注射，2～4次/天。脱水治疗期间，应准确记录24小时出入液量，观察尿量、色，监测尿素氮和肌酐含量，注意有无水电解质紊乱和肝肾功能损害。脱水药物应严格按医嘱执行，并根据病情及时调整脱水药物的用量。

（6）激素治疗的护理：肾上腺皮质激素通过稳定血-脑屏障，预防和缓解脑水肿，改善患者症状。常用地塞米松5～10 mg，静脉注射；或氢化可的松100 mg静脉注射，1～2次/天；由于激素有引起消化道应激性溃疡出血、增加感染机会等不良反应，故用药的同时应加强观察，预防感染，避免发生并发症。

（7）颅内压监护。①监护方法：颅内压监护有植入法和导管法两种。植入法：将微型传感器植入颅内，传感器直接与颅内组织（硬脑膜外、硬脑膜下、蛛网膜下腔、脑实质等）接触而测压。导管法：以引流出的脑脊液或生理盐水充填导管，将传感器（体外传感器）与导管相连接，藉导管内的液体与传感器接触而测压。两种方法的测压原理均是利用压力传感器将压力转换为与颅内压力大小成正比的电信号，再经信号处理装置将信号放大后记录下来。植入法中的硬脑膜外法及导管法中的脑室法优点较多，使用较广泛。②颅内压监护的注意事项：监护的零点参照点一般位于外耳道的位置，患者需平卧或头抬高10°～15°；监护前注意记录仪与传感器的零点核正，并注意大气压改变而引起的"零点飘移"；脑室法时在脑脊液引流期间每4～6小时关闭引流管测压，了解颅内压真实情况；避免非颅内情况而引起的颅内压增高，如出现呼吸不畅、躁动、高热或体位不舒适、尿潴留时应及时对症处理；监护过程严格无菌操作，监护时间以72～96小时为宜，防止颅内感染。③颅内压监护的优点：颅内压增高早期，由于颅内容积代偿作用，患者无明显颅内压增高的临床表现，而颅内压监护时可发现颅内压提高和基线不平稳；较重的颅内压升高[ICP>5.3 kPa（40 mmHg）]时，颅内压监护基线水平与临床症状出现及其严重程度一致；有些患者临床症状好转，但颅内压逐渐上升，预示迟发性（继发性）颅内血肿的形成；根据颅内压监护使用脱水剂，可以避免盲目使用脱水剂及减少脱水剂的用量，减少急性肾衰竭及电解质紊乱等并发症的发生。

（8）降低耗氧量：对严重脑挫裂伤、轴索损伤、脑干损伤的患者进行头部降温，降低脑耗氧量。有条件者行冬眠低温治疗。①冬眠低温的目的：降低脑耗氧量，维持脑血流和脑细胞能量代谢，减轻乳酸堆积，降低颅内压；保护血-脑屏障功能，抑制白三烯B_4生成及内源性有害因子的生成，减轻脑水肿反应；调节脑损伤后钙调蛋白酶Ⅱ活性和蛋白激酶活力，保护脑功能；当体温降至30 ℃，脑的耗氧量约为正常的55%，颅内压力较降温前低56%。②降温方法：根据医嘱首先给予足量冬眠药物，如冬眠Ⅰ号合剂（包括氯丙嗪、异丙嗪及哌替啶）或冬眠Ⅱ号合剂（哌替啶、异丙嗪、双氢麦角碱），待自主神经充分阻滞，御寒反应消失，进入昏睡状态后，方可加用物理降温措施。物理降温方法可采用头部戴冰帽，在颈动脉、腋动脉、肱动脉、股动脉等主干动脉表浅部放置冰袋,此外还可采用降低室温、减少被盖、体表覆盖冰毯等方法。降温速度以每小时下降 1 ℃ 为宜,体温降至肛温 33～34 ℃,腋温 31～33 ℃ 较为理想。体温过低易诱发心律失常、低血压、凝血障碍等并发症;体温＞35 ℃,则疗效不佳。③缓慢复温:冬眠低温治疗一般为 3～5 天,复温应先停物理降温,再逐步减少药物剂量或延长相同剂量的药物维持时间直至停用;加盖被毯,必要时用热水袋复温,严防烫伤;复温不可过快,以免出现颅内压"反跳"、体温过高或中毒等。④预防并发症:定时翻身拍背、吸痰,雾化吸入,防止肺部感染;低温使心排血量减少,冬眠药物使外周血管阻力降低,在搬动患者或为其翻身时,动作应轻稳,以防发生直立性低血压;观察皮肤及肢体末端,冰袋外加用布套,并定时更换部位,定时局部按摩,以防冻伤。

(9)防止颅内压骤然升高:对烦躁不安的患者查明原因,对症处理,必要时给予镇静剂,避免剧烈咳嗽和用力排便;控制液体摄入量,成人每天补液量＜2 000 mL,输液速度应控制在 30～40 滴/分;保持病室安静,避免情绪紧张,以免血压骤升而增加颅内压。

(王瑞莲)

第五节 脑　疝

当颅腔内某分腔有占位性病变时,该分腔的压力大于邻近分腔,脑组织由高压力区向低压力区移位,导致脑组织、血管及脑神经等重要结构受压或移位,产生相应的临床症状和体征,称为脑疝。

根据移位的脑组织及其通过的硬脑膜间隙和孔道,可将脑疝分为以下常见的三类。①小脑幕切迹疝:又称颞叶疝,为颞叶的海马回、钩回通过小脑幕切迹被推移至幕下。②枕骨大孔疝:又称小脑扁桃体疝,为小脑扁桃体及延髓经枕骨大孔被推挤向椎管内。③大脑镰下疝:又称扣带回疝,一侧半球的扣带回经镰下孔被挤入对侧分腔(图 3-3)。

脑疝是颅内压增高的危象和引起死亡的主要原因,常见的有小脑幕切迹疝和枕骨大孔疝。

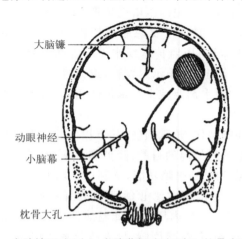

图 3-3　大脑镰下疝(上)、小脑幕切迹疝(中)、枕骨大孔疝(下)

一、病因与发病机制

（1）外伤所致各种颅内血肿，如硬膜外血肿、硬膜下血肿及脑内血肿。

（2）颅内脓肿。

（3）颅内肿瘤尤其是颅后窝、中线部位及大脑半球的肿瘤。

（4）颅内寄生虫病及各种肉芽肿性病变。

（5）医源性因素，对于颅内压增高患者，进行不适当的操作如腰椎穿刺，放出脑脊液过多过快，使各分腔间的压力差增大，则可促使脑疝形成。

发生脑疝时，移位的脑组织在小脑幕切迹或枕骨大孔处挤压脑干，使脑干受压移位导致其实质内血管受到牵拉，严重时基底动脉进入脑干的中央支可被拉断而致脑干内部出血，出血常为斑片状，有时出血可沿神经纤维走行方向达内囊水平。同侧的大脑脚受到挤压会造成病变对侧偏瘫，同侧动眼神经受到挤压可产生动眼神经麻痹症状。钩回、海马回移位可将大脑后动脉挤压于小脑幕切迹缘上致枕叶皮层缺血坏死。移位的脑组织可致小脑幕切迹裂孔及枕骨大孔堵塞，使脑脊液循环通路受阻，颅内压增高进一步加重，形成恶性循环，使病情迅速恶化。

二、临床表现

（一）小脑幕切迹疝

（1）颅内压增高：剧烈头痛，进行性加重，伴躁动不安，频繁呕吐。

（2）进行性意识障碍：由于阻断了脑干内网状结构上行激活系统的通路，随脑疝的进展，患者出现嗜睡、浅昏迷、深昏迷。

（3）瞳孔改变：脑疝初期由于患侧动眼神经受刺激导致患侧瞳孔变小，对光反射迟钝；随病情进展，患侧动眼神经麻痹，患侧瞳孔逐渐散大，直接和间接对光反射均消失，并伴上睑下垂及眼球外斜；晚期，对侧动眼神经因脑干移位也受到推挤时，则出现双侧瞳孔散大，对光反射消失，患者多处于濒死状态（图 3-4）。

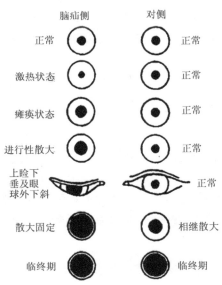

图 3-4　一侧颞叶钩回疝引起的典型瞳孔变化

（4）运动障碍：钩回直接压迫大脑脚,锥体束受累后,病变对侧肢体肌力减弱或麻痹,病理征阳性(图3-5)。脑疝进展时可致双侧肢体自主活动消失,严重时可出现去皮质强直状,这是脑干严重受损的信号。

（5）生命体征变化：若脑疝不能及时解除,病情进一步发展,则患者出现深昏迷,双侧瞳孔散大固定,血压骤降,脉搏快弱,呼吸浅而不规则,呼吸、心跳相继停止而死亡。

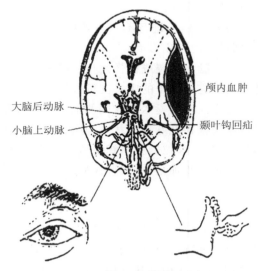

图 3-5 脑疝与临床病症的关系

动眼神经受压导致：同侧瞳孔散大,上睑下垂及眼外肌瘫痪。锥体束受压导致：对侧肢体瘫痪,肌张力增加,腱反射活跃,病理反射阳性

（二）枕骨大孔疝

枕骨大孔疝是小脑扁桃体及延髓经枕骨大孔被挤向椎管中,又称小脑扁桃体疝。由于颅后窝容积较小,对颅内高压的代偿能力也小,病情变化更快。患者常有进行性颅内压增高的临床表现：头痛剧烈,呕吐频繁,颈项强直或强迫头位；生命体征紊乱出现较早,意识障碍、瞳孔改变出现较晚。因脑干缺氧,瞳孔可忽大忽小。由于位于延髓的呼吸中枢受损严重,患者早期即可突发呼吸骤停而死亡。

三、治疗要点

关键在于及时发现和处理。

（一）非手术治疗

患者一旦出现典型的脑疝症状,应立即给予脱水治疗,以缓解病情,争取时间。

（二）手术治疗

确诊后,尽快手术,去除病因,如清除颅内血肿或切除脑肿瘤等；若难以确诊或虽确诊但病变无法切除者,可通过脑脊液分流术、侧脑室外引流术或病变侧颞肌下、枕肌下减压术等降低颅内压。

四、护理措施

（1）快速静脉输入甘露醇,山梨醇,呋塞米等强效脱水剂,并观察脱水效果。

（2）保持呼吸道通畅，吸氧。

（3）准备气管插管盘及呼吸机，对呼吸功能障碍者，行人工辅助呼吸。

（4）密切观察呼吸、心跳、瞳孔的变化。

（5）紧急做好术前特殊检查及术前准备。

（王瑞莲）

第六节 脑 出 血

脑出血是指原发于脑实质内的出血，主要发生于高血压和动脉硬化的患者。脑出血多发生于 55 岁以上的老年人，多数患者有高血压史。常在情绪激动或活动用力时突然发病，出现头痛、呕吐、偏瘫及不同程度昏迷等。

一、护理措施

（一）术前护理

（1）密切监测病情变化，包括意识、瞳孔、生命体征变化及肢体活动情况，定时监测呼吸、体温、脉搏、血压等，发现异常（瞳孔不等大、呼吸不规则、血压高、脉搏缓慢），及时报告医师立即抢救。

（2）绝对卧床休息，取头高位，15°～30°，头置冰袋可控制脑水肿，降低颅内压，利于静脉回流。吸氧可改善脑缺氧，减轻脑水肿。翻身时动作要轻，尽量减少搬动，加床挡以防坠床。

（3）神志清楚的患者谢绝探视，以免情绪激动。

（4）脑出血昏迷的患者 24～48 小时内禁食，以防止呕吐物反流至气管造成窒息或吸入性肺炎，以后按医嘱进行鼻饲。

（5）加强排泄护理：若患者有尿潴留或不能自行排尿，应进行导尿，并留置尿管，定时更换尿袋，注意无菌操作，每天会阴冲洗 1～2 次，便秘时定期给予通便药或食用一些粗纤维的食物，嘱患者排便时勿用力过猛，以防再出血。

（6）遵医嘱静脉快速输注脱水药物，降低颅内压，适当使用降压药，使血压保持在正常水平，防止高血压引起再出血。

（7）预防并发症：①加强皮肤护理，每天擦澡 1～2 次，定时翻身，每 2 小时翻身 1 次，床铺干净平整，对骨隆突处的皮肤要经常检查和按摩，防止发生压力性损伤。②加强呼吸道管理，保持口腔清洁，口腔护理每天 1～2 次；患者有咳痰困难，要勤吸痰，保持呼吸道通畅；若患者呕吐，应使其头偏向一侧，以防发生误吸。③急性期应保持偏瘫肢体的生理功能位。恢复期应鼓励患者早期进行被动活动和按摩，每天2～3 次，防止瘫痪肢体的挛缩畸形和关节的强直疼痛，以促进神经功能的恢复，对失语的患者应进行语言方面的锻炼。

（二）术后护理

1.卧位

患者清醒后抬高床头 15°～30°，以利于静脉回流，减轻脑水肿，降低颅内压。

2.病情观察

严密监测生命体征，特别是意识及瞳孔的变化。术后 24 小时内易再次脑出血，如患者意识障碍继续加重、同时脉搏缓慢、血压升高,要考虑再次脑出血可能,应及时通知医师。

3.应用脱水剂的注意事项

临床常用的脱水剂一般是 20％甘露醇,滴注时注意速度,一般 20％甘露醇 250 mL 应在 20～30 分钟输完,防止药液渗漏于血管外,以免造成皮下组织坏死;不可与其他药液混用;血压过低时禁止使用。

4.血肿腔引流的护理

注意引流液量的变化,若引流量突然增多,应考虑再次脑出血。

5.保持出入量平衡

术后注意补液速度不宜过快,根据出量补充入量,以免入量过多,加重脑水肿。

6.功能锻炼

术后患者常出现偏瘫和失语,加强患者的肢体功能锻炼和语言训练。协助患者进行肢体的被动活动,进行肌肉按摩,防止肌肉萎缩。

(三)健康指导

1.清醒患者

(1)应避免情绪激动,去除不安、恐惧、愤怒、忧虑等不利因素,保持心情舒畅。

(2)饮食清淡,多吃含水分、含纤维素多的食物;多食蔬菜、水果。忌烟、酒及辛辣、刺激性强的食物。

(3)定期测量血压,复查病情,及时治疗可能并存的动脉粥样硬化、高脂血症、冠心病等。

(4)康复活动。

应规律生活,避免劳累、熬夜、暴饮暴食等不利因素,保持心情舒畅,注意劳逸结合。

坚持适当锻炼。康复训练过程艰苦而漫长(一般为 1～3 年,长者需终生训练),需要信心、耐心、恒心,在康复医师指导下,循序渐进、持之以恒。

2.昏迷患者

(1)昏迷患者注意保持皮肤清洁、干燥,每天床上擦浴,定时翻身,防止压力性损伤形成。

(2)每天坚持被动活动,保持肢体功能位置。

(3)防止气管切开患者出现呼吸道感染。

(4)不能经口进食者,应注意营养液的温度、保质期以及每天的出入量是否平衡。

(5)保持大小便通畅。

(6)定期高压氧治疗。

二、主要护理问题

(1)疼痛:与颅内血肿压迫有关。

(2)生活自理能力缺陷:与长期卧床有关。

(3)脑组织灌注异常:与术后脑水肿有关。

(4)有皮肤完整性受损的危险:与昏迷、术后长期卧床有关。

(5)躯体移动障碍:与出血所致脑损伤有关。

(6)清理呼吸道无效:与长期卧床所致的机体抵抗力下降有关。

(7)有受伤的危险:与术后癫痫发作有关。

(王瑞莲)

第七节 脑 动 脉 瘤

脑动脉瘤是局部动静脉异常改变产生的脑动静脉瘤样突起,好发于组成脑底动脉环(Willis动脉环)的大动脉分支或分叉部。因为这些动脉位于脑底的脑池中,所以动脉瘤破裂出血引起动脉痉挛、栓塞及蛛网膜下腔出血(SAH)等症状。主要见于中年人。脑动脉瘤的病因尚未完全明了,但目前多认为与先天性缺陷、动脉粥样硬化、高血压、感染、外伤有关。临床表现为突然头痛、呕吐、意识障碍、癫痫样发作、脑膜刺激征等。以手术治疗为主,常采用动脉瘤栓塞术、开颅动脉瘤夹闭术及穿刺栓塞动脉瘤。

一、护理措施

(一)术前护理

(1)一旦确诊,患者需绝对卧床,暗化病室,减少探视,避免一切外来刺激。情绪激动、躁动不安可使血压上升,增加再出血的可能,适当给予镇静剂。

(2)密切观察生命体征及意识变化,每天监测血压2次,及早发现出血情况,尽早采取相应的治疗措施。

(3)胃肠道的管理:合理饮食,勿食用易导致便秘的食物;常规给予口服缓泻剂如酚酞、麻仁润肠丸,保持排便通畅,必要时给予低压缓慢灌肠。

(4)尿失禁的患者,应留置导尿管。

(5)患者避免用力打喷嚏或咳嗽,以免增加腹压,反射性的增加颅内压,引起脑动脉瘤破裂。

(6)伴发癫痫者,要注意安全,防止发作时受外伤;保持呼吸道通畅,同时给予吸氧,记录抽搐时间,遵医嘱给予抗癫痫药。

(二)术后护理

(1)监测患者生命体征,特别是意识、瞳孔的变化,尽量使血压维持在一个个体化的稳定水平,避免血压过高引起脑出血或血压过低致脑供血不足。

(2)持续低流量给氧,保持脑细胞的供氧。观察肢体活动及感觉情况,与术前对比有无改变。

(3)遵医嘱给予甘露醇及甲强龙泵入,减轻脑水肿;或泵入尼莫地平,减轻脑血管痉挛。

(4)保持引流通畅,观察引流液的色、量及性质,如短时间内出血过多,应通知医师及时处理。

(5)保持呼吸道通畅,防止肺部感染及压力性损伤的发生。

(6)避免情绪激动及剧烈活动。

(7)手术恢复期应多进高蛋白食物,加强营养,增强机体的抵抗力。

(8)减少刺激,防止癫痫发作,尽量将癫痫发作时的损伤减到最小,装好床挡,备好抢救用品,防止意外发生。

(9)清醒患者床头抬高30°,利于减轻脑水肿。

(10)准确记录出入量,保证出入量平衡。

(11)减轻患者心理负担,加强沟通。

（三）健康指导

（1）定期测量血压，复查病情，及时治疗可能并存的血管病变。

（2）保持大小便通畅。

（3）其他指导：①应规律生活，避免劳累、熬夜、暴饮暴食等不利因素，保持心情舒畅，注意劳逸结合。②坚持适当锻炼。康复训练过程艰苦而漫长（一般为1～3年，长者需终生训练），需要信心、耐心、恒心，在康复医师指导下，循序渐进、持之以恒。

二、主要护理问题

（1）脑出血：与手术创伤有关。

（2）脑组织灌注异常：与脑水肿有关。

（3）有感染的危险：与手术创伤有关。

（4）睡眠形态紊乱：与疾病创伤有关。

（5）便秘与手术后卧床有关。

（6）疼痛与手术损伤有关。

（7）有受伤的危险：与手术可能诱发癫痫有关。

（8）活动无耐力：与术后卧床时间长有关。

（王瑞莲）

第八节　脊髓损伤

脊髓损伤为脊柱骨折或骨折脱位的严重并发症。损伤高度以下的脊神经所支配的身体部位的功能会丧失。直接与间接的外力对脊柱的重击是造成脊髓损伤的主要原因，常见的原因有：交通事故、刀伤、自高处跌落，或是被掉落的东西击中脊椎，以及现在流行的一些水上运动，诸如划水、冲浪板、跳水等，也都可能造成脊髓损伤。

一、护理评估

（一）病因分析

脊髓损伤是一种致残率高、后果严重的疾病，直接或间接暴力作用于脊柱和脊髓皆可造成脊髓损伤，间接暴力损伤比较常见，脊髓损伤的节段常发生于暴力作用的远隔部位，如从高处坠落，两足或臀部着地，或暴力作用于头顶、肩背部，而脊椎骨折发生在活动度较大的颈部和腰骶部，造成相应部位的脊髓损伤。脊柱骨折造成的脊髓损伤可分为屈曲型损伤、伸展型损伤、纵轴型损伤和旋转型损伤。

（二）临床观察

1.脊髓性休克期

脊髓损伤后，在损伤平面以下立即出现肢体的弛缓性瘫痪，肌张力减低，各种感觉和反射均消失，病理反射阴性，膀胱无张力，尿潴留，大便失禁，低血压[收缩压降至$9.3\sim10.7$ kPa（$70\sim80$ mmHg）]。脊髓休克是损伤平面以下的脊髓节段失去高级中枢调节的结果，一般持续2～

4 周,再合并压疮或尿路感染时持续时间还可延长。

2.完全性的脊髓损伤

在损伤平面以下,各种感觉均消失,肢体弛缓性瘫痪,深浅反射均消失,括约肌功能亦消失,经 2～4 周脊髓休克过后,损伤平面以下肌张力增高,腱反射亢进,病理反射阳性,出现总体反射,即受刺激时,髋、膝关节屈曲,踝关节跖屈,两下肢内收,腹肌收缩,反射性排尿和阴茎勃起等,但运动、感觉和括约肌功能无恢复。

3.不完全性的脊髓损伤

在脊髓休克消失后,可见部分感觉、运动和括约肌功能恢复,但肌张力仍高,腱反射亢进,病理反射可为阳性。

4.脊髓瘫痪

(1)上颈段脊髓损伤:膈肌和肋间肌瘫痪,呼吸困难,四肢瘫痪,死亡率很高。

(2)下颈髓段损伤:两上肢的颈髓受损节段神经支配区,呈下运动神经元损害的表现,该节段支配的肌肉萎缩,呈条状感觉减退区,二头肌或三头肌反射减退;即上肢可有下神经元和上神经元两种损害症状同时存在,而两下肢为上运动神经元损害,表现为痉挛性截瘫。

(3)胸段脊髓损伤:有一清楚的感觉障碍平面,脊髓休克消失后,损伤平面以下、两下肢呈痉挛性瘫痪。

(4)胸腰段脊髓损伤:感觉障碍平面在腹股沟韧带上方或下方,如为第 11～12 胸椎骨折,脊髓为腰段损伤,两下肢主要呈痉挛性瘫痪;第 1～2 腰椎骨折,脊髓骶节段和马尾神经上部损伤,两下肢主要呈弛缓性瘫痪,并由于直肠膀胱中枢受损,尿失禁,不能建立膀胱反射性,直肠括约肌松弛,大便亦失禁。

(5)马尾神经损伤:第 3～5 腰椎骨折,马尾神经损伤大多为不全性,两下肢大腿以下呈弛缓性瘫痪,尿便失禁。

(三)辅助诊断

1.创伤局部检查

了解损伤的原因,分析致伤方式,检查局部有无肿胀,压痛,有无脊柱后突畸形,棘突间隙是否增宽等。

2.神经系统检查

急诊患者反复多次检查,及时发现病情变化。

(1)感觉检查:以手接触患者损伤平面以下的皮肤,如患者有感觉,为不完全性脊髓损伤,然后分别检查触觉、痛觉、温冷觉和深部感觉,划出感觉障碍的上缘,并定时复查其上缘的变化。

(2)运动检查:了解患者肢体有无随意运动,记录肌力的等级,并重复检查,了解肌力变化的情况。

(3)反射检查:脊髓横断性损伤,休克期内所有深浅反射均消失,经 2～4 周休克消失后,腱反射亢进,病理反射阳性。

(4)括约肌功能检查:了解尿潴留和尿失禁,必要时作膀胱测压。肛门指诊,检查括约肌能否收缩或呈弛缓状态。

3.X 线片

检查脊柱损伤的水平和脱位情况,较大骨折位置及子弹或弹片在椎管内滞留位置及有无骨折,并根据脊椎骨受损位置估计脊椎受损的程度。

4.CT

可显示骨折部位,有无椎管内血肿。

5.MRI

是目前对脊柱脊髓检查最理想的手段,不仅能直接看到脊髓是否有损伤,还能够判定其损伤的程度、类型及治疗后的估计。同时可清晰地看到椎间盘以及脊椎损伤压迫脊髓的情况。

二、常见护理问题

(一)肢体麻痹及下半身瘫痪

因脊髓完全受损的部位不同,故肢体麻痹的范围也不同。

(1)第4颈椎以上损伤,会引起完全麻痹,即躯干和四肢麻痹。

(2)第1胸椎以上损伤,会引起不完全麻痹,上肢神经支配完全,但躯干稳定力较差,下肢完全麻痹。

(3)第6胸椎以下受伤,会造成下半身瘫痪。

(二)营养摄入困难

(1)在脊髓受损后48小时之内,胃肠系统的功能可能会减低。

(2)脊髓损伤后,患者可能会出现消化功能障碍,以至患者对食物的摄取缺乏耐力,易引起恶心、呕吐,且摄入的食物也不易消化吸收。

(三)排泄问题

1.排尿功能障碍

(1)尿潴留:在脊髓休克期膀胱括约肌功能消失,膀胱无收缩功能。

(2)尿失禁:脊髓休克过后,损伤平面以下肌张力增高,膀胱中枢受损不能建立反射性膀胱,尿失禁。

2.排便功能障碍

由于脊髓受损,直肠失去反射,以至大便排出失去控制或不由自主地排出大便,而造成大便失禁。

(四)焦虑不安

患者在受伤后,突然变成下半身麻痹或四肢瘫痪,患者会出现伤心、失望及抑郁等心理反应,而不能面对现实,或对医疗失去信心。

三、护理目标

(1)护士能及时观察患者呼吸、循环功能变化并给予急救护理。

(2)患者知道摆放肢体良肢位的重要性。

(3)患者有足够的营养供应。

(4)患者能规律排尿。

(5)减轻焦虑。

(6)预防并发症。

四、护理措施

(一)做好现场急救护理

对患者迅速及较准确地作出判断,有无合并伤及重要脏器损伤,并根据其疼痛、畸形部位和功能障碍情况,判断有无脊髓损伤及其性质、部位。对颈段脊髓损伤者,首要是稳定生命体征。高位脊髓损伤患者,多有呼吸浅,呼吸困难,应配合医师立即气管切开,气管内插管。插管时特别注意,有颈椎骨折时,头部制动,绝对不能使头颈部多动;气管插管时,宜采用鼻咽插管,借助纤维喉镜插管。

(二)正确运送患者,保持脊柱平直

现场搬运患者时至少要三人蹲在患者一侧,协调一致平起,防止脊柱扭转屈曲,平放在硬板单架上。对有颈椎骨折者,有一人在头顶部,双手托下颌及枕部,保持轻度向头顶牵引,颈部中立位,旁置沙袋以防扭转。胸腰段骨折者在胸腰部垫一软垫,切不可一人抱腋下,另一人抱腿屈曲搬动,而致脊髓损伤加重。

(三)定时翻身,给予适当的卧位

(1)脊髓损伤患者给其提供硬板床,加用预防压疮的气垫床。

(2)翻身时应采用轴线翻身,保持脊柱呈直线,两人动作一致,防止再次脊髓损伤。每隔两小时翻身 1 次。

(3)仰卧位:患者仰卧位时髋关节伸展并轻度外展。膝伸展,但不能过伸。踝关节背屈,脚趾伸展。在两腿之间可放一枕头,可保持髋关节轻度外展。肩应内收,中立位或前伸,勿后缩。肘关节伸展,腕背屈约 45°。手指轻度屈曲,拇指对掌。患者双上肢放在身体两侧的枕头上,肩下垫枕头要足够高,确保两肩部后缩,亦可将两枕头垫在前臂或手下,使手的位置高于肩部,可以预防重力性肿胀。

(4)侧卧位:髋膝关节屈曲,两腿之间垫上软枕,使上面的腿轻轻压在下面的枕头上。踝背屈,脚趾伸展。下面的肩呈屈曲位,上肢放在垫在头下和胸背部的两个枕头之间,以减少肩部受压。肘伸展,前臂旋后。上面的上肢也是旋后位,胸壁和上肢之间垫一枕头。

(四)供给营养

(1)在脊髓损伤初期,先给患者静脉输液,并插入鼻胃管以防腹胀。

(2)观察患者肠蠕动情况,当肠蠕动恢复后,可经口摄入饮食。

(3)给予高蛋白、高维生素、高纤维素的食物,以及足够的水分。

(4)若患者长期卧床不动,应限制含钙的食物的摄取,以防泌尿道结石。

(5)若患者有恶心、呕吐,应注意防止患者发生吸入性肺炎。

(五)大小便的护理

(1)脊髓损伤后最初几天即脊髓休克期,膀胱呈弛缓性麻痹,患者出现急性尿潴留,应立即留置导尿引流膀胱的尿液,导尿采用密闭式引流,使用抗反流尿袋。随时保持会阴部的清洁,每天消毒尿道口,定期更换尿管,以防细菌感染。

(2)患者出现便失禁及时处理,并保持肛周皮肤清洁、干燥无破损,在肛周涂皮肤保护剂。患者出现麻痹性肠梗阻或腹胀时,给予患者脐周顺时针按摩。可遵医嘱给予肛管排气或胃肠减压,必要时给予缓泻剂,使用热水袋热敷脐部。

(3)饮食中少食或不食产气过多的食物,如甜食、豆类食品等。指导患者食用含纤维素多的食物。鼓励患者多饮用热果汁。

(4)训练患者排便、排尿功能恢复。对痉挛性神经性膀胱患者的训练:定时喝一定数量的水,使膀胱充盈,定时开放尿管,引流膀胱内尿液。也可定期刺激膀胱收缩排出尿液,如轻敲患者的下腹部(耻骨上方)、用手刺激大腿内侧,以刺激膀胱收缩。间歇性导尿,即 4 个小时导尿 1 次,这

种方法可以使膀胱有一定的充盈,形成对排尿反应的生理刺激,这种冲动传到脊髓的膀胱中枢,可促进逼尿肌的恢复。

训练患者排便,应先确定患者患病前的排便习惯,并维持适当的高纤维素饮食与水分的摄取,以患者的习惯,选择一天中的一餐后,进行排便训练,因患者饭后有胃结肠反射,可在患者臀下垫便盆,教导患者有效地以腹部压力来引发排便,如无效,则可戴手套,伸入患者肛门口刺激排便,或再加甘油灌肠,每天固定时间训练。

(六)做好基础护理

患者脊髓受损后可出现四肢瘫或截瘫,生活自理能力缺陷,其一切生活料理均由护理人员来完成。每天定时翻身,变换体位,观察皮肤,保护皮肤完整性。保持床单位的平整。

(七)做好呼吸道管理

(1)$C_{1\sim4}$受损者,膈神经、横隔及肋间肌的活动均丧失,并且无法深呼吸及咳嗽,为了维持生命,而行气管切开,并使用呼吸机辅助呼吸。及时吸痰保持呼吸道通畅。

(2)在损伤后48小时应密切观察患者呼吸形态的变化,呼吸的频率和节律。

(3)监测血氧饱和度及动脉血气分析的变化,以了解其缺氧的情况是否加重。

(4)在病情允许的范围内协助患者翻身,并指导患者深呼吸与咳嗽,以预防肺不张及坠积性肺炎等并发症。

(八)观察神经功能的变化

(1)观察脊髓受压的征象,在受伤的36小时内,每隔2~4小时就要检查患者四肢的肌力,肌张力、痛触觉等,以后每班至少检查1次。并及时记录患者感觉平面、肌张力、痛温触觉恢复的情况。

(2)检查发现患者有任何变化时,应立即通知医师,以便及时进行手术减压。

(九)脊髓手术护理

1.手术前护理

(1)观察脊髓受压的情况,特别注意维持患者的呼吸。

(2)观察患者脊柱的功能,以及活动与感觉功能的丧失或恢复情况。

(3)做好患者心理护理,解除患者的恐惧、忧虑和不安的心理。

(4)遵医嘱进行术前准备,灌肠排除肠内粪便。可减少手术后的肿胀和压迫。

2.手术后护理

(1)手术后搬运患者时,应保持患者背部平直,避免不必要的震动、旋转、摩擦和任意暴露患者;如为颈椎手术,则应注意颈部的固定,戴颈托。

(2)颈部手术后,应该去掉枕头平卧。必要时使用沙袋固定头部,保持颈椎平直。

(3)观察患者的一般情况,如皮肤的颜色、意识状况、定向力、生命体征以及监测四肢运动、肌力和感觉。

(4)颈椎手术时,由于颈部被固定,不能弯曲。常使口腔的分泌物不易咳出,应及时吸痰保持呼吸道的通畅。

(5)观察伤口敷料是否干燥,有无出血、有无液体自伤口处渗出,观察术后应用止痛泵的效果。

(十)颅骨牵引患者护理

(1)随时观察患者有无局部肿胀或出血的情况。

（2）由于颅骨牵引,时间过长枕部及肩胛骨易发生压疮,可根据情况应用减压贴。

（3）定期检查牵引的位置、功效是否正确,如有松动,及时报告医师。

（4）牵引时使用便器要小心,不可由于使用便器不当造成牵引位置、角度及功效发生改变。

（十一）预防并发症护理

脊髓损伤后常发生的并发症是压疮、泌尿系统感染和结石、肺部感染、深静脉血栓形成和肢体挛缩。

1.压疮

定时评估患者皮肤情况采用诺顿评分,护士按照评分表中五项内容分别打分并相加总分小于14分,可认为患者是发生压疮的高危人群,必须进行严格的压疮预防。可应用气垫床,定时翻身缓解患者的持续受压,对于危险区域的皮肤应用减压贴、透明贴、皮肤保护剂,保持床单平整、清洁,每班加强检查。

2.肺部护理

鼓励患者咳嗽,压住胸壁或腹壁辅助咳嗽。不能自行咳痰者进行气管内吸痰。变换体位、进行体位引流,雾化吸入。颈段脊髓损伤者,必要时行气管切开,辅助呼吸。

3.防深静脉血栓形成

深静脉血栓形成常发生在伤后10～40天,主要原因是血流缓慢。临床表现为下肢肿胀、胀痛、皮肤发红,亦可肢体温度降低。防治的方法有患肢被动活动,穿预防深静脉血栓的弹力袜。定期测下肢周径,发现肿胀,立即制动。静脉应用抗凝剂,亦可行彩色多普勒检查,证实为血栓者可行溶栓治疗,可用尿激酶或东凌克栓酶等。

4.预防痉挛护理

痉挛是中枢神经系统损害后出现的以肌肉张力异常增高为表现的综合征,痉挛可出现在肢体整体或局部,亦可出现在胸、背、腹部肌肉。有些痉挛对患者是有利的,例如,股四头肌痉挛有助于患者的站立和行走,下肢肌痉挛有助于防止直立性低血压,四肢痉挛有助于防止深静脉血栓形成。但严重的肌痉挛会给患者带来很大的痛苦,妨碍自主运动的恢复,成为功能恢复的主要障碍。痉挛在截瘫患者常表现为以伸肌张力异常增高的痉挛模式,持续的髋膝踝的伸展,最后出现跟腱缩短,踝关节旋前畸形及内收肌紧张。患者从急性期开始采用抗痉挛的良肢体位摆放,下肢伸肌张力增高将下肢摆放为屈曲位。对肢体进行主动运动和被动运动,主动运动:作痉挛肌的拮抗肌适度的主动运动,对肌痉挛有交替性抑制作用。被动运动与按摩:进行肌肉按摩,或温和地被动牵张痉挛肌,可降低肌张力,有利于系统康复训练。冷疗或热疗可使肌痉挛一过性放松。水疗温水浸浴有利于缓解肌痉挛。

（十二）康复护理

（1）在康复医师的指导下,给予患者日常生活活动训练,使患者能自行穿脱衣服,进食、盥洗、大小便、沐浴及开关门窗,电灯、水龙头等增进患者自我照顾的能力。

（2）按照运动计划做肢体运动。颈椎以下受伤的患者,运用各种支具下床行走。

（3）指导患者及家属如何把身体自床上移到轮椅或床边的便器上。

（4）教导患者使用辅助的运动器材,例如,轮椅、助行器、手杖来加强自我照顾能力。

（十三）健康教育

患者和家属对突然遭受到脊髓外伤所带来的四肢瘫或截瘫事实不能接受,患者和家属都比较紧张,因此对患者和家属的健康教育就非常重要。

（1）教导患者需保持情绪稳定,向患者简单的解释所有治疗的过程。

（2）鼓励家属参加康复治疗活动。

（3）告知患者注意安全,以防发生意外。

（4）教导运动计划的重要性,并能切实执行。

（5）教导家属能适时给予患者协助及心理支持,并时常给予鼓励。

（6）教导患者及家属,重视日常生活的照顾,预防并发症。

（7）定期返院检查。

五、评价

对脊髓损伤的患者,在提供必要的护理措施之后,应进行下列评价。

（1）患者的脊柱是否保持平直。

（2）患者的呼吸功能和循环功能,是否维持在正常状态。

（3）是否提供足够的营养。

（4）是否为患者摆放良肢位,定时为患者翻身。

（5）患者的大小便排泄功能是否已经逐渐恢复正常。是否已经提供必要的协助和训练。

（6）患者是否经常保持皮肤清洁干燥。皮肤是否完整无破损。

（7）患者的运动、感觉、痛温触觉功能是否逐渐恢复。

（8）对脊髓手术的患者,是否提供了完整的手术前及手术后的护理。

（9）对患者是否进行了健康教育。患者接受的程度如何。是否掌握。

（10）对实施颅骨牵引的患者,是否提供了必要的牵引护理。

（11）在护理患者过程中是否避免了并发症的发生。

（12）患者及家属是否能够接受脊髓损伤这种心理冲击。是否提供了心理护理。

（王瑞莲）

第四章

泌尿外科护理

第一节　上尿路结石

尿路结石是泌尿系统的常见疾病之一,是泌尿外科的常见病、多发病,由多种病理因素相互作用引起的在泌尿系统内任何部位的结石疾病。按尿路结石所在部位基本分上尿路结石和下尿路结石。上尿路结石包括肾结石和输尿管结石;下尿路结石包括膀胱结石和尿道结石。上尿路结石约占 80%,其中肾结石是尿路结石中最常见的疾病。输尿管结石发病率约占上尿路结石的 65%。传统的结石治疗方法主要是采用泌尿系统开放式取石手术。随着医学不断探究其发病原因和治疗方法,现代医学伴随体外冲击波碎石术(extracorporeal shock wave lithotripsy,ESWL)、输尿管肾镜取石术(ureterorenoscope lithotripsy,URL)、经皮肾镜取石术(percutaneous nephrolithotomy,PNL)、腹腔镜取石术的陆续出现,微创已是泌尿系统结石治疗的主要手段。

一、肾结石

结石病是现代社会最常见的疾病之一,并在古代已有所描述。肾结石男性发病率是女性的 3 倍。肾结石发病高峰年龄为 20～30 岁,手术虽可以去除结石,但结石形成的趋势往往是终生的。

(一)病因

肾结石形成原因非常复杂,人们对尿石症发病机制的认识仍未完全明了,可能包括的危险因素有外界环境、职业因素和泌尿系统因素等。

1.外界环境

外界环境包括自然环境和社会环境、气候和地理位置等,而社会环境包括社会经济水平和饮食文化等。相关研究表明结石病的季节性变化很可能与温度有关,通过出汗导致体液丧失,进而促进结石形成。

2.个体因素

种族遗传因素、饮食习惯、职业因素、代谢性疾病等。其中职业环境中暴露于热源和脱水同样是结石病的危险因素。水分摄入不足可导致尿液浓缩,结石形成的概率增加。大量饮水导致尿量增多,可显著降低易患结石患者的结石发病率。

3.泌尿系统因素

包括肾损伤、感染、泌尿系统梗阻、异物等。梗阻可以导致感染和结石形成,而结石本身也是尿中异物,会加重梗阻与感染程度,所以两者会相互促进疾病发展程度。

上述因素最终都导致人类尿液中各种成分过饱和、滞留因素和促进因素的增加等机制,进而导致肾结石形成。

(二)分类

泌尿系统结石最常见的成分是钙,以草酸钙为主,多在肾脏和膀胱处形成。肾结石按照结石晶体的成分,主要分为 4 类,即钙结石、感染性结石、尿酸结石和胱氨酸结石(表 4-1)。

表 4-1　肾结石的组成与成分

结石成分	比例	外观和性质
含钙结石	80%	
草酸钙	60%	一水草酸钙呈褐色,铸型或桑葚状,质地坚硬;二水草酸钙呈白色,表面结晶,质地松脆
磷酸钙、磷酸氢钙	20%	浅灰色,坚硬,可有同心层
感染性结石	10%	
碳酸磷灰石		深灰色或灰白色,鹿角形,松散易碎
磷酸镁铵		
磷酸氢镁		
尿酸结石	10%	
尿酸、尿酸盐结石		黄色或砖红色,圆形光滑,结构致密,稍硬
胱氨酸结石、黄嘌呤	1%	土黄色、蜡样外观,表面光滑,可呈鹿角形
其他结石		
药物结石	1%	

(三)临床表现

1.症状

(1)疼痛:肾结石最常见的症状是肾绞痛,经常突然起病,这通常是结石阻塞输尿管引起的。最常见的是从腰部开始,可辐射到腹股沟。肾盂内大结石和肾盏结石可无明显临床症状,患者活动后会出现上腹或腰部钝痛。40%~50%的肾结石患者有腰痛的症状,发生的原因是结石造成肾盂梗阻。通常可表现为腰部酸胀、钝痛。

(2)血尿:绝大多数尿路结石患者存在血尿,通常为镜下血尿,少数也可见肉眼血尿。常常在腰痛后发生。有时患者活动后出现镜下血尿是上尿路结石的唯一临床表现,但当结石完全阻塞尿路时也可以没有血尿。血尿产生的原因是结石移动或结石对集合系统的损伤。血尿的多少取决于结石对尿路黏膜损伤程度大小。

(3)发热:由于结石、梗阻和感染可互相促进,所以肾结石造成梗阻可继发或加重感染,出现腰痛伴高热、寒战。出现脓尿的患者很少见,若出现需要行尿培养,检测是否存在尿路感染。结石继发急性肾盂肾炎或肾积脓时可有畏寒、发热、寒战等全身症状出现。

(4)无尿和急性肾功能不全:双侧肾结石、功能性或解剖孤立肾结石阻塞导致尿路急性梗阻,可以出现无尿和急性肾后性肾功能不全的症状。

2.体征

肾结石典型体征是患侧肾区叩击痛。患者脊肋角和腹部压痛也可不明显,一般不伴有腹部肌紧张。肾结石慢性梗阻时引起巨大肾积水,这时可出现腹部包块。

(四)辅助检查

1.实验室检查

(1)血常规:肾绞痛时可伴血 WBC 短时轻度增高。结石合并感染或发热时,血中 WBC 可明显增高。结石导致肾功能不全时,可有贫血表现。

(2)尿液检查:常能见到肉眼或镜下血尿;脓尿很少见,伴感染时有脓尿、感染性尿路结石患者应行尿液细菌培养;尿液分析也可测定尿液 pH、钙、磷、尿酸、草酸等。

2.影像学检查

(1)超声:肾钙化和尿路结石都可通过超声诊断,可显示结石梗阻引起的肾积水及肾实质萎缩等。可发现尿路平片不能显示的小结石和 X 线透光结石,当肾脏显示良好时,超声还可检测到 5 mm 的小结石。超声作为无创检查应作为首选影像学检查,适合于所有患者包括肾功能不全患者、孕妇、儿童以及对造影剂过敏者(图 4-1)。

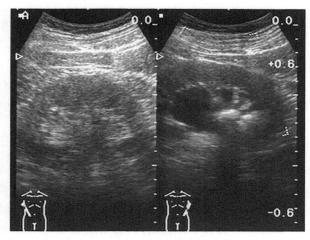

图 4-1 肾结石伴肾盂肾盏积水

(2)X 线检查:由于大约 90% 尿路结石不透 X 线,腹部 X 线片对于怀疑尿路结石的患者,是一种非常有用的检查。

(3)尿路系统平片:KUB 是《CUA 尿路结石诊疗指南》推荐的常规检查方法,KUB 平片上结合可显示出致密影。KUB 平片可初步判断肾结石是否存在,以及肾结石的位置、数目、形态和大小,并且可以初步地提示结石的化学性质(图 4-2)。

(4)CT:螺旋 CT 平扫对肾结石的诊断准确、迅速。有助于鉴别不透光的结石、肿瘤、凝血块等以及了解有无肾畸形。

(5)内镜检查:包括经皮肾镜、软镜、输尿管和膀胱镜检查。通常在尿路平片未显示结石时,静脉尿路造影有充盈缺损不能确诊时,借助于内镜可以明确诊断和进行治疗。

(6)肾盂造影像:可以确定透 X 线结石的存在,可以确诊引起患者形成结石的解剖部位。

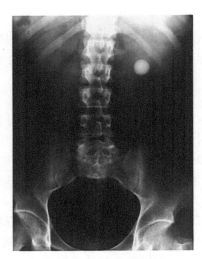

图 4-2　左肾结石

(五)诊断要点

任何评估之前都应先明确是否有与结石复发有关的代谢性疾病。至少应进行筛选性评估，包括远端肾小管性酸中毒、原发性甲状旁腺功能亢进症、痛风体质等疾病。只有明确了相关疾病才可以从根本上纠正治疗。

尿路结石与腹膜后和腹腔内病理状态引起的症状相似，所以应与急腹症进行全面的鉴别诊断，其中包括急性阑尾炎异位或未被认识的妊娠，卵巢囊肿蒂扭转等，体检时应注意检查有无腹膜刺激征。

(六)治疗原则

肾结石治疗的总体原则是：解除疼痛和梗阻、保护肾功能、有效祛石、治疗病因、预防复发。由于约 80% 的尿路结石可自发排出，因此可能没必要进行干预，有时多饮水就能自行排出结石。其他结石的性质、形态、大小部位不同，患者个体差异等因素，治疗方法的选择和疗效也大不相同。因此，对尿石症的治疗应该实施患者个体化治疗，通常需要各种方法综合治疗，来保证治疗效果。

1.病因治疗

少数患者能找到结石成因如甲状腺旁腺功能亢进(主要是甲状旁腺瘤)，只有积极治疗原发病防止尿路结石复发；尿路梗阻的患者，需要解除梗阻，这样可以避免结石复发，因此此类患者积极治疗病因即可。

2.非手术治疗

(1)药物治疗：结石<0.6 cm 且表面光滑、结石以下尿路无梗阻时可采用药物排石治疗。多选择口服 α 受体阻滞剂(如坦索罗辛)或钙通道阻滞剂。尿酸结石选用枸橼酸氢钾钠，碳酸氢钠碱化尿液。口服别嘌醇及饮食调节等方法治疗也可取得良好的效果。

(2)增加液体摄入量：机械性多尿可以预防有症状结石的形成和滞留，每天饮水 2 000～3 000 mL，尽量保持昼夜均匀。限制蛋白、钠摄入，避免草酸饮食摄入和控制肥胖都可防止结石的发病概率。

3.微创碎石

(1)体外冲击波碎石(extracorporeal shock wave lithotripsy,ESWL):通过 X 线或超声对结石进行定位,利用高能冲击波聚焦后作用于结石,将结石粉碎成细沙,然后通过尿液排出体外。实践证明它是一种创伤小、并发症少、安全有效的非侵入性治疗,大多数上尿路结石可采用此方法治疗。ESWL 碎石术后可能形成"石街"。引起患者的腰痛不适,也可能合并继发感染,患者病程也将相应延长。

(2)经皮肾镜碎石取石术(percutaneous nephrolithotomy,PCNL):它是通过建立经皮肾操作通道,击碎结石并同时通过工作通道冲出结石及取出肾结石。本手术通常在超声或 X 线定位下操作,在肾镜下取石或碎石。较小的结石通过肾镜用抓石钳取出,较大的结石将结石粉碎后用水冲出。

(3)输尿管肾镜取石术(ureteroscope lithotripsy,URL):适用于中、下段输尿管结石,泌尿系统平片不显影结石,因结石硬、停留时间长、患者自身因素(肥胖)而使用 ESWL 困难者,也可用于 ESWL 治疗所致的"石街"。下尿路梗阻、输尿管狭窄或严重扭曲等不宜采用此法。

4.开放手术

由于 ESWL 及内镜技术的普遍开展,现在上尿路结石大多数已不再开放手术。

(七)临床护理

1.评估要点

(1)术前评估。①健康史:了解患者基本情况,包括年龄、职业、生活环境、饮食饮水习惯等。②相关因素:了解患者的既往史和家族史;有无可能引起结石的相关疾病如泌尿系统梗阻、感染和异物史,有无甲状旁腺功能亢进、肾小管酸中毒等。了解用药史如止痛药物、钙剂等药物的应用情况。③心理和社会支持状况:结石复发率较高,患者可能产生焦躁心理,故应了解患者及家属对相关知识的掌握程度和多治疗的期望,及时了解患者及家属心理状况。

(2)术后评估。①术后恢复:结石排出、尿液引流和切口愈合情况,有无尿路感染。②肾功能状态:梗阻解除程度,肾功能恢复情况,残余结石对泌尿系统功能的影响。

2.护理诊断/问题

(1)疼痛:与疾病、排石过程、损伤及平滑肌痉挛有关。

(2)尿型态异常:与结石或血块引起梗阻及术后留置尿管有关。

(3)潜在并发症:血尿、感染、结石导致阻塞、肾积水。

(4)部分生活自理缺陷:与疾病及术后管道限制有关。

(5)焦虑:与患者担心疾病预后有关。

(6)知识缺乏:缺乏疾病预防及治疗相关知识。

3.护理目标

(1)患者自述疼痛减轻,舒适感增强。

(2)患者恢复正常的排尿功能。

(3)患者无相关并发症发生,若发生能够得到及时发现和处理。

(4)患者了解相关疾病知识及预防知识。

(5)患者能满足相关活动需求。

4.护理措施

(1)缓解疼痛。①观察:密切观察患者疼痛的部位及相关生命体征变化。②休息:发作期患者应卧床休息。③镇痛：指导患者采用分散注意力、安排适当卧位、深呼吸、肌肉放松等非药物性方法缓解疼痛，不能缓解时，舒缓疼痛。

（2）促进排石：鼓励非手术治疗的患者大量饮水，每天保持饮水量在 2 000 mL 以上，在病情允许的情况下，下床运动，适当做些跳跃、改变体位的活动以促进结石排出。手术治疗后患者均可出现血尿，嘱患者多饮水，以免出现血块进而堵塞尿路。

（3）管道护理：①若患者有肾造瘘管，遵医嘱夹闭数小时开放，应保持通畅并妥善固定，密切观察引流性质及量。②留置尿管应保持管路通畅，观察排石情况。③留置针妥善固定，保持补液的顺利进行。

（4）采用体外冲击波碎石（ESWL）的患者，在碎石准备前告知接受治疗前三天忌食产气性食物，治疗前一天服用缓泻剂，手术当天早晨禁饮食。碎石后应注意观察结石排出效果，协助患者采取相应体位（一般采取侧卧位，肾下盏取头低位），饮水量在 3 000 mL 以上，适当活动促进结石排出。

（5）并发症观察、预防和护理。①血尿：观察血尿变化情况。遵医嘱应用止血药物。肾实质切开者，应绝对卧床 2 周，减少出血机会。②感染：加强护理观察，监测患者生命体征，注意观察尿液颜色和性状。鼓励患者多饮水，也有利于感染的控制。做好创腔引流管护理：患者留置肾盂造瘘管时应注意观察记录并妥善固定，保持通畅。开放性手术术后除注意相应管路护理外还应注意伤口护理，避免感染。有感染者遵医嘱应用抗菌药控制感染。

5.健康教育

根据结石成分、代谢状态及流行病学因素，坚持长期预防，对减少或延迟结石复发十分重要。

（1）饮食：大量饮水以增加尿量，稀释尿液，减少晶体沉积。成人保持每天尿量在 2 000 mL以上，尤其是睡前及半夜饮水，效果更好。饮食以清淡易消化饮食为主，可根据结石成分调整饮食种类如含钙结石者宜食用含纤维丰富的食物；含草酸量高，避免大量摄入动物蛋白、精制糖和动物脂肪等；尿酸结石者不宜食用动物内脏、豆制品等。

（2）活动与休息：病情允许的情况下适当活动，注意劳逸结合。

（3）解除局部因素：尽早解除尿路梗阻、感染、异物等因素，可从根本上避免结石形成。

（4）药物成分：根据结石成分，应用药物降低有害成分、碱化或酸化尿液，预防结石复发。鼓励长期卧床者适当进行功能锻炼，防止骨脱钙，减少尿钙含量。

（5）定期复查：术后 1 个月门诊随访。以后 3 个月至半年复查排泄性尿路造影。

二、输尿管结石

输尿管结石是泌尿系统结石中的常见疾病，发病年龄多为 20～40 岁，男性略高于女性。其发病率高，约占上尿路结石的 65%。其中 90% 以上为继发性结石，即结石在肾内形成后降入输尿管。原发于输尿管的结石较少见。通常会合并输尿管梗阻、憩室等其他病变。所以输尿管结石的病因与肾结石基本相同。从形态上看，由于输尿管的塑形作用，结石进入输尿管后常形成圆柱形或枣核形，亦可由于较多结石排入，形成结石串俗称"石街"。

（一）解剖

输尿管位于腹膜后间隙，上接肾脏下连膀胱，是一根细长的管道结构。输尿管全长在男性约为 27～30 cm，女性约为 25～28 cm。解剖学上输尿管的三个狭窄部将其分为上、中、下三段：①肾盂输尿管连接部；②输尿管与髂血管交叉处；③输尿管的膀胱壁内段，此三处狭窄部常为结石停留的部位。除此之外,输尿管与男性输精管或女性子宫阔韧带底部交叉处以及输尿管与膀胱外侧缘交界处管径较狭窄,也容易造成结石停留或嵌顿。结石最易停留或嵌顿的部位是输尿管的上段,约占全部输尿管结石的58%,其中又以第3腰椎水平最多见;而下段输尿管结石仅占33%。在结石下端无梗阻的情况下,直径≤0.4 cm 的结石约有90%可自行降至膀胱随尿流排出,其他情况则多需要进行医疗干预。

(二)临床表现

1.症状

(1)疼痛:上中段结石引起的输尿管疼痛为一侧腰痛,疼痛性质为绞痛,输尿管结石可引起肾绞痛或输尿管绞痛,典型表现为阵发性腰部疼痛并向下腹部睾丸或阴唇部放射。

(2)血尿:90%的患者可出现镜下血尿也可有肉眼血尿,前者多见。血尿多发生在疼痛之后,有时是唯一的临床表现。输尿管结石急性绞痛发作时,可出现肉眼血尿。血尿的多少与结石对尿路黏膜的损伤程度有关。输尿管完全梗阻时也可无血尿。

(3)恶心、呕吐:输尿管结石引起尿路梗阻时,使输尿管管腔内压力增高管壁局部扩张痉挛或缺血,由于输尿管与肠有共同的神经支配而导致恶心呕吐常等胃肠道症状。

2.体征

结石可表现为肾区和胁腹部压痛和叩击痛,输尿管走行区可有深压痛;若伴有尿外渗时,可有腹膜刺激征。输管结石梗阻引起不同程度的肾积水,可触到腹部包块。

(三)辅助检查

1.实验室检查

(1)尿液检查:尿常规检查可见尿中红细胞,伴感染时有脓细胞。感染性尿路结石患者应行尿液细菌培养。肾绞痛有时可发现晶体尿,通过观察结晶的形态可以推测结石成分。

(2)血液检查:当输尿管绞痛可导致交感神经高度兴奋,机体出现血白细胞数升高;当其升到 $13×10^9/L$ 以上则提示存在尿路感染。血电解质、尿素和肌酐水平是评价总肾功能的重要指标。

(3)24 小时尿分析:主要用于评估结石复发危险性较高的患者,是目前常用的一种代谢评估技术。

(4)结石分析:结石成分分析可以确定结石的性质,是诊断结石病的核心技术,也是选择溶石和预防疗法的重要依据。

2.影像学检查

(1)超声:一种简便无创的检查方法,是目前最常用的输尿管结石的筛查手段。能同时观察膀胱和前列腺,寻找结石形成诱因及并发症。

(2)螺旋CT:螺旋 CT 对结石的诊断能力最高,能分辨出 0.5 mm 以上任何成分的结石,准确测定结石大小。

(3)尿路平片(KUB平片):尿路平片可以发现 90%非 X 线透光结石,能够大致地确定结石的位置、形态、大小和数目,并且通过结石影的明暗初步提示结石的化学性质。因此作为结石检查的常规方法。

(4)静脉尿路造影(intravenous urography,IVU):IVU 应该在尿路平片的基础上进行,有助于确认结石在尿路上的位置、了解尿路解剖、发现有无尿路异常等。可以显示平片上不能显示的 X 线阴性结石,同时可以显示尿路的解剖结构,对发现尿路异常有重要作用。

(5)逆行尿路造影:逆行尿路造影很少用于上尿路结石的初始诊断,属于有创性的检查方法,不作为常规检查手段。

（6）放射性核素肾显效像：放射性核素检查不能直接显示泌尿系统结石，主要用于确定分侧肾功能。提供肾血流灌注、肾功能及尿路梗阻情况等，因此对手术方案的选择以及手术疗效的评价具有一定价值。

（四）诊断要点

尿路结石应该与急腹症进行全面鉴别诊断。输尿管结石的诊断应包括结石部位数目、大小、形态、成分等；并发症的诊断；病因学的评估。通过对病史症状的和体检后发现，具有泌尿系统结石或排石病史，出现右眼或镜下血尿或运动后输尿管绞痛的患者应进一步检查确诊。

（五）治疗原则

目前治疗输尿管结石的主要方法有保守治疗（药物治疗和溶石治疗）、体外冲击波碎石（ESWL）、输尿管镜（URSL）、经皮肾镜碎石术（PCNL）开放及腔镜手术。

1.保守治疗

（1）药物治疗：临床上多数尿路结石需要通过微创的治疗方法将结石粉碎并排出体外，少数比较小的尿路结石，可以选择药物排石。使用的排石药物为 α_1 受体阻滞剂如坦索罗辛等，排石治疗期间应保证有足够的尿量，每天需饮水 2 000～3 000 mL。双氯芬酸钠可以缓解症状并减轻输尿管水肿，有利于排石治疗。钙离子通道拮抗剂及一些中医中药对排石也有一定的效果。

（2）溶石治疗：我国在溶石治疗方面处于领先地位。如胱氨酸结石口服枸橼酸氢钾钠或碳酸氢钠片，以碱化尿液，维持尿液 pH 在 7.0 以上，帮助结石治疗（图 4-3、图 4-4、图 4-5）。

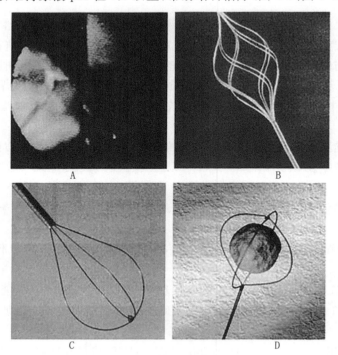

图 4-3　网篮

A.Segura 2.5 F 和 3 F 扁平导丝不锈钢网篮；B.Gemini 螺旋圆导丝不锈钢网篮；C、D.球形镍钛合金网篮

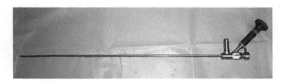

图 4-4　输尿管镜(硬)

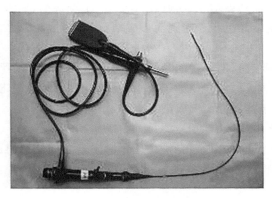

图 4-5　输尿管镜(软)

(3)微创手术:主要有体外冲击波碎石、经皮肾镜碎石取石术、输尿管肾镜取石术等。①体外冲击波碎石:详见本节肾结石内容。②经皮肾镜碎石取石术:详见本节肾结石内容。③输尿管肾镜取石术(ureteroscope lithotripsy,URL):和肾结石基本相同但在治疗输尿管上段结石的过程中发现,碎石后石块容易回流至肾盂,导致术后需要再行经皮取石术,所以现在临床通常会采取输尿管镜拦截网固定下采用钬激光碎石技术治疗输尿管上段结石。

2.开放手术治疗

随着 ESWL 及腔内治疗技术的发展,目前上尿路结石行开放手术治疗的比例已显著减少,逐渐被腹腔镜手术取代。

(六)临床护理

详见本节肾结石患者的临床护理内容。

(郑成文)

第二节　下尿路结石

一、膀胱结石

膀胱结石是较常见的泌尿系统结石,好发于男性,男女比例约为 10∶1,膀胱结石的发病率有明显的地区和年龄差异。总的来说,在经济不发达地区,膀胱结石以婴幼儿为常见,主要由营养不良所致。

(一)病因

膀胱结石分为原发性和继发性两种。原发性膀胱结石多发于男性,与营养不良有关。继发性膀胱结石主要继发于下尿路梗阻、膀胱异物等。

1.营养不良

婴幼儿原发性膀胱结石主要发生于贫困饥荒年代,营养缺乏,尤其是动物蛋白摄入不足是其主要原因。

2.下尿路梗阻

下尿路梗阻时,如良性前列腺增生、膀胱颈部梗阻、尿道狭窄、先天畸形、膀胱膨出、憩室、肿瘤等,均可使小结石和尿盐结晶沉积于膀胱而形成结石。

3.膀胱异物

医源性的膀胱异物主要有长期留置的导尿管、被遗忘取出的输尿管支架管、不被机体吸收的残留缝线、膀胱悬吊物等,非医源性异物如子弹头、发卡、电线、圆珠笔芯等。均可作为结石的核心而使尿盐晶体物质沉积于其周围而形成结石。

4.尿路感染

继发于尿液潴留及膀胱异物的感染,尤其是分泌尿素酶的细菌感染,由于能分解尿素产生氨,使尿 pH 升高,使尿磷酸钙、铵和镁盐的沉淀而形成膀胱结石。

5.其他

临床手术后也可能导致膀胱结石发生如肠道膀胱扩大术、膀胱外翻-尿道上裂等。

(二)病理生理

膀胱结石的继发性病理改变主要表现为局部损害、梗阻和感染。膀胱结石如表面光滑且无感染者,在膀胱内存在相当长时间,也不至造成膀胱壁明显的病理改变。由于结石的机械性刺激,膀胱黏膜往往呈慢性炎症改变。光滑且无感染者,继发感染时,可出现滤泡样炎性病变、出血和溃疡,膀胱底部和结石表面均可见脓苔。晚期可发生膀胱周围炎,使膀胱和周围组织粘连,甚至发生穿孔。膀胱结石易堵塞于膀胱出口、膀胱颈及后尿道,导致排尿困难。

(三)临床表现

1.症状

(1)疼痛:疼痛可为下腹部和会阴部钝痛,亦可为明显或剧烈疼痛,常因活动和剧烈运动而诱发或加剧。膀胱结石的典型症状为排尿突然中断,疼痛放射至远端尿道及阴茎头部,伴排尿困难和膀胱刺激症状。由结石刺激膀胱底部黏膜而引起,常伴有尿频和尿急,排尿终末时疼痛加剧。

(2)血尿:膀胱壁由于结石的机械性刺激,可出现血尿,并往往表现为终末血尿。尿流中断后再继续排尿亦常伴血尿。

(3)其他:因排尿费劲,腹压增加,可并发脱肛。若结石位于膀胱憩室内,可仅有尿路感染的表现。少数患者,重时发生急性尿潴留。

2.体征

体检时下腹部有压痛。结石较大和腹壁较薄弱时,在膀胱区可触及结石。较大结石也可经直肠腹壁双合诊被触及。

(四)辅助检查

1.实验室检查

实验室检查可发现尿中有红细胞或脓细胞,伴有肾功能损害时可见血肌酐、尿素氮升高。如并发感染可见白细胞,尿培养可有细菌生长。

2.影像学检查

（1）超声：检查能发现膀胱及后尿道，强光团及声影，还可同时发现膀胱憩室良性前列腺增生等。

（2）X线检查：X线平片亦是诊断膀胱结石的重要手段，结合B超检查可了解结石大小、位置、形态和数目，怀疑有尿路结石可能还需作泌尿系统平片及排泄性尿路系平片及排泄性尿路造影。

（3）CT检查：所有膀胱中结石在CT中都为高密度，且CT可明确鉴别肿瘤钙化和结石。

（4）膀胱镜检查：膀胱镜检查是最确切的诊断方法，可直接观察膀胱结石的大小、数目和形状，同时还可了解有无前列腺增生、膀胱颈纤维化、尿道狭窄等病变。但膀胱镜检查属于有创操作，一般不作常规使用。

（五）诊断原则

膀胱结石的诊断，主要是根据病史、体检、B超、X线检查，必要时做膀胱镜检查。但需要注意引起结石的病因如良性前列腺增生、尿道狭窄等前尿道结石可沿尿道扪及，后尿道结石经直肠指检可触及，较大的膀胱结石可经直肠-腹壁双合诊被扪及。虽然不少病例可根据典型症状，如疼痛的特征，排尿时突然尿流中断和终末血尿，做出初步诊断。但这些症状绝非膀胱结石所独有。

（六）治疗

治疗应根据结石体积大小选择合适的治疗方法。膀胱结石的治疗应遵循两个原则，一是取出结石，二是去除结石形成的病因。一般来说，直径＜0.6 cm，表面光滑的膀胱结石可自行排出体外。绝大多数膀胱结石均需行外科治疗，方法包括体外冲击波碎石术、内腔镜手术和开放性手术。

1.体外冲击波碎石术

小儿膀胱结石多为原发性结石，可首选体外冲击波碎石术；成人原发性膀胱结石≤3 cm者亦可以采用体外冲击波碎石术。

2.内腔镜手术

几乎所有类型的膀胱结石都可以采用经尿道手术治疗。在内镜直视下经尿道碎石是目前治疗膀胱结石的主要方法，可以同时处理下尿路梗阻病变。目前常用的经尿道碎石方式包括机械碎石、液电碎石、气压弹道碎石、超声碎石、激光碎石等。

3.开放性手术

随着腔内技术的发展，目前采用开放手术取石已逐渐减少，开放手术取石不应作为膀胱结石的常规治疗方法，仅适用于需要同时处理膀胱内其他病变或结石体积＞4 cm时使用。膀胱结石采用手术治疗，并应同时治疗病因。膀胱感染严重时，应用抗生素治疗；若有排尿，则应先留置导尿，以利于引流尿液及控制感染。

（七）临床护理

详见本章第一节上尿路结石中肾结石患者的临床护理内容。

二、尿道结石

尿道结石是泌尿外科常见急症之一，但临床比较少见，且多以男性为主。大多数来自肾和膀胱。有尿管狭窄、尿道憩室及异物存在亦可致尿道结石，多数尿道结石位于前尿道。女性只有在有尿道憩室、尿道异物和尿道阴道瘘等特殊情况下才出现。男性尿道结石中,结石多见于前列腺部尿道,球部尿道,会阴尿道的阴茎阴囊交界处后方和舟状窝。女性尿道结石分原发性和继发性两种,传统认为尿道结石常继发于膀胱结石,多见于儿童与老年人。

(一)临床表现

1.症状

(1)疼痛:疼痛一般是钝性的,但也可能是锐利的,并常放射至阴茎龟头。原发性尿道结石常是逐渐长大,或位于尿道憩室内,早期可无疼痛症状。继发性结石多系上尿路排石排入尿道时,突然嵌入尿道内,常常突然感到局部剧烈疼痛及排尿痛。

(2)排尿紊乱:尿道结石的典型症状为排尿困难,点滴状排尿,尿线变细或分叉,射出无力,有时骤然出现尿流中断,并有强烈尿意,阻塞严重时出现残余尿和尿潴留,出现充盈性尿失禁。有时可出现急迫性尿失禁。也可伴尿痛,重者可发生急性尿潴留及会阴部剧痛。

(3)血尿及尿道分泌物:急症病例常有终末血尿或初始血尿,或排尿终末有少许鲜血滴出,伴有剧烈疼痛。慢性病例或伴有尿道憩室者,尿道口可有分泌物溢出,结石对尿道的刺激及尿道壁炎症溃疡,亦可出现脓尿。

2.体征

前尿道结石可在结石部位扪及硬结,并有压痛,后尿道结石应通过直肠指诊扪及后尿道部位的硬结。

(二)辅助检查

1.金属尿道探杆检查

在结石部位能探知尿道梗阻和结石的粗糙摩擦感。

2.尿道镜检查

能直接观察到结石,肯定尿道结石的诊断,并可发现尿道并发症。

3.X线检查

是尿道结石的主要诊断依据,因为绝大部分尿道结石是X线阳性结石,平片检查即可显示结石阴影和结石的部位、大小、形状。应行全尿路平片检查以明确有无上尿路结石。

4.尿道造影

目前由于内镜的发展及普及,尿道造影已很少应用。大多数辅助检查尿路有无他病变。

(三)诊断要点

详细询问病史,尿道结石患者过去多有肾绞痛史及尿道排石史,当患者突然感到排尿困难、尿流中断、排尿时尿道刺痛时应考虑尿道结石的可能。与尿道狭窄、尿道息肉、异物等鉴别。尿道狭窄虽有排尿困难,但其排尿时无疼痛及尿中断现象,X线平片无阳性结石影像。但尿道息肉无肾绞痛及排石史,尿道镜及尿道造影可以区别。尿道异物一般有外伤史及异物塞入史,临床上不难诊断。

(四)治疗原则

治疗原则为尽快取出结石,解除痛苦,改善急性情况后再考虑纠正形成结石的原因。

(五)临床护理

详见本章第一节上尿路结石中肾结石患者的临床护理内容。

(郑成文)

第三节　泌尿生殖系统感染

泌尿生殖系统感染主要是由病原微生物侵入泌尿、男生殖系统内繁殖而引起的炎症。尿路感染是最常见的感染性疾病之一，目前已是仅次于呼吸道感染的第二大感染性疾病。病原微生物大多为革兰阴性杆菌。由于解剖学上的特点，泌尿道与生殖道关系密切，且尿道外口与外界相通，两者易同时引起感染或相互传播。

一、病因

尿路感染的病原微生物主要是细菌，极少数为厌氧菌、真菌、支原体、病毒和滴虫等。诱发感染的因素主要有以下四个方面。

(一)机体防御下降

局部抗感染能力及免疫功能下降都易诱发泌尿系统感染。如糖尿病、营养不良、肿瘤、妊娠及先天性免疫缺陷或长期应用免疫抑制剂治疗等。

(二)尿路结石及梗阻因素

结石、梗阻、感染三者常相互促发，互为因果。如先天性泌尿生殖系异常、结石导致尿液引流不畅，引起尿液滞留，降低尿路及生殖道上皮防御细菌的能力。

(三)医源性因素

如留置导尿管、造瘘管、尿道扩张、前列腺穿刺活检、膀胱镜检查等操作，都可能不同程度损害尿路上皮的完整性，易引入致病菌而诱发或扩散感染。

(四)女性易感因素

由于女性尿道较短，容易招致上行感染，特别是经期、更年期、性交时更易发生。

二、发病机制

正常人的尿道口皮肤和黏膜有一些正常菌群停留。在致病菌未达到一定数量及毒力时，正常菌群对于致病菌起到抑制平衡的作用，而膀胱的排尿活动又可以将细菌冲刷出去，所以正常人对感染具有防御功能。尿路感染主要是尿路病原体和宿主之间相互作用的结果，尿路感染在一定程度上是由细菌的毒力、接种量和宿主的防御机制不完全造成的，这些因素在最终决定细菌定植水平以及尿路损伤的程度也会起到一定作用。

三、感染途径

感染途径主要有四种，最常见为上行感染和血行感染。

(一)上行感染

致病菌经尿道进入膀胱，还可沿输尿管腔内播散至肾。占尿路感染的 95%，大约 50% 下尿路感染病例会导致上尿路感染。病原菌也可沿男性生殖管道逆行感染引起细菌性前列腺炎、附睾睾丸炎。

(二)血行感染

较为少见,在机体免疫功能低下或某些因素促发下,某些感染病灶如皮肤疖、痈、扁桃体炎、龋齿等细菌直接由血行传播至泌尿生殖系统器官,常见为肾皮质感染。病原菌多为金黄色葡萄球菌、溶血性链球菌等革兰阳性菌。

(三)淋巴感染

致病菌从邻近器官的血行感染,较少见,致病菌多为金黄色葡萄球菌。

(四)直接感染

由于邻近器官的感染直接蔓延所致或外来的感染,致病菌经肾区瘘管和异物的感染等。

四、临床表现

临床表现以尿路及受累的器官为基础,重者出现全身感染表现。膀胱刺激症状是最常见的表现。

(1)症状细菌性膀胱炎。

(2)急性肾盂肾炎:可有高热、寒战等全身症状。甚至双侧腰痛,多呈胀痛。有尿频、尿急、尿痛等膀胱刺激症状,多伴有急性期患侧肾区压痛、疼痛往往较为明显,可出现肌紧张。为病原菌入侵膀胱后引起,常伴尿道炎症。

(3)慢性肾盂肾炎:临床表现复杂,易反复发作。与急性肾盂肾炎相似,症状相对较轻,有时可表现为无症状性菌尿和脓尿。

五、辅助检查

(一)实验室检查

1.尿常规

包括尿生化检查和尿沉渣检查。尿中白细胞显著增加,出现白细胞管型提示肾盂肾炎。

2.尿培养

临床根据标本采集方式不同而应用不同的"有意义的细菌"计数来表示尿路感染。同时治疗前的中段尿标本培养是诊断尿路感染最可靠的指标。

3.血液检查

上尿路感染多出现白细胞计数和中性粒细胞比值升高。

(二)影像学检查

包括超声、尿路平片、静脉尿路造影、膀胱或尿道造影、CT、放射性核素和磁共振水成像(MRU)等。其中超声检查无创、简单可作为首选,CT有助于确定感染诱因、尿路平片有助于发现结石。影像学检查在慢性泌尿系统感染和久治不愈的患者中有重要意义。

六、诊断要点

泌尿系统非特异性感染需与泌尿系统结核相鉴别,尤其是反复出现尿路感染症状者。另外关于有尿路感染症状时应考虑妇科疾病等。

七、治疗原则

(一)一般治疗

急性治疗期间注意休息、营养,避免性生活。给予饮食指导,多饮水,保持每天尿量在2 000 mL以上,有助于细菌的排出。

(二)抗感染治疗

选用适当抗生素。单纯性尿路感染者应持续使用敏感抗生素至症状消失,尿常规检查恢复正常,尿细菌培养转阴。

(三)对症治疗

使用解热镇痛药缓解高热、疼痛,使用碱性药物如碳酸氢钠降低尿液酸性,缓解膀胱刺激症状。

(四)纠正基础疾病

需积极纠正引起局部和全身免疫功能下降的疾病,如糖尿病、营养不良等。

(五)去除诱发因素

非单纯性尿路感染需针对合并的危险因素采取相应治疗措施。

八、临床护理

(一)评估要点

1.健康史

了解患者基本情况包括年龄、职业、生活环境、饮食饮水习惯等。

2.相关因素

了解患者的既往史和家族史,包括每天排尿的次数、尿量,询问尿频、尿急、尿痛的起始时间,有无发热、腰痛等伴随症状,有无导尿、尿路器械检查等明显诱因,有无泌尿系统畸形、前列腺增生、妇科炎症等相关疾病病史;询问患病以来的治疗经过,药物使用情况,包括的名称、剂量、用法、疗程及其疗效。有无发生不良反应。

3.心理和社会支持状况

本病起病急,易反复发作,伴有尿路刺激征、血尿、乏力等不适的症状,应评估患者有无紧张、焦虑等不良心理反应。

(二)护理诊断/问题

1.排尿异常

与尿频、尿急、尿痛有关。

2.体温过高

与疾病炎症有关。

3.焦虑/恐惧

与患者疾病迁延不愈,担心预后有关。

4.舒适的改变

与疼痛有关。

5.睡眠型态紊乱

与焦虑/恐惧、疼痛不适、排尿异常等有关。

6.潜在并发症：

精索静脉曲张、精索炎、前列腺炎、肾炎等肾脏疾病。

（三）护理目标

（1）患者自述减轻尿频、尿急、尿痛。

（2）患者恢复正常的体温。

（3）患者了解相关疾病知识及预防知识。

（4）患者减轻痛苦、舒适度增加。

（5）患者睡眠情况得到改善。

（6）积极预防潜在并发症发生。

（四）护理措施

1.疼痛护理

向患者解释疼痛的原因、机制，讲解有关疾病发展及预后的相关知识，缓解负面情绪及疼痛压力。遵医嘱使用止痛药物，或进行封闭治疗。合理运用冷、热疗法减轻局部疼痛。分散患者注意力。尽可能满足患者对舒适的需求，如变换体位，减少压迫等。用物放于患者易取用处。

2.发热护理

遵医嘱应用药物进行降温，可用温水擦浴、冰袋降温及乙醇擦浴等。维持水、电解质平衡，必要时静脉补充液体、电解质等。增进舒适，预防并发症，高热时绝对卧床休息，做好基础护理。

3.用药护理

联合用药时，注意药物配伍禁忌。遵医嘱正确选择抗生素，同时指导患者擅自停药。

4.心理护理

关心了解患者感受，给予患者心理上的安慰和支持，针对患者个体情况进行针对性心理护理。鼓励患者积极参与感兴趣的活动，学会自我放松法，保持乐观情绪。同时做好家属的工作，争取家属的支持和配合，鼓励家属及朋友给予患者心理上的支持。

（五）健康教育

1.疾病预防指导

多饮水、勤排尿是预防尿路感染最简便而有效的措施。另外保持规律生活，避免劳累，注意个人卫生，尤其女性在月经期、妊娠期、产褥期。学会正确清洁外阴部的方法。与性生活有关的反复发作者，应注意性生活后立即排尿。

2.疾病知识指导

告知患者疾病的病因、疾病特点和治愈标准，使其理解多饮水、保持个人卫生的重要性，确保其出院后仍能严格遵从。教会患者识别尿路感染的临床表现，一旦发生尽快到医院诊治。

3.用药指导

嘱患者按时、按量、按疗程服药，勿擅自停药并遵医嘱定期随访。

（郑成文）

第四节 肾 损 伤

肾脏是实质性器官,左、右各一,形似蚕豆。肾脏表面光滑,活体时呈红褐色。肾脏为腹膜后器官,解剖位置隐蔽,其前后内外均有良好的保护,不易受到损伤。但由于肾实质脆弱、包膜薄,对来自腰部、背部、下胸或上腹部受到的暴力打击也会引起损伤。肾损伤常是严重多发性损伤的一部分。肾损伤约占腹部损伤的 8%～10%,占全部损伤 1%～5%。根据美国报道的数据,全球每年肾损伤发生数量大约为 20 万例。肾损伤多见于 20～40 岁男性,男女比例约为 3∶1。儿童肾脏相对成人大且位置低,肾周围的保护作用较弱,肾创伤的发生率较高。

一、病因

按损伤病因的不同,可分为开放性损伤、闭合性损伤、医源性损伤和自发性肾破裂。

(一)开放性损伤

因刀刃、弹片、枪弹等锐器致伤,损伤复杂而严重,常伴有胸、腹部等其他组织器官损伤。

(二)闭合性损伤

因直接暴力或间接暴力所致。直接暴力引起的闭合性损伤往往是钝性外力直接撞击腹部、腰部或背部造成的肾实质损伤,如撞击、跌打、挤压、肋骨骨折或横突骨折等。

(三)医源性损伤

是指在疾病诊断或治疗过程中发生的肾损伤,如经皮肾穿穿刺活检、肾造瘘、经皮肾镜碎石术、体外冲击波碎石等医疗操作有可能造成不同程度的肾损伤。

(四)自发性肾破裂

无明显外伤情况下突然发生的肾损伤,如巨大肾积水、肾肿瘤、肾结核或肾囊性疾病等,有时肾区受到轻微的创伤,即可造成严重的“自发性”肾破裂。

二、分型

按肾损伤所致的病理改变,肾损伤分为轻度肾损伤和重度肾损伤。目前国内外都普遍采用美国创伤外科协会(AAST)的创伤分级系统,能够对肾损伤进行精确分度(表 4-2)。

(一)轻度肾损伤

Ⅰ～Ⅱ级为轻度肾损伤,包括包膜下血肿、浅表肾脏裂伤、肾挫伤。轻度肾损伤一般不产生肾脏以外的血肿,无尿外渗。大多数患者属此类损伤,一般不需手术治疗。

(二)重度肾损伤

Ⅲ～Ⅴ级为重度肾损伤,包括肾实质损伤、肾血管损伤。

三、临床表现

肾损伤的临床表现与损伤类型和程度有关,有时同一肾脏可同时存在多种病理分型损伤。在合并其他器官损伤时,轻度肾损伤的症状有时不易被察觉。

表 4-2 美国创伤外科协会肾损伤分级

分级	类型	表现
I	挫伤	镜下或肉眼血尿,泌尿系统检查正常
	血肿	包膜下血肿,无实质损伤
II	血肿	局限于腹膜后肾区的肾周血肿
	挫伤	肾实质裂伤深度不超过 1.0 cm,无尿外渗
III	裂伤	肾实质裂伤深度超过 1.0 cm,无集合系统破裂或尿外渗
IV	裂伤	肾损伤贯穿肾皮质、髓质和集合系统
	血管损伤	肾动脉、静脉主要分支损伤伴出血
V	裂伤	肾脏破碎,肾盂输卵管连接部损伤
	血管损伤	肾门血管撕裂、离断伴肾脏无供血

注:对于III级损伤,如双侧肾损伤,应评级为IV级

(一)症状

1.休克

由于创伤和失血引起,多发生于重度肾损伤。尤其合并其他脏器损伤时,因创伤和出血常发生休克,可危及生命。

2.血尿

血尿是提示泌尿系统损伤最重要的指标。肾损伤 80% 以上的患者出现血尿。肾挫伤时血尿轻微,重度肾实质损伤更容易出现肉眼血尿。血尿的严重程度与肾损伤程度并不一致。如肾盂输尿管连接部的破坏、肾蒂血管断裂、肾动脉血栓形成、肾盂破裂、输尿管断裂、血凝块阻塞输尿管时,血尿轻微不明显,甚至无血尿。血尿和休克同时存在往往提示肾损伤。

3.疼痛

往往是受到外伤后的第一症状,一般情况下疼痛部位和程度与受伤部位和程度是一致的。因肾包膜张力增高、肾周围软组织损伤可表现为患侧肾区或腰腹部疼痛,可出现钝痛。血块通过输尿管时,可出现肾绞痛。尿液、血液渗入腹腔或合并腹部脏器损伤时,可出现全腹痛和腹膜刺激症状。

4.发热

肾损伤所致血肿、尿外渗易继发感染,造成肾周脓肿或化脓性腹膜炎,引起发热等伴全身中毒症状。

(二)体征

肾周围尿外渗及血肿可使局部肿胀,可形成腰腹部肿块,有明显触痛和肌肉强直,随着病情的进展,肿块有逐渐增大的趋势。

四、辅助检查

(一)实验室检查

1.血液检查

血常规检查时发现血红蛋白和血细胞比容持续降低提示有活动性出血。若血中白细胞数增多则提示有感染。

2.尿液检查

尿常规检查时可见大量红细胞。血尿为诊断肾损伤的重要依据,伤后的几次排尿由于输尿管血块堵塞可出现暂时性血尿消失的现象,因此应注意收集伤后第一次排尿进行检测。若肾组织损伤时可释放大量乳酸脱氢酶,尿中含量可增高。

(二)影像学检查

1.X 线平片

严重的肾脏裂伤、肾脏粉碎性裂伤或肾盂破裂时,可见肾影像模糊不清、腰大肌影像不清晰等,还可发现脊柱、肋骨骨折等现象。

2.B 超检查

能提示肾损伤的部位,有无肾内、包膜下和肾周血肿、尿外渗,其他器官损伤及对侧肾等情况。B 超是常用的筛选和评价肾损伤的便捷检查,可用于对造影过敏者和不能接受 X 线检查的患者,其应用广泛。

3.CT

对肾周血肿及尿外渗范围的判断能力均优于静脉尿路造影,可作为肾损伤的首选检查。CT 为重度肾损伤患者是否能采用非手术治疗提供更多信息,避免过多的开放手术导致肾切除的风险。

4.MRI

MRI 诊断肾损伤的作用与 CT 类似,但可以提供肾脏解剖精细细节,对血肿的显示比 CT 更具特征性,只有在造影剂过敏情况下才考虑使用 MRI。

5.其他检查

静脉尿路造影(IVU)可以显示肾脏实质的外形,更为重要的是可以显示肾脏的缺失情况以及分肾功能。肾动脉造影是作为一种辅助的影像学方法。逆行肾盂造影用于 CT 不能排除肾脏集合系统损伤、肾盂输尿管交接部撕裂的患者。这些检查在临床上一般不作为首选。

五、诊断要点

通过 CT、B 超、MRI 等检查指标可以确诊肾损伤的部位、程度、有无尿外渗以及对侧肾情况。

六、治疗原则

肾损伤的治疗与损伤程度直接相关。轻微肾挫伤时一般症状较轻微,经短期休息可以自行康复,大多数患者属此类损伤。大多数肾部分裂伤可行非手术治疗,仅有少数需手术治疗。

(一)保守治疗

单纯性或轻度肾损伤,如无严重的出血或休克,一般采用保守治疗。

(1)绝对卧床休息 2～4 周,待病情稳定、尿常规正常后才能允许患者离床活动。一般损伤后 4～6 周肾部分裂伤才逐渐愈合,过早过多离床活动,可能导致再度出血。保守治疗恢复后在 2～3 个月内不宜参加体力劳动或竞技运动。

(2)定时观察生命体征的变化,注意腰、腹部肿块范围有无增大和血尿进展情况,观察每次排出的尿液颜色深浅的变化。必要时进行影像学检查或复查,对肾损伤是否出现进展或并发症进行临床判断和救治。

（3）及时补充血容量和热量，维持水、电解质平衡，保持足够尿量，必要时输血。

（4）应用镇静、止痛、止血和解痉剂。

（5）因伤后组织脆弱或局部血肿，尿外渗易发生感染，因此应适量应用抗生素预防和抗感染。

（二）手术治疗

1.开放性肾损伤

几乎所有开放性肾损伤的患者都要施行手术探查，特别是枪伤或从前面进入的锐器伤，需经腹部切口进行手术包括清创、缝合及引流，并探查腹部脏器有无损伤。

2.闭合性肾损伤

一旦确定为严重肾部分裂伤、肾破裂及肾蒂血管损伤需尽早经腹进行手术。若损伤患者在保守治疗期间发生：①经抗休克治疗后，生命体征仍未改善，提示有内出血；②血尿逐渐加重，血红蛋白和血细胞比容继续降低；③腰、腹部肿块明显增大；④有腹腔脏器损伤可能。这些情况时需要及时实施手术治疗。

3.医源性肾损伤

根据损伤程度及时在原有手术基础上改变手术方式，及时进行治疗，以免延误最佳治疗时机。

七、临床护理

（一）评估要点

1.术前评估

（1）健康史：了解患者的年龄、性别、职业等；了解受伤既往史，包括受伤的原因、时间、地点、部位，受伤至就诊期间的病情发生哪些变化及就诊前采取的急救措施有哪些。

（2）身体状况：局部有无腰、腹部疼痛，肿块和血尿等情况，有无腹膜炎的症状与体征；患者的生命体征、尿量及尿色的变化情况，有无休克征象；辅助检查，血、尿常规检查结果的动态情况，影像学检查有无发现异常。

（3）心理-社会状况：患者及家属对伤情的认知度、对突发事故及预后的心理承受力、对治疗费用的承受力、对疾病治疗的知晓度。

2.术后评估

伤口愈合情况，引流管是否通畅；有无出血、感染等并发症。

（二）护理诊断/问题

1.焦虑与恐惧

与外伤打击、害怕手术和患者担心疾病发展及预后不良有关。

2.舒适的改变

与疼痛、血尿、体位受限等有关。

3.有皮肤完整性受损的危险

与术后活动受限有关。

4.组织灌流量改变

与肾裂伤、肾蒂裂伤或其他脏器损伤引起的大出血有关。

5.自理能力缺陷

与疼痛、活动受限有关。

6.知识缺乏

7.潜在并发症

缺乏肾脏损伤相关知识。感染、出血。

(三)护理目标

(1)患者恐惧与焦虑程度减轻,情绪稳定,配合治疗及护理。

(2)患者不适感减轻或消失。

(3)患者皮肤完好,无压疮发生。

(4)患者的有效循环血量得以维持。

(5)患者基本生活需要得以满足。

(6)患者及家属了解或掌握肾损伤的相关知识。

(7)术后未发生并发症,或并发症得到及时发现和处理。

(四)护理措施

1.术前护理

(1)心理护理:术前做好患者的心理护理尤为重要,主动关心、安慰患者及其家属,稳定情绪,减轻焦虑与恐惧。耐心向患者及家属讲解肾损伤的病情发展情况、主要的治疗以及护理措施,鼓励患者及家属积极配合各项治疗及护理工作,尽量减轻患者及家属的心理负担。

(2)术前准备:有手术指征者,在抗休克治疗的同时,紧急做好各项术前准备。①完善相关检查:心电图、X线片、B超、CT。②完成血液及体液检查:血常规、血生化、凝血功能试验、尿常规等。③采血样、备血,做好术中用血准备。④遵医嘱带患者术中用药。⑤做好术前处置:术区备皮,术前灌肠。告知患者术前禁食禁饮6小时以上。⑥戴好腕带,遵医嘱进行行术前补液。⑦与手术室人员进行患者、药物等相关信息核对后,送患者进入手术室。

2.术后护理

(1)病情观察:①了解麻醉及手术方式、切口、引流情况等,持续心电血压血氧监测、吸氧,定时记录测量的心率、血压、血氧饱和度、呼吸数值,并观察其变化。②观察各管道情况及护理保持引流管通畅、妥善固定、防止滑脱,定时挤压引流管,避免折叠、扭曲、受压而导致引流不畅。观察引流液颜色、性质和量的变化。保持尿管通畅,观察尿液的颜色、性质、量的变化,若血尿颜色逐渐加深,说明出血加重,及时通知医生。留置尿管的患者,做好尿管护理,每天至少2次会阴护理。③做好患者的基础护理,保持患者皮肤清洁、干燥,定时翻身,做好口腔护理、会阴护理、皮肤护理等工作。④动态监测血红蛋白和血细胞比容变化,以判断出血情况。⑤感染的预防及护理,保持伤口清洁、干燥,敷料渗湿后及时更换。定时观察患者的体温和血白细胞计数,判断有无继发感染。⑥维持体液平衡、保证组织有效灌流量,合理安排输液种类,以维持水、电解质及酸碱平衡。

(2)饮食护理:①术后当天,肛门排气前,患者保持禁食禁饮;②术后第一天,一般患者会出现肛门排气,患者可流质饮食,先少量饮水,若无腹胀等不适,可少量多餐,如出现腹胀等不适立即停止进食;③肛门排气后2~3天,患者可行半流质饮食逐渐过渡至普食,少量多餐,以不引起腹胀等不适为宜。注意进食营养丰富、易消化的粗纤维食物,保持大便通畅,避免便秘。

(3)体位与活动:①患者麻醉清醒前,取平卧位,头偏向一侧;②患者麻醉清醒后,一般术后6小时后可采取患侧卧位或半卧位,以便减轻腹胀,有利于伤口引流和机体恢复;③肾修复术、肾部分切除:绝对卧床休息1~2周,以平卧位为主,鼓励患者行肢体主动运动,健侧卧位与平卧位交替。术后 2 周后,肾修复术、肾部分切除患者,待病情稳定、血尿消失后可床旁坐或沿床沿活动,逐渐增加活动量,避免再度出血。

(4)健康宣教:①嘱患者多食高蛋白、高热量、高纤维、易消化、粗纤维的食物,多饮水、忌辛辣刺激食物,保持排便通畅。②适当活动,避免劳累。肾修复术、肾部分切除患者出院 3 个月内避免剧烈运动和重体力劳动。③自我监测,观察尿液颜色、性质及量,若有异常情况,需及时就诊。④行肾切除术后的患者须注意保护健肾,防止外伤,尽量不使用对肾功能有损害的药物,如氨基糖苷类抗生素等,最好在医生指导下用药。⑤定期复查肾功能、尿常规、B 超等。

(五)护理评价

通过治疗与护理,患者是否存在以下问题。

(1)恐惧与焦虑程度减轻,情绪稳定,配合治疗及护理。

(2)不适感减轻或消失。

(3)皮肤完好,无压疮发生。

(4)有效循环血量得以维持。

(5)基本生活需要得以满足。

(6)了解或掌握肾损伤的相关知识。

(7)术后未发生并发症,或并发症得到及时发现和处理。

(郑成文)

第五节　输尿管损伤

输尿管损伤多见于贯穿性腹部损伤或医源性损伤。损伤后易被忽略,多在出现症状时才被发现,往往延误诊治。输尿管损伤占泌尿系统损伤的 1%~2.5%。

一、病因

(一)外伤性损伤

多由于枪伤或刀器刺割伤所致。交通事故、从高处坠落也可引起输尿管撕裂。单纯的输尿管外伤极为罕见,常伴有大血管和腹部脏器损伤。外伤性输尿管损伤部位以输尿管上段居多,可能与中下段输尿管有骨盆保护有关。损伤不仅可以直接造成输尿管穿孔、割裂或切断,而且可继发感染,导致输尿管狭窄或漏尿。

(二)医源性损伤

1.手术损伤

输尿管手术损伤多见于盆腔、腹膜后的开放及腹腔镜手术时,如结肠、直肠、子宫切除术以及周围大血管手术等。由于解剖复杂,手术术野不清,匆忙止血,大块结扎致误伤输尿管。手术导致的输尿管创伤多发生于输尿管下端,大多无法及时发现,术后发生漏尿或无尿才察觉。

2.腔内器械损伤

经膀胱镜逆行输尿管插管、扩张、套石、取石、活检、输尿管镜检查等操作都易发生输尿管穿孔、撕裂、断裂、剥脱等损伤。术中一旦发现输尿管损伤如穿孔、撕裂、剥脱等,应立即停止手术并采取相应措施。当输尿管有狭窄、扭曲、粘连或炎症时,输尿管损伤更易发生。

3.放射性损伤

见于宫颈癌、膀胱癌、前列腺癌等放疗后,引起输尿管及周围组织纤维化,使输尿管及其周围组织充血、水肿,局部瘢痕纤维化粘连而致输尿管狭窄。

二、病理

病理改变因病因、类型、处理时间不同而异,常可分为挫伤、穿孔、结扎、切开、切断、扭曲、撕裂、外膜剥离后缺血、坏死等。输尿管轻微的挫伤能自愈,一般不会造成输尿管狭窄。输尿管被切断或管壁裂伤后出现腹膜后尿外渗或腹膜炎,感染后有发生脓毒症的危险。输尿管近端被结扎可致该侧肾积水,若不及早解除梗阻,会导致肾萎缩。输尿管被钳夹、外膜广泛剥离或被缝在阴道残端时,可发生缺血性坏死,一般在1~2周内形成尿外渗或尿瘘,伴输尿管狭窄者可发生患侧肾积水。

三、临床表现

根据损伤的性质和类型,其临床表现不尽相同。

(一)血尿

常见于器械损伤输尿管黏膜,一般血尿会自行缓解和消失。但血尿有无或轻重并不与输尿管损伤程度相一致,如输尿管完全断离者,往往无血尿。

(二)尿瘘

如尿液与腹壁创口或与阴道、肠道创口相通,则形成尿瘘,常经久不愈,如继发感染,主要为局部的尿液积聚或局限的输尿管坏死和尿外渗引起。

(三)梗阻

输尿管梗阻是输尿管损伤最常见的临床表现。如孤立肾或双侧输尿管被结扎,则可发生无尿。损伤后因炎症、水肿、粘连导致输尿管狭窄进而引起尿路梗阻。表现为腰痛、腰肌紧张、肾区叩痛及发热等症状。

四、辅助检查

(一)逆行肾盂造影

诊断不明确的情况下,逆行肾盂造影往往是确认输尿管损伤的较好方法。输尿管插管至损伤部位有受阻感,注射造影剂可显示梗阻或造影剂外溢,需要时可以直接留置导管引流尿液。

(二)CT

如果患者患侧肾功能受损明显,或没有肾盂积水、尿囊肿或输尿管扩张不明显时,CT不能直接显示输尿管损伤的部位,需结合其他影像学检查。

(三)B超

B超简易方便,可初步了解患侧肾、输尿管梗阻情况,可发现尿外渗和梗阻所致的肾积水,但对输尿管损伤的诊断作用有限。

(四)静脉尿路造影

95%以上的输尿管损伤都能经静脉尿路造影获得诊断。可显示输尿管损伤处的尿外渗、尿漏或有无梗阻。

(五)静脉注射靛胭脂

当术中怀疑输尿管损伤时,由静脉注射靛胭脂,观察有无蓝色尿液从输尿管损伤处流出。术中或术后也可选膀胱镜检查,同时行靛胭脂静脉注射时,如输尿管被结扎或裂口较大甚至断裂,则可发现伤侧输尿管口无蓝色尿液喷出。

五、诊断要点

输尿管阴道瘘与膀胱阴道瘘鉴别,可以经导尿管注入亚甲蓝溶液至膀胱,膀胱阴道瘘时,阴道内可有蓝色液体流出;输尿管阴道瘘时,阴道内流出液为澄清的。

六、治疗原则

治疗的目的是恢复正常排尿通路,保护患侧肾功能。轻度不完全输尿管损伤可行输尿管置管或肾造瘘,严重输尿管损伤大多需要开放手术处理。不同部位的输尿管损伤手术处理方法也不尽相同。

七、临床护理

(一)护理诊断/问题

1.恐惧与焦虑

与对疾病的相关知识不了解、担心预后有关。

2.疼痛

与疾病、手术切口有关。

3.舒适度改变

与疼痛、术后留置管路等有关。

4.自理能力下降

与留置各种管路及手术切口有关。

5.有皮肤完整性受损的危险

与卧床时间长、活动受限有关。

6.排尿型态、功能异常

与输尿管损伤有关。

7.潜在并发症

出血、感染、尿瘘、肾积水等。

(二)护理目标

(1)患者恐惧与焦虑程度减轻,能够配合治疗及护理。

(2)患者主诉疼痛症状减轻或缓解。

(3)患者舒适感提高。

(4)患者生活需要能得到满足。

(5)患者皮肤完整无破损。

(6)患者排尿功能异常得到改善。

(7)术后未发生并发症,或并发症得到及时发现和处理。

(三)护理措施

1.术前护理

(1)心理护理:解释手术的必要性、注意事项及术后治疗效果。取得患者的信任,鼓励患者表达自身感受,多与患者沟通,增强患者的信心。指导患者家属和朋友多给予患者关心与支持。根据个体情况进行针对性的心理护理。

(2)病情观察及护理:密切观察患者的生命体征情况,观察并记录患者腹痛情况及腹部体征。观察排尿情况,尿液的颜色、性质和量。

(3)术前常规准备:①遵医嘱术前一天行抗生素试敏,术晨带术中用药。②协助完善相关术前检查:胸部 X 线片、心电图、B 超、凝血功能试验、肝肾功能、血常规等。③术前禁食禁饮 8 小时,术晨灌肠。④建立静脉通道,术晨补液。⑤术区备皮:输尿管置管的备皮范围为会阴部、腹股沟、耻骨联合和大腿上 1/3 内侧;输尿管开放手术备皮范围为上至乳头平面,下至耻骨联合,前后均过腋中线。⑥与手术室人员进行患者、药物等相关信息核对后,送患者进入手术室。

2.术后护理

(1)病情观察:①了解麻醉及手术方式、切口和引流情况,持续低流量吸氧,持续心电血压血氧监测,严密观察生命体征变化;②观察伤口有无渗血、渗液情况,若有应及时更换敷料;③观察各管道情况及护理,保持引流管妥善固定,保持引流通畅;④评估患者疼痛情况,遵医嘱给予镇痛药物;⑤做好基础护理,保持患者皮肤清洁、干燥,定时翻身,做好口腔护理、会阴护理、皮肤护理等工作。

(2)肾造瘘管的护理:①保持管路通畅,定时挤压管路,勿打折、扭曲、压迫管道,及时倾倒尿液,保持有效引流。如有引流不通畅,不做常规冲洗,以免引起感染。如必须冲洗时,应严格进行无菌操作,低压、缓慢冲洗,每次冲洗量不超过 10 mL,如患者出现腰胀不适,应立即停止冲洗。②妥善固定管路,严防脱落引流管,引流袋也应妥善固定,避免牵拉造瘘管。引流袋位置低于造口处,不能触及地面。与患者及家属讲解肾造瘘管的重要性,切勿自行拔出管路,若肾造瘘管不慎脱出,应立即通知医生,给予相应处置。③观察并记录引流液颜色、性质、量的变化,保持造瘘管周围敷料清洁、干燥、固定,观察患者有无发热、腰胀等情况。肾造瘘管的引流袋每三天更换 1 次,如有堵塞或污染时及时更换。严格进行无菌操作,保持引流系统密闭,引流袋上标明引流管名称、置管时间及更换时间。④造瘘管留置时间一般为 2 周,拔管前试行夹闭管,待无漏尿、腰胀、排尿情况正常,体温恢复正常,能证实肾盂至膀胱引流通畅时,可进行拔管。

(3)尿管护理:①保持管路通畅,堵塞时可以用生理盐水冲洗,严格进行无菌操作,勿折叠、扭曲、压迫管道,及时倾倒尿液,保持有效引流。②妥善固定管路,引流袋妥善固定,其位置不可高于耻骨联合,引流袋也不能触及地面,引流袋每三天更换 1 次,如有堵塞或污染时及时更换。严格进行无菌操作,保持引流系统密闭,引流袋上标明引流管名称、置管时间及更换时间。告知患者及家属尿管的重要性,避免过度牵拉,切勿自行拔除,若尿管不慎脱出,应立即通知医生,观察排尿情况,考虑是否重置尿管。③观察并记录尿液颜色、性质、量的变化。正常情况下手术当天尿液可为淡红色,如出现异常应立即通知医生。观察患者腹部体征,有无腹胀等情况。保持会阴部、尿道口清洁,每天行 2 次会阴护理。④观察患者是否有尿少或水、电解质紊乱的情况,鼓励患者多饮水,正常成人保持每天尿量 2 000 mL 以上。

(4)输尿管支架管置入术后的护理:①保持尿管引流通畅,无保留尿管者应勤排尿,不要憋尿,防止膀胱充盈压力过大引起尿液反流;②观察尿液情况,术后可为淡红色,如出现鲜红色尿液或腰部胀痛不适,应及时通知医生,给予相应处理;③观察尿液的量,尿液过多时要注意水、电解质平衡;尿液过少要分析原因,是输尿管支架管移位、堵塞未有效引流引起的,还是因肾脏功能损害引起的,及时通知医生处理;④患者出现腰部不适或膀胱刺激症状时,考虑是插管后输尿管黏膜充血水肿引起的,或输尿管支架管位置不当、下移所致,轻者可以慢慢适应,不能耐受者,根据情况使用解痉药物或重新调整输尿管支架管的位置;⑤留置输尿管支架管期间,鼓励患者多饮水,达到内冲洗的目的,以防感染,促进输尿管的愈合;⑥嘱患者避免剧烈活动及同侧肢体过度伸展运动,避免导致输尿管支架管移位;⑦带管期间出现腰胀、腰痛、发热、血尿等症状,请及时就诊;⑧输尿管支架管一般留置1～3个月后在膀胱镜下拔除,定期复查、随访。

(5)饮食护理:①术后当天患者禁食、禁饮;②术后第一天,患者肛门排气后,可进水、流质饮食,但需少食多餐,循序渐进,注重营养;③肛门排气第1～2天,患者饮食可从半流质饮食、软食逐渐过渡至普食。

(6)体位与活动:①患者麻醉清醒前,取去枕平卧位,头偏向一侧;②手术当天麻醉清醒6小时后,可取低半卧位,平卧位与侧卧位交替;③术后第1天,以半卧位为主,增加床上运动;④术后第2天,半卧位为主,可协助患者适当床旁活动,逐渐增加活动度。

(7)健康宣教:①根据体力情况,适当进行活动,带有输尿管支架管的患者,在支架管拔除之前避免剧烈活动,避免同侧肢体过度做伸展运动,防止输尿管支架管移位或脱出;②多吃含营养丰富、容易消化的食物;③嘱患者多饮水,一般成人保持每天尿量在2 000 mL;④带输尿管支架管出院后,若出现腰胀、腰痛、发热、血尿等症状,及时就诊;⑤带有输尿管支架管出院的患者,1个月后复查一次,术后3个月复查一次,半年后复查一次。

(郑成文)

第六节 膀 胱 损 伤

膀胱是储存尿液的肌性囊状器官,位于小骨盆内,耻骨联合的后面。其底部四周有骨盆保护,两侧是骨盆骨,前方是耻骨联合,后方是直肠(或子宫),下方是盆底筋膜和盆底肌。成人膀胱为腹膜外器官,膀胱的上面,两侧和后面有腹膜覆盖,而前面并无腹膜。成人膀胱空虚时大部分位于腹膜外,充盈时大部分位于腹膜内。膀胱的形状、大小、位置和壁的厚度均随尿液的充盈程度、年龄、性别不同而异。一般正常成人膀胱平均容量约为300～500 mL,最大容量可达800 mL。新生儿膀胱容量约为成人的1/10。老年人因膀胱肌力减低而容量增大。女性的膀胱容量略小于男性。儿童骨盆腔浅膀胱大部分位于腹膜外。一般情况下,膀胱不易受到损伤。但当膀胱充盈达300 mL以上时,高出于耻骨联合之上,如下腹部受到外力作用,就可能导致膀胱破裂。当骨盆受到强大外力的作用致骨盆骨折时,则并发膀胱破裂可能性大为增加(10%)。儿童处于发育过程中,膀胱不像成人位于盆腔之内,稍有充盈,即可突出至下腹部,故儿童膀胱较易于损伤。

一、病因

(一)开放性损伤

大多是由战时弹片、子弹、火器或锐器贯通所致,常合并有其他器官损伤,如直肠、子宫、阴道损伤,形成腹壁尿瘘、膀胱直肠瘘或膀胱阴道瘘。

(二)闭合性损伤

直接暴力引起的膀胱闭合性损伤多发生于膀胱处于充盈状态下的下腹部损伤,如拳击伤、踢伤、碰撞伤等。间接暴力常发生于骨盆骨折时,由骨折断端或游离骨片刺破膀胱引起。钝伤所致膀胱破裂最常见的原因是机动车辆的碰撞,多由交通事故引起,其他情况见于高坠伤、工伤、骨盆挤压伤和下腹撞伤等。

(三)医源性损伤

医源性膀胱损伤占到所有膀胱损伤的一半,器械操作、放射治疗、注入腐蚀剂或硬化剂所致膀胱损伤均属此类,其中最常见于妇产科手术及盆腔手术、腹股沟疝修补术、阴道手术等有时可能伤及膀胱。压力性尿失禁行经阴道无张力尿道中段悬吊(TVT)手术时也有发生膀胱损伤的可能。除外手术损伤,在灌注病理性膀胱时,若灌注液悬挂高度超过 $70\sim80$ cm,可导致膀胱破裂。

(四)自发性膀胱破裂

可见于病理性膀胱,如膀胱结核、晚期肿瘤、长期接受放射治疗的膀胱等,由于病变的膀胱导致过度膨胀,发生破裂,称为自发性破裂。

二、病理生理

(一)膀胱挫伤

仅伤及膀胱黏膜或肌层,膀胱壁未穿破,可出现局部出血或形成血肿,无尿外渗,但可有血尿发生。

(二)膀胱破裂

严重损伤可发生膀胱破裂,可以分为腹膜外型与腹膜内型和混合型三类(图 4-6)。

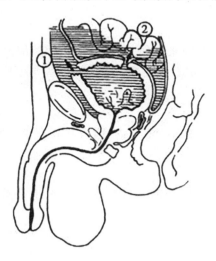

①腹膜外型;②腹膜内型

图 4-6　膀胱损伤(破裂)

1.腹膜外型

单纯膀胱壁破裂,而腹膜完整。腹膜外膀胱破裂较多见,常发生于骨盆骨折时,且常合并有后尿道损伤。尿液与血液混合集聚于盆腔内,尿液极易外渗入膀胱周围组织及耻骨后间隙,沿骨盆筋膜到盆底,或沿输尿管周围疏松组织蔓延到肾区,如发生感染可形成严重的盆腔炎及脓肿。一般情况下外渗尿多局限于盆腔内膀胱周围。

2.腹膜内型

腹膜内膀胱破裂多发生于膀胱充盈时,其破裂部位多在有腹膜覆盖的膀胱顶部。膀胱壁破裂伴腹膜破裂,裂口与腹腔相通,尿液流入腹腔,可引起腹膜炎。多见于膀胱后壁和顶部损伤。

3.混合型

即同时有腹膜内及腹膜外膀胱破裂,多由火器伤、利刀穿刺伤所致,常合并其他器官损伤,强大的外力造成这种膀胱复合伤和较高的非泌尿系统损伤,伤势严重,有较高的死亡率约60%。

三、临床表现

膀胱壁轻度挫伤仅有下腹部疼痛和少量终末血尿,短期内可自行消失。膀胱全层破裂时症状明显,依腹膜外型或腹膜内型的破裂不同而有其特殊的表现。

(一)休克

骨盆骨折所致剧痛、大出血可导致休克。膀胱破裂致尿外渗,如长时间得不到处理,并发感染,就可引起感染性休克。

(二)疼痛

腹膜外膀胱前壁破裂,尿外渗及血肿可引起耻骨上疼痛;后壁破裂时,直肠指检可触及直肠前壁饱满并有引起直肠周围疼痛。

(三)排尿困难和血尿

膀胱破裂后,尿液流入腹腔和膀胱周围组织间隙时,患者有尿意,但不能排尿液或仅能排出少量血尿。肉眼血尿是膀胱损伤的最可靠体征,发生率占膀胱损伤患者的82%~95%。但未见肉眼血尿亦不能排除膀胱损伤,因为有5%~15%的膀胱破裂病例仅有镜下血尿。

(四)局部肿胀、皮肤瘀斑

闭合性损伤时,体表皮肤常有肿胀、血肿和皮肤瘀斑。各部分筋膜的完整性决定外渗的位置,尿外渗可能导致会阴、阴囊、大腿及腹前壁位于腹横筋膜与壁腹膜之间的潜在间隙的肿胀及相应皮肤的改变。

(五)高氮质血症

腹膜内型膀胱破裂时,大量尿液进入腹腔内,因腹膜具有半透膜作用,腹腔内尿素氮与肌酐的重吸收可致尿毒症和血中肌酐水平升高。

(六)尿瘘

贯通性损伤者,尿液可经由创口流出,可有体表伤口、直肠或阴道漏尿。闭合性损伤在尿外渗感染后破溃,也可形成尿瘘。

四、辅助检查

(一)导尿试验

严格无菌条件下以软导尿管进行导尿。导尿管插入膀胱后,如引流出300 mL以上的清亮尿液,基本上排除膀胱破裂;如顺利插入膀胱但不能导出尿液或仅导出少量血尿,则膀胱破裂的可能性大。此时可注入生理盐水200 mL,停留5分钟,如能抽出同量或接近同量的液体,说明膀胱无破裂。若进出的液体量差异很大,提示可能有膀胱破裂,因液体外漏时吸收量会减少,腹腔液体回流时吸收量会增多。该方法简便易行,但准确性差,易受干扰。

(二)X线检查

如有骨盆骨折,腹部平片可以显示骨折状况。膀胱造影是诊断膀胱破裂最可靠的方法。

五、诊断要点

根据病史与体格检查,常可得出膀胱损伤的初步诊断。当下腹部或骨盆部受暴力损伤后,出现腹痛、血尿及排尿困难,对于能排尿的患者,大多数有肉眼血尿。体检可发现损伤局部肿胀、瘀斑、耻骨上压痛,直肠指检触到直肠前壁有饱满感或液性肿胀感,提示腹膜外膀胱破裂;伴有全腹剧痛、腹肌紧张、压痛及反跳痛,并叩诊有移动性浊音,则提示腹膜内膀胱破裂。骨盆骨折引起膀胱及尿道损伤,则兼有后尿道症状及体征。

六、治疗原则

(一)紧急处理

膀胱破裂合并骨盆骨折或并发多器官开放性损伤,患者往往处于程度不同的休克状态,应积极抗休克治疗,如输液、输血、镇静及止痛。应尽早用广谱抗生素预防感染。

(二)保守治疗

膀胱挫伤或膀胱造影显示仅有少量尿外渗且症状较轻者,可从尿道插入导尿管持续引流7~10天;同时使用抗生素,预防感染,破裂常可自愈。对于轻度的膀胱闭合性挫伤和膀胱镜检、经尿道电切手术不慎引起的膀胱损伤,可行保守治疗,避免手术而治愈。

(三)手术治疗

膀胱破裂伴有出血和尿外渗,病情严重者,应尽早施行手术。腹膜外破裂对任何原因引起开放性损伤所致的腹膜外膀胱破裂都需要手术探查。腹膜内破裂:所有开放性损伤和大部分闭合性损伤所致的腹膜内型膀胱破裂都需要手术探查和修复膀胱。

(四)并发症的处理

膀胱破裂最严重的并发症是漏诊或没有控制的尿外渗导致的广泛的腹盆壁脓肿和坏死形成。

七、临床护理

(一)护理诊断/问题

1.焦虑与恐惧

与创伤打击、害怕手术、担心术后等有关。

2.组织灌流量改变

与膀胱破裂、骨盆骨折损伤血管引起出血、尿外渗或腹膜炎有关。

3.疼痛

与创伤、尿外渗或手术切口有关。

4.排尿型态改变

与膀胱损伤有关。

5.知识缺乏

缺乏膀胱损伤相关知识。

6.部分生活自理能力缺陷

与创伤、卧床、术后各种管道限制等有关。

7.潜在并发症

出血、感染等。

(二)护理目标

(1)患者焦虑与恐惧程度减轻,能够配合治疗及护理。

(2)患者循环功能得以保障。

(3)患者主诉疼痛减轻或缓解。

(4)患者排尿功能得到改善。

(5)患者及家属了解膀胱损伤的相关知识。

(6)患者在卧床、输液期间,生活需要得到满足。

(7)术后未发生并发症,或并发症得到及时发现和处理。

(三)护理措施

1.紧急治疗的护理

(1)密切监测生命体征:密切观察血压、血氧饱和度、呼吸及心率的变化并记录。注意观察患者有无面色苍白、出冷汗、四肢发冷等休克症状,以判断病情发展的趋势和观察休克早期症状。

(2)紧急处理:建立静脉通路,保证静脉输液、输血通畅,扩充血容量,遵医嘱给予镇静、止痛治疗。准确记录患者 24 小时液体出入量。做好急诊手术前的各项检查和护理。

2.保守治疗的护理

(1)严密监测生命体征:观察血压、血氧饱和度、呼吸及心率的变化,观察有无发生出血、休克。

(2)留置导尿管的护理:①妥善固定,避免尿管出现折叠、扭曲、受压的情况,保持有效引流;②观察尿液的颜色、量及性质并记录;③保持会阴部清洁干燥,每天做会阴护理 2 次;④每三天更换引流袋 1 次,引流袋不能高于耻骨联合;⑤嘱患者尽量多饮水,每天尿量达到 2 000～3 000 mL。

(3)对症处理:①若患者出现高热现象,使用物理降温或药物降温并观察疗效;②若患者出现疼痛时,根据疼痛评分,遵医嘱给予镇静、止痛药并评估疗效;③若有出血情况时,密切观察出血情况变化。遵医嘱给予止血药物并评估疗效。

(4)心理护理:主动稳定患者情绪,减轻患者焦虑与恐惧心理。加强沟通交流,鼓励患者及家属配合各项诊疗护理工作。

3.术前护理

(1)心理护理:主动关心患者及家属,稳定患者情绪,保证患者充分休息,减轻其焦虑与恐惧。加强交流,积极向患者讲解膀胱损伤的病情发展和预后及主要的治疗护理措施,了解患者的心理状态。鼓励患者及家属积极配合各项治疗和护理工作。

(2)维持体液平衡、保证组织有效灌流量:①密切观察病情变化,监测患者的呼吸、心率、血压、血氧饱和度,准确记录尿量;②遵医嘱及时输液,必要时输血,以维持有效循环血量和水、电解质及酸碱平衡。

(3)感染的预防与护理:①伤口护理:保持伤口敷料的清洁、干燥,敷料浸湿时及时更换;②尿管护理:保持尿管引流通畅,观察尿液的颜色、性状和量的变化,保持会阴部清洁、干燥;③遵医嘱应用抗生素,鼓励患者多饮水;④观察有感染征象出现,若患者体温升高、伤口疼痛、血白细胞计数和中性粒细胞比例升高,尿常规中有白细胞时,及时通知医生并协助处理。

(4)术前准备:有手术指征者,在抗休克治疗的同时,紧急做好各项术前准备。①完善术前常规检查,应注意患者的凝血功能是否正常;②术前进食易消化食物,保持大便通畅;③术前根据手术方式给予相应区域的皮肤准备;④采血样、术前备血;⑤术前禁食水 6 小时以上,术晨灌肠;⑥术前指导患者取下金属物品,取下活动性义齿等;⑦与手术室人员进行患者、药物等相关信息核对后,送患者进入手术室。

4.术后护理

(1)病情观察:①了解麻醉方式及手术方法,根据麻醉方式选择患者术后相应的体位;②严密监测生命体征变化,持续心电血压血氧监测,给予低流量吸氧;③观察伤口敷料有无渗血、渗液情况,若有应及时更换敷料;④观察创腔引流管及留置导尿管引流情况。

(2)体位护理:根据麻醉方式选择合适的术后体位,一般腰硬膜外麻醉后去枕平卧 6 小时,头偏向一侧,保持呼吸道通畅,6 小时后取半卧位。由于膀胱破裂后,尿液进入腹腔,会引起腹膜炎。而取半卧位可以使尿液和腹腔渗液积聚在盆腔,有利于引流液引出,同时可减轻腹壁张力,有利于伤口愈合。术后患者若有留置导尿管或膀胱造瘘管,身体移动受限,可协助患者翻身,保证引流管不要受压、打折、扭曲,以防翻身时脱出。在允许的情况下,尽量鼓励患者早期离床活动,防止肠粘连的发生。

(3)饮食指导:根据不同的手术方式应选择相应的饮食指导,行膀胱造瘘术患者术后 6 小时可进流质饮食,而行膀胱破裂修补术患者应在肠蠕动恢复后方可进食。术后应给予高能量饮食,避免牛奶、豆浆等容易产气的食物,由流质饮食逐步恢复至普食,适当增加粗纤维食物的摄入,保持大便通畅。

(4)疼痛护理:①使用疼痛评分量表评估患者疼痛程度。②遵医嘱合理使用止痛药物并有效评估。③应用自控镇痛泵可有效抑制膀胱痉挛、减少渗血、促进伤口愈合。用药期间应注意观察患者有无恶心、呕吐情况发生,并及时进行相应处理。④出现膀胱痉挛痛情况,是由于膀胱内手术创面以及留置导尿管气囊牵引压迫的刺激,可引起膀胱痉挛。患者因精神紧张、烦躁恐惧也是诱发膀胱痉挛的因素之一。密切观察膀胱痉挛现象,若患者主诉下腹坠胀,有便意,护士及时给予心理疏导,并进行合理调整留置导尿管的气囊,保持导尿管引流通畅。遵医嘱应用解痉止痛药,注意观察用药后反应及其疗效。

(5)留置导尿管的护理:①妥善固定,避免管路折叠、受压,保持有效引流尿液;②引流袋每 3 天更换 1 次,引流袋位置不能高于耻骨联合;③观察尿液的颜色、性质、量的变化,并进行详细记录;④保持尿道口及会阴部清洁干燥,每天做会阴护理两次;⑤恢复饮食后指导患者多饮水,每天尿量达 2 000~3 000 mL;⑥若患者行持续膀胱冲洗时,应注意调节膀胱冲洗液的速度及压力。膀胱冲洗的速度不宜过快、压力不宜过大,防止冲洗液快速进入膀胱,引起膀胱过度充盈,冲洗液从膀胱破裂缝合处渗出,影响伤口愈合。一般常采用持续低压冲洗。应注意观察患者的腹部有无腹胀、腹痛等情况。注意观察冲洗液流入及流出速度是否相一致,如发现流入速度明显大于流出速度时,应考虑膀胱内是否有管路打折或有血块等异物阻塞引流管,避免引流不畅导致冲洗液大量进入膀胱引起过度充盈而发生意外。

(6)膀胱造瘘管的护理:①妥善固定,定时正确挤捏造瘘管,避免折叠、受压,保持膀胱造瘘管引流通畅。②引流袋每3天更换1次,引流袋位置不能高于尿液引流部位,防止尿液反流。③观察尿液的颜色、性质、量的变化,并进行详细记录。④保持造瘘口周围皮肤的清洁干燥。观察敷料有无渗液情况,若有渗液应及时进行更换。⑤膀胱造瘘管一般在术后留置10天左右即可拔除,在拔管之前应进行夹管试验,待排尿通畅2~3天后方可拔除。拔管后用纱布堵塞,并覆盖造瘘口。⑥长期留置造瘘管的患者,应定期更换,一般首次换管时间为术后3~4周,之后可根据患者情况每4~6周更换一次。

(7)健康教育:①饮食方面,嘱患者多食清淡易消化、高蛋白、高维生素食物,指导拔管后多饮水,达到内冲洗的目的,防止感染;②适当活动,避免剧烈运动和重体力劳动,以免造成腹压增大引起再次损伤;③观察并记录血压、体温等情况,观察尿液的量、颜色及性状,当出现血压不稳、发热、尿量减少、尿液鲜红色等异常情况时应及时到医院就诊;④术后1个月门诊随访,以后3个月复查一次,半年后再复查一次。

(郑成文)

第七节 尿道损伤

尿道损伤是泌尿系统最常见的损伤,多见于15~25岁青壮年男性,分为开放性、闭合性和医源性损伤三类。开放性损伤较罕见,多为战伤和锐器伤,常伴有阴囊、阴茎等部位贯穿伤。闭合性损伤主要为挫伤和撕裂伤,可合并膀胱、肠道等脏器损伤。医源性损伤是指尿道腔内器械操作不当所致的损伤。外来暴力引起的闭合伤最为常见。

一、前尿道损伤

(一)病因

男性前尿道损伤较后尿道损伤更多见,多发生于球部。最常见的原因是骑跨所致的会阴部闭合性损伤。系由高处跌下或摔倒时,会阴部骑跨于硬物上,尿道被挤压于硬物与耻骨联合下缘之间所致。再有的损伤原因包括会阴部受到直接打击的闭合性损伤、性生活中海绵体折断、精神患者自残、枪伤、锐器伤等。反复插导尿管、进行尿道膀胱镜检也可引起前尿道损伤。

(二)病理生理

根据尿道损伤程度可分为挫伤、裂伤和断裂。尿道挫伤时仅有局部水肿和出血,愈合后不发生尿道狭窄;尿道破裂时尿道部分全层断裂,尚有部分尿道壁完整,可引起尿道周围血肿和尿外渗,愈合后可引起瘢痕性尿道狭窄;尿道断裂时伤处完全离断,断端退缩、分离,血肿较大时可发生尿潴留,用力排尿则发生尿外渗。

尿道球部裂伤或断裂时,血液及尿液先渗入会阴浅筋膜包绕的会阴浅袋内,引起阴囊肿胀。若继续向上发展,可沿会阴浅筋膜蔓延,使会阴、阴茎肿胀,并可沿腹壁浅筋膜深层,向上蔓延至腹壁,但在腹股沟和三角韧带处受限(图4-7)。

尿道阴茎部损伤时,若阴茎深筋膜完整,尿外渗及血肿限于阴茎深筋膜内,表现为阴茎肿胀。如果阴茎深筋膜同时破裂,尿外渗分布范围与尿道球部损伤相同。

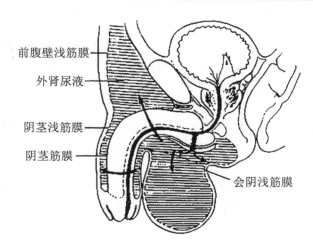

前腹壁浅筋膜

外肾尿液

阴茎浅筋膜

阴茎筋膜

会阴浅筋膜

图 4-7　尿道球部破裂的尿外渗范围

（三）临床表现

1.尿道出血

为前尿道损伤最常见的症状。损伤后即使不排尿也可有鲜血自尿道外口滴出或溢出,尿道黏膜的挫裂伤可出现大量的血尿,尿道完全断裂有时反而可仅见到少量血尿。

2.疼痛

局部常有疼痛及压痛,也常见排尿痛,并向阴茎头部及会阴部放射。

3.局部血肿

尿道骑跨伤可引起会阴部血肿及瘀斑,引起阴囊及会阴部肿胀、瘀斑及蝶形血肿。

4.排尿困难

严重尿道损伤致尿道破裂或断裂时,可引起排尿困难或尿潴留。因疼痛而致括约肌痉挛也可引起排尿困难。

5.尿外渗

尿道裂伤或断裂后,尿液可从裂口处渗入周围组织。如不及时处理,可发生广泛皮肤及皮下组织坏死、感染及脓毒血症。开放性损伤,则尿液可从皮肤、肠道或阴道创伤口流出,最终形成尿瘘。

（四）辅助检查

1.诊断性导尿

可检查尿道的完整性和连续性。如一次导尿成功,提示尿道损伤不严重,可保留导尿管引流尿液并支撑尿道,应注意固定好导尿管,避免导尿管滑脱和二次插管;如一次插入困难,说明可能有尿道裂伤或断裂伤,不应反复试插,以免加重损伤和导致感染。

2.X 线检查

逆行尿道造影可显示尿道损伤部位及程度,怀疑前尿道损伤时的首选诊断方法。尿道挫伤无造影剂外溢,如有外溢则提示部分裂伤;如造影剂未进入后尿道而大量外溢,提示严重裂伤或断裂。

3.膀胱尿道镜检查

女性尿道短不适合尿道造影,膀胱尿道镜检查是诊断女性尿道损伤的有效方法。

（五）诊断要点

病史及体检：球部尿道损伤常有骑跨伤及会阴部踢伤史，有些患者有医源性尿道损伤史。根据典型症状及血肿、尿外渗分布的区域，可确定诊断。

（六）治疗原则

1.紧急处理

尿道球海绵体严重出血可致休克，应立即压迫会阴部止血，进行抗休克治疗，宜尽早施行手术。

2.尿道挫伤

症状较轻，尿道造影无造影剂外溢。尿道连续性仍存在时，不需特殊治疗。可止血、止痛、同时用抗生素预防感染，鼓励患者多饮水稀释尿液，若出血较多给予加压冷敷。必要时插入导尿管引流尿液1周。

3.尿道裂伤

如导尿管能插入，可留置导尿管引流2周左右。如导尿失败，可能为尿道部分裂伤，应立即行清创、止血，用可吸收缝线缝合尿道裂口，留置导尿管2～3周，拔管后行排尿期膀胱尿道造影，排除尿外渗情况。病情严重者，应行膀胱造瘘术。

4.尿道断裂

球部远端和阴茎部的尿道完全性断裂，会阴、阴茎、阴囊内形成大血肿，应即时经会阴部切口，清除血肿，尽早行尿道修补术或尿道端端吻合术，留置导尿管2～3周。条件不允许时也可作耻骨上膀胱造瘘术。

5.并发症的处理

（1）尿外渗：应尽早行尿外渗部位多处切开，切口深达浅筋膜以下，置多孔橡皮管作皮下引流。必要时作耻骨上膀胱造瘘，3个月后再修补尿道。

（2）尿道狭窄：晚期发生尿道狭窄，可根据狭窄程度及部位不同选择不同的治疗。狭窄轻者定期行尿道扩张即可。尿道外口狭窄应行尿道外口切开术。如狭窄严重，已经引起排尿困难，尿流变细，可行内镜下尿道内冷刀切开，对瘢痕严重者再辅以电切、激光等手术治疗。如狭窄严重已经引起尿道闭锁，经会阴切除狭窄段、行尿道端端吻合术常可取得满意的疗效。

二、后尿道损伤

（一）病因

后尿道钝性损伤多为与骨盆骨折有关的尿道损伤，最常发生于交通事故，其次为房屋倒塌、矿井塌方、高空坠落、工业事故等。当骨盆受到外界暴力时可出现几种情况：①骨盆骨折导致骨盆环变形、盆底的前列腺附着处和耻骨前列腺韧带受到急剧的牵拉而被撕裂，使前列腺突然向后上方移位，前列腺尿道与膜部尿道交界处撕裂；②挤压伤引起骨盆骨折时，尿生殖膈移位产生强大的剪切力，使穿过其中的膜部尿道撕裂或断裂。骨折端和盆腔血管丛损伤引起大量出血，在前列腺和膀胱周围形成大血肿。后尿道断裂后，尿外渗液聚积于耻骨后间隙和膀胱周围（图4-8）。

（二）临床表现

1.休克

骨盆骨折所致后尿道损伤，一般较严重。常因合并其他内脏损伤大量出血而发生损伤性休克和失血性休克。

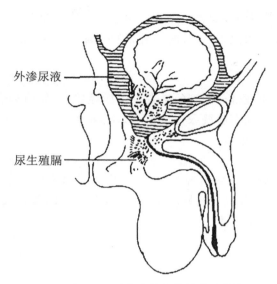

外渗尿液

尿生殖膈

图 4-8　后尿道损伤的尿外渗范围

2.血尿和尿道出血

如患者能排尿,常有肉眼血尿,多数患者可见尿道口流血,多表现为初始血尿及终末血尿。

3.疼痛

局部肌紧张,疼痛可放射至肛门周围、耻骨区、下腹部,直肠指检有明显压痛,如出血和尿外渗加重,可出现腹胀及肠鸣音减弱。

4.排尿障碍

轻度挫伤可无排尿障碍,严重尿道撕裂或断裂后,尿道的连续性中断或血块堵塞,常引起排尿困难和尿潴留。

5.尿外渗及血肿

尿生殖膈断裂时可出现会阴、阴囊部血肿及尿外渗。一般伤后尿道外括约肌痉挛,数小时内不发生尿外渗,多在 12 小时后仍未解除尿潴留者出现,尿外渗的程度取决于尿道损伤的程度及伤后是否频繁排尿,盆腔内尿外渗可出现直肠刺激症状和下腹部腹膜刺激症状。

(三)辅助检查

1.病史及体检

骨盆挤压伤患者出现尿潴留,应考虑后尿道损伤。直肠指诊可确定尿道损伤。直肠指诊可触及直肠前方有柔软的血肿并伴有压痛,前列腺向上移位,有浮动感。若前列腺仍较固定,提示尿道未完全断裂。若指套染有血液,应考虑合并直肠损伤。

2.X 线检查

骨盆 X 线片显示骨盆骨折、耻骨联合是否移位或耻骨支断裂情况。对疑有后尿道损伤的患者,可行逆行尿道造影。患者置于 25°~30°,斜位,经尿道口注入造影剂 15~20 mL。斜位片能显示整段尿道和尿外渗的区域。若尿道造影正常,应插入导尿管作膀胱造影,以排除膀胱损伤。

(四)治疗原则

1.全身治疗

骨折患者需平卧,勿随意搬动,以免加重损伤。迅速输液输血抗休克,对威胁生命的合并伤,如血气胸、颅脑损伤、腹腔内脏损伤等应先予处理。尽早应用有效抗生素,防治感染。保持大便通畅,避免腹压升高引起继发性出血,对于长时间卧床的患者,注意改变体位,避免发生压疮和泌尿系统结石。

2.一般处理

对于损伤轻,后尿道破口小或部分破裂的患者可试插导尿管,如顺利进入膀胱,可留置导尿管引流2周左右,待拔管时行排尿期膀胱尿道造影。如试插导尿管失败,膀胱胀满而未能立即手术,可作耻骨上穿刺,吸出膀胱内尿液。

3.手术治疗

若导尿管不能进入膀胱,患者一般情况尚可,应早期行尿道会师复位术。但患者一般情况差,或尿道会师手术不成功,可只作高位膀胱造瘘。另外,炎症期的患者仅行膀胱造瘘和尿外渗切开引流,待炎症消退后再行尿道手术。

三、临床护理

(一)护理诊断/问题

1.恐惧与焦虑

与尿道损伤、害怕手术及担心预后有关。

2.组织灌流量改变

与损伤、出血、禁食水有关。

3.排尿形态改变

与损伤后引起尿道括约肌痉挛、尿道狭窄有关。

4.舒适度改变

与疼痛及局部损伤有关。

5.有皮肤完整性受损的危险

与手术卧床、活动受限等有关。

6.潜在并发症

感染、出血等。

(二)护理目标

(1)患者恐惧或焦虑的程度减轻,能够配合治疗及护理。

(2)患者循环功能及营养状况得到改善。

(3)患者排尿形态改善。

(4)患者主诉不适感减轻或消失。

(5)患者皮肤完整,未发生的皮肤完整性受损的情况。

(6)术后未发生并发症,或并发症得到及时发现和处理。

(三)护理措施

1.术前护理

(1)心理护理:因患者多以男性青壮年为主,故患者及家属的精神负担大,极易产生恐惧、焦虑心理。应主动关心患者及家属,稳定患者情绪,保证患者充分休息,减轻其焦虑与恐惧。加强交流,积极向患者讲解尿道损伤的病情发展和预后及主要的治疗护理措施,了解患者的心理状态。鼓励患者及家属积极配合各项治疗和护理工作。

（2）病情观察及护理：①严密观察生命体征变化、出血情况、尿量、尿颜色及尿液性状；②观察休克、疼痛情况，观察使用止血、止痛药物的效果；③后尿道损伤合并骨盆骨折应在硬板床上保持平卧位，骨盆制动；④维持体液平衡、保证组织有效灌流量，建立静脉通路，遵医嘱输液、输血，并确保输液通道通畅；⑤感染的预防与护理，嘱患者勿用力排尿，避免因尿外渗引起周围组织继发感染。保持伤口的清洁、干燥，敷料渗湿时应及时更换。

（3）术前准备：①完成相关术前检查，如心电图、B超、CT、血常规检查等，应注意患者的凝血功能是否正常；②术前行抗生素试敏，术中用药；③指导病员取下义齿及金属饰品等；④采血备血样，告知患者术前禁食水8小时；⑤术晨灌肠，术区备皮，范围为上至脐连线平面，下至大腿上1/3，两侧至腋中线，注意会阴部皮肤准备；⑥与手术室人员进行患者、药物信息核对。

2.术后护理

（1）病情观察：①了解麻醉方式及手术方法，根据麻醉方式选择患者术后相应的体位；②严密监测生命体征变化，持续心电血压血氧监测，给予低流量吸氧；③观察伤口敷料有无渗血、渗液情况，若有应及时更换敷料；④保持输液管路通畅，观察创腔引流管及留置导尿管引流情况；⑤观察腹部体征，有无腹痛腹胀等情况；⑥评估患者疼痛情况，转移患者注意力或教会患者自我放松；⑦做好口腔、皮肤护理、会阴护理及各种引流管护理，定时翻身拍背，雾化吸入等。

（2）尿管及膀胱造瘘管护理：①尿道吻合术与尿道会师术后均需要留置尿管，引流尿液。需要妥善固定，保持通畅，勿折叠、扭曲、压迫管道。若尿管一旦滑脱均无法直接插入，须再行手术放置，因此妥善固定尿管、减缓翻身动作，防止尿管脱落。②观察引流尿液颜色、性质及量的变化，每天行会阴部护理两次。③鼓励患者多饮水，保持每天尿量在2 000 mL以上。④交接班时，注意检查尿管及造瘘管留置的长度，告知患者切勿自行拔出管路。⑤暂时的膀胱造瘘管，一般留置10～14天，拔除前须先夹管1～2天，观察是否能自行排尿。尿道损伤合并骨盆骨折患者尿管一般留置3～4周，创伤严重者可酌情延长留置时间。

（3）饮食护理：①术后6小时内禁食水；②术后6小时后可以适量饮水；③术后5天以内流食；④术后第6天，可食含粗纤维多的食物，忌辛辣刺激及胀气食物。

（4）体位与活动：①全麻清醒前，患者取去枕平卧位，头偏向一侧。②术后4～6小时后，患者可枕枕头。③术后1～5天，严格卧床休息，严禁下床活动。床头不宜过高，以15°～30°为宜。④术后6～28天，患者以卧床为主，可轻微活动。

（5）健康宣教：①饮食方面，要规律、要营养、易消化、保持大便通畅；忌刺激性食物、忌易胀气食物、忌烟酒；②根据体力，适当活动；③留置尿管或膀胱造瘘管带管出院者，注意伤口护理，保持引流通畅，保持每天尿量2 000～3 000 mL；④定期复查，经手术修复后，尿道损伤患者尿道狭窄的发生率较高，需要定期进行尿道扩张以避免尿道狭窄；⑤若发现有排尿不畅、尿线变细、尿液混浊等现象，可能为尿道狭窄，应及时来医院诊治。

（郑成文）

第五章

肛肠外科护理

第一节 痔

　　痔是肛垫的病理性肥大、移位及肛周皮下血管丛血流淤滞形成的团块。痔是一种常见病、多发病,其发病率占肛门直肠疾病的首位,约为 80.6％。随着年龄的增长,发病率逐渐增高。任何年龄皆可发病,但以 20～40 岁为最多。主要表现为便血、肿物脱出及肛缘皮肤突起三大症状。

一、病因与发病机制

　　痔的确切病因尚不完全明了,可能与以下学说有关。

(一)肛垫下移学说

　　1975 年,Thomson 提出肛垫病理性肥大和下移是内痔的原因,亦是目前临床上最为接受的痔的原因学说。肛垫具有协助肛管闭合、节制排便。若肛垫发生松弛,导致肛垫病理性肥大、移位,从而形成痔。

(二)静脉曲张学说

　　早在 18 世纪,Huter 在解剖时发现痔内静脉中呈连续扩张为依据,认为痔静脉扩张是内痔发生的原因。但现代解剖已证实痔静脉丛的扩张属生理性扩张,内痔的好发部位与动脉的分支类型无直接联系。

(三)血管增生学说

　　其认为痔的发生是由于黏膜下层类似勃起的组织化生而成。

(四)慢性感染学说

　　直肠肛管区的感染易引起静脉炎,使周围的静脉壁和周围组织纤维化、失去弹性、扩张而形成痔。

　　此外,长期饮酒、嗜食刺激性食物、肛周感染、长期便秘、慢性腹泻、妊娠分娩及低膳食纤维饮食等因素都可诱发痔的发生。

二、临床表现

　　临床上,痔分为内痔、外痔、混合痔及环形痔 4 种(图 5-1)。

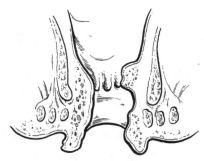

图 5-1　痔的分类

（一）内痔

临床上最多见，占 64.1％。主要临床表现是无痛性便血和肿物脱出。常见于右前、右后和左侧。根据内痔的脱出程度，将内痔分为 4 期。Ⅰ期：便时带血、滴血或喷射状出血，色鲜红，便后自行停止，无肛内肿物脱出。Ⅱ期：常有便血，色鲜红，排便时伴有肿物脱出肛外，便后可自行还纳。Ⅲ期：偶有便血，便后或久站、久行、咳嗽、劳动用力、负重远行增加腹压时肛内肿物脱出，不能自行还纳，需休息或手法还纳。Ⅳ期：痔体增大，肛内肿物脱出肛门外，不能还纳，或还纳后又脱出。

1.便血

其便血特点是无痛性、间歇性便后出鲜血，是内痔及混合痔的早期的常见症状。便血较轻时表现为大便表面附血或手纸上带血，继而滴血，严重时则可出现喷射状出血。长期出血可导致患者发生缺铁性贫血。

2.肿物脱出

常是晚期症状。轻者可自行回纳，重者需手法复位，严重时，因不能还纳，常可发生嵌顿、绞窄。

3.肛门疼痛

单纯性内痔无疼痛，当合并有外痔血栓形成内痔、感染或嵌顿时，可出现肛门剧烈疼痛。

4.肛门瘙痒

痔块外脱时常有黏液或分泌物流出，可刺激肛周皮肤引起肛门瘙痒。

（二）外痔

平时无感觉，仅见肛缘皮肤突起或肛门异物感。当排便用力过猛时，肛周皮下静脉破裂形成血栓或感染，出现剧烈疼痛。

（三）混合痔

兼有内痔和外痔的症状同时存在。

三、辅助检查

（一）直肠指诊

内痔早期无阳性体征，晚期可触到柔软的痔块。其意义在于除外肛管直肠肿瘤性疾病。

（二）肛门镜检查

肛门镜检查是确诊内痔的首选检查方法。不仅可见到痔的情况，还可观察到直肠黏膜有无充血、水肿、溃疡、肿块等，以及排除其他直肠疾病。

（三）直肠镜检查

图文并茂，定位准确，防止医疗纠纷，可准确诊断痔、直肠肿瘤等肛肠疾病。

（四）肠镜检查

对于年龄超过 45 岁便血者，应建议行电子结肠镜检查，除外结直肠肿瘤及炎症性肠病等。

四、治疗要点

痔的治疗遵循 3 个原则。①无症状的痔无须治疗，仅在合并出血、痔块脱出、血栓形成和嵌顿时才需治疗；②有症状的痔重在减轻或消除其主要症状，无须根治；③首选保守治疗，失败或不宜保守治疗时才考虑手术治疗。

（一）非手术治疗

1.一般治疗

适用于痔初期及无症状静止期的痔。

（1）调整饮食：多饮水，多吃蔬菜、水果，如韭菜、菠菜、地瓜、香蕉、苹果等，忌食辣椒、芥末等辛辣刺激性食物。多进食膳食纤维性食物，改变不良的排便习惯。

（2）热水坐浴：改善局部血液循环，有利于消炎及减轻瘙痒症状。便后热水坐浴擦干、便纸宜柔软清洁、肛门要保温、坐垫要柔软。

（3）保持大便通畅：通过食物来调整排便，养成定时排便，每 1～2 天排出一次软便，防止便秘或腹泻。

（4）调整生活方式，改变不良的排便习惯，保持排便通畅，禁烟酒。

2.药物治疗

药物治疗是内痔首选的治疗方法，能润滑肛管，促进炎症吸收，减轻疼痛，解除或减轻症状。局部用痔疾洗液或硝矾洗剂（张有生方）熏洗坐浴，可改善局部血液循环，有消肿、止痛作用；肛内注入痔疮栓剂（膏）或奥布卡因凝胶，有止血、止痛和收敛作用。

3.注射疗法

较常用，适用于Ⅰ期、Ⅱ期内痔。年老体弱、严重高血压、有心、肝、肾等内痔患者均可适用。常用的硬化剂有聚桂醇注射液、芍倍注射液、消痔灵注射液等。

4.扩肛疗法

适用于内痔、嵌顿或绞窄性内痔剧痛者。

5.胶圈套扎疗法

适用于单发或多发Ⅰ～Ⅲ期内痔的治疗。

6.物理治疗

包括 HCPT 微创技术、激光治疗及铜离子电化学疗法等。

（二）手术治疗

当非手术治疗效果不满意，痔出血、脱出严重时，则有必要采用手术治疗。常用的方法主要有以下 6 种。

1.内痔结扎术

常用于Ⅱ～Ⅲ期内痔。

2.血栓外痔剥离术

适用于血栓较大且与周围粘连者或多个血栓者。

3.外剥内扎术

目前临床上最常用的术式,是在外切内扎术(Milligan-Morgan)和中医内痔结扎术基础上发展演变而成,简称外剥内扎术。适用于混合痔和环状痔。

4.分段结扎术

适于环形内痔、环形外痔、环形混合痔。

5.吻合器痔上黏膜环切术

该方法微创、无痛,是目前国内外首选的治疗方法(图5-2)。主要适用于Ⅱ～Ⅳ期环形内痔、多发混合痔、以内痔为主的环状混合痔,也适用于直肠前突和直肠内脱垂。由于此手术保留了肛垫,不损伤肛门括约肌,故与传统手术相比具有术后疼痛轻、住院时间短、恢复快、无肛门狭窄及大便失禁、肛门外形美观等优点,临床效果显著。

6.选择性痔上黏膜切除术

选择性痔上黏膜切除术是一种利用开环式微创痔吻合器进行治疗的手术方式。适用于Ⅱ～Ⅳ期内痔、混合痔、环状痔、严重脱垂痔、直肠前突、直肠黏膜脱垂等。可准确定位目标组织,做到针对性切除,并保护非痔脱垂区黏膜组织,该术式更加符合肛管形态和生理,有效预防术后大出血、肛门狭窄等并发症,值得临床推广应用。

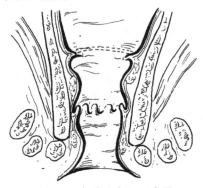

图5-2 术后吻合口示意图

五、护理评估

(一)术前评估

1.健康史

(1)了解患者有无长期饮酒的习惯,有无喜食刺激性食物或低纤维素饮食的习惯。

(2)有无长期便秘、腹泻史,长期站立、坐位或腹压增高等因素。或有痔疮药物治疗、手术史;有无糖尿病、血液疾病史。

(3)了解患者有无肛隐窝炎、肛周感染、营养不良等情况促进痔的形成。

(4)家族中有无家族性息肉,家族中有无大肠癌或其他肿瘤患者。

(5)既往是否有溃疡性结肠炎、克罗恩病、腺瘤病史、手术治疗史及用药情况。

2.身体状况

(1)注意观察患者的生命体征、神志、尿量、皮肤弹性等。

(2)排便时有无疼痛及排便困难,大便是否带鲜血或便后滴血、喷血,有无黏液,有无脓血、便血量、发作次数等。

（3）注意患者的营养状况，有无消瘦、头晕、眼花、乏力等贫血的体征。

（4）肛门有无肿块脱出，能否自行回纳或用手推回，有无肿块嵌顿史。

（5）直肠指诊肛门有无疼痛、指套退出有无血迹、直肠内有无肿块等。

3.心理-社会状况

（1）疾病认知：了解患者及家属对疾病相关知识的认知程度，评估患者及家属对所患疾病及站立方法的认识，对手术的接受程度，对痔传统手术或微创手术知识及手术前配合知识的了解和掌握程度。

（2）心理承受程度：患者和家属对接受手术及手术可能导致的并发症带来的自我形象紊乱和生理功能改变的恐惧、焦虑程度和心理承受能力。

（3）经济情况：家庭对患者手术及并发症进一步治疗的经济承受能力。

（二）术后评估

1.手术情况

了解麻醉方式、手术方式，手术过程是否顺利，术中有无出血、出血部位、出血量，有无输血及输血量。

2.病情评估

观察患者神志和生命体征变化，生命体征是否平稳，切口敷料是否渗血，出血量多少，引流是否通畅，引流液的颜色、性质和引流量，切口愈合情况，大便是否通畅，有无便秘或腹泻等情况。

3.切口情况

切口渗出、愈合情况，有无肛缘水肿、切口感染，引流是否通畅，有无假性愈合情况。定期进行血常规、血生化等监测，及时发现出血、切口感染、吻合口出血、吻合口瘘等并发症的发生。

4.评估手术患者的肛门直肠功能

有无肛门狭窄、肛门失禁，包括排便次数、控便能力等。

5.心理-社会状况

患者对手术后康复知识的了解程度。评估患者有无焦虑、失眠，家庭支持系统等。

六、护理诊断

（一）恐惧

与出血量大或反复出血有关。

（二）便秘

与不良饮食、排便习惯及惧怕排便有关。

（三）有受伤的危险

出血与血小板减少、凝血因子缺乏、血管壁异常有关。

（四）潜在并发症

尿潴留、肛门狭窄、排便失禁等。

七、护理措施

（一）非手术治疗护理/术前护理

1.调整饮食

嘱患者多饮水，多进食新鲜蔬菜、水果，多食粗粮，少食辛辣刺激性食物，忌烟酒。养成良好生活习惯。适当增加运动量,促进肠蠕动,切忌久站、久坐、久蹲。

2.热水坐浴

便后及时清洗,保持局部清洁舒适。必要时用 1∶5 000 高锰酸钾溶液或复方荆芥熏洗剂熏洗坐浴,控制温度在 43~46 ℃,每天 2 次,每次 20~30 分钟,可有效改善局部血液循环,减轻出血、疼痛症状。

3.痔块还纳

痔块脱出时应及时还纳,嵌顿性痔应尽早行手法复位,防止水肿、坏死;不能复位并有水肿及感染者用复方荆芥熏洗剂坐浴,局部涂痔疮膏,用手法再将其还纳,嘱其卧床休息。注意动作轻柔,避免损伤。

4.纠正贫血

缓解患者的紧张情绪,指导患者进少渣食物,术前排空大便,必要时灌肠,做好会阴部备皮及药敏试验,贫血患者应及时纠正。贫血体弱者,协助完成术前检查,防止排便或坐浴时晕倒受伤。

5.肠道准备

术前 1 天予全流质饮食,手术当天禁食,术前晚口服舒泰清 4 盒,饮水 2 500 mL 或术晨 2 小时甘油灌肠剂 110 mL 灌肠,以清洁肠道。

(二)术后护理

1.饮食护理

术后当天应禁食或给无渣流食,次日半流食,以后逐渐恢复普食。术后 6 小时内尽量卧床休息,减少活动。6 小时后可适当下床活动,如厕排尿、散步等,逐渐延长活动时间,并指导患者进行轻体力活动。

2.疼痛护理

因肛周末梢神经丰富,痛觉十分敏感,或因括约肌痉挛、排便时粪便对创面的刺激、敷料堵塞过多导致大多数肛肠术后患者创面剧烈疼痛。疼痛轻微者可不予处理,但疼痛剧烈者应给予处理。指导患者采取各种有效止痛措施,如分散注意力、听音乐等,必要时遵医嘱予止痛药物治疗。

3.局部坐浴

术后每次排便或换药前均用 1∶5 000 高锰酸钾溶液或痔疾洗液熏洗坐浴,控制温度在43~46 ℃,每天 2 次,每次 20~30 分钟,坐浴后用凡士林油纱覆盖,再用纱垫盖好并固定。

4.保持大便通畅

术后早期患者有肛门下坠感或便意,告知其是敷料压迫刺激所致;术后 3 天内尽量避免解大便,促进切口愈合,可于术后 48 小时内口服阿片酊以减少肠蠕动,控制排便。术后第 2 天应多吃新鲜蔬菜和水果,保持大便通畅。如有便秘,可口服液体石蜡或麻仁软胶囊等润肠通便药物,宜用缓泻剂,忌用峻下剂或灌肠。避免久站、久坐、久蹲。

5.避免剧烈活动

术后 7~15 天应避免剧烈活动,防止大便干燥,以防痔核或吻合钉脱落而造成继发性大出血。

6.并发症的观察与护理

(1)尿潴留:因手术、麻醉刺激、疼痛等原因造成术后尿潴留。若术后 8 小时仍未排尿且感下腹胀痛、隆起时,可行诱导、热敷或针刺帮助排尿。对膀胱平滑肌收缩无力者,肌内注射新斯的明 1 mg(1 支),增强膀胱平滑肌收缩,可以排尿。必要时导尿。

（2）创面出血：术后 7～15 天为痔核脱落期，因结扎痔核脱落、吻合钉脱落、切口感染、用力排便等导致创面出血。如患者出现恶心、呕吐、头昏、眼花、心慌、出冷汗、面色苍白等并伴肛门坠胀感和急迫排便感进行性加重，敷料渗血较多，应及时通知医师行相应消除处理。

（3）切口感染：直肠肛管部位由于易受粪便、尿液等的污染，术后易发生切口感染。应注意术前改善全身营养状况；术后 2 天内控制好排便；保持肛门周围皮肤清洁，便后用 1∶5 000 高锰酸钾液坐浴；切口定时换药，充分引流。

（4）肛门狭窄：术后观察患者有无排便困难及大便变细，以排除肛门狭窄。术后 15 天左右应行直肠指诊如有肛门狭窄，定期扩肛。

八、护理评价

（1）患者便血、脱出明显减轻或消失。

（2）患者及家属知晓所患疾病名称、手术术式、优缺点及相关知识，能复述并遵从护士指导。

（3）患者是否能正确面对手术，积极参与手术的自我护理并了解手术并发症的预防和处理，如大出血、切口感染、肛门狭窄等。未发生并发症或并发症被及时发现和处理。

（4）患者排便正常、顺畅，无腹泻、便秘或排便困难。肛周皮肤完整清洁无损。

九、健康教育

（1）指导患者合理搭配饮食，多饮水，多食蔬菜，水果以及富含纤维素的食物，少食辛辣等刺激性食物，忌烟酒。

（2）指导患者养成良好的排便习惯，保持排便通畅，避免久蹲、久坐。

（3）便秘时，应增加粗纤维食物，必要时口服适量蜂蜜或润肠通便药物。

（4）出院后近期可坚持熏洗坐浴，保持会阴部卫生清洁，并有利于创面愈合。

（5）术后适当活动，切勿剧烈活动。若出现创面出血，随时与医师联系，及早处理。

（6）术后早期做提肛运动，每天 2 次，每次 30 分钟，促进局部血液循环。一旦出现排便困难或便条变细情况时，应及时就诊，定期进行肛门扩张。

（孙菲菲）

第二节 肛 裂

肛裂是指齿状线以下肛管皮肤全层破裂形成的慢性溃疡，主要表现为便后肛门疼痛、便血、便秘三大症状。其发病率仅次于痔位居第二位，可发生于任何年龄，但多见于青壮年。具有"四最"特点：病变最小、痛苦最大、诊断最易、治法最多。

一、病因与发病机制

（一）解剖因素

肛门外括约肌浅部在肛门后方形成肛尾韧带，较硬，伸缩性差，并且皮肤较固定，肛直角在此部位呈 90°，且肛门后方承受压力较大，故后正中处易受损伤。

（二）外伤因素

大便干硬,排便时用力过猛,可损伤肛管皮肤,反复损伤使裂伤深及全层皮肤,形成溃疡。肛门镜等内镜检查或直肠指检方法不当,也容易造成肛管后正中的皮肤损伤,形成肛裂。

（三）感染因素

齿状线附近的慢性炎症,如发生在肛管后正中处的肛窦炎,可向下蔓延而致肛管皮下脓肿,脓肿破溃后形成溃疡,加之肛门后正中的血供较其他部位差,肛管直肠的慢性炎症易引起内括约肌痉挛又加重了缺血,致使溃疡不易愈合。

肛裂与肛管纵轴平行,其溃疡直径<1 cm。一般地,将肛管裂口、前哨痔和肛乳头肥大称为肛裂三联征(图5-3)。按病程分为急性(早期)肛裂,可见裂口边缘整齐,底浅,呈红色并有弹性,无瘢痕形成;慢性(陈旧性)肛裂,因反复发作,底深,边缘不整齐、增厚纤维化,肉芽灰白,伴有肛乳头肥大、前哨痔及皮下瘘形成。

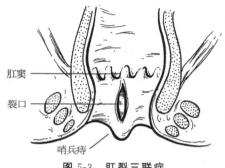

图 5-3　肛裂三联症

二、临床表现

肛裂患者的典型临床表现是疼痛、便秘和便血。

（一）疼痛

肛裂可因排便引起肛门周期性疼痛,这是肛裂的主要症状。排便时,粪块刺激溃疡面的神经末梢,立刻感到肛门灼痛或剧痛,便后数分钟疼痛缓解,此期称疼痛间歇期。

（二）便血

排便时常在粪便表面或便纸上有少量新鲜血迹或滴鲜血。出血的多少与裂口的大小,深浅有关,但很少发生大出血。

（三）便秘

因肛门疼痛不愿排便,久而久之引起便秘,粪便变得更为干硬,排便时会使肛裂进一步加重,形成恶性循环。这种恐惧排便现象可导致大便嵌塞。

三、辅助检查

(1)用手牵开肛周皮肤视诊,可看见裂口或溃疡,此时,应避免强行直肠指诊或肛门镜检查。

(2)若发现侧位的慢性溃疡,应想到有否结核、癌、克罗恩病及溃疡性结肠炎等罕见病变,必要时行活组织病理检查。

四、治疗要点

(一)非手术治疗

1.调整饮食

对于急性新鲜肛裂,通过调整饮食、软化大便,可以缓解肛裂症状,促使裂口愈合。增加多纤维食物如蔬菜、水果等,增加每天饮水量,纠正便秘。

2.局部坐浴

用温热盐水或中药坐浴,温度43~46 ℃,每天2~3次,每次20~30分钟。温水坐浴可松弛肛门括约肌,改善局部血液循环,促进炎症吸收,减轻疼痛,并清洁局部,以利创口愈合。

3.口服药物

口服缓泻剂如福松或液状石蜡,使大便松软、润滑,以利排便。

4.外用药物

通过局部用药物如太宁栓可缓解内括约肌痉挛以达到手术效果。新近用于临床的奥布卡因凝胶可有效缓解肛管括约肌痉挛性疼痛,改善局部血液循环,促进肛裂愈合,疼痛剧烈者可以选用。必要时局部应用长效麻药封闭治疗,可有效缓解疼痛,部分病例可以使溃疡愈合。

5.扩肛疗法

适用于急性或慢性肛裂不伴有肛乳头肥大及前哨痔者。优点是操作简便,不需要特殊器械,疗效迅速。

(二)手术治疗

对经久不愈,非手术治疗无效的慢性肛裂可采用以下手术方法治疗。目前国内常用的术式:①肛裂切除术;②肛裂切除术加括约肌切断术;③V-Y肛门成形术;④肛裂切除纵切横缝术等。实践证明,肛裂切除术加括约肌切断术的效果较好,可作为首选术式。

五、护理评估

(一)术前评估

1.健康史

了解患者疼痛部位多与病灶位置及疾病性质有关。注意询问患者疼痛的部位、持续的时间、急缓、性质及病程长短,有无明确的原因或诱因;了解患者有无长期便秘史,便秘发生的时间、病程长短、有无便意感,起病原因或诱因;排便的次数和量;有无便血、肛门疼痛、腹痛、腹胀、嗳气、食欲减退、肛门坠胀、排便不尽、反复排便等伴随症状,甚至用手挖便的情况;有无用药史,效果如何。有无焦虑、烦躁、失眠、抑郁,乃至性格改变等精神症状。评估患者有无肛窦炎、直肠炎等诱发肛管溃疡的因素。

2.身体评估

(1)便秘的原因很多,有功能性便秘和器质性便秘两种,应加以区分。

(2)有无便后肛周出现烧灼样或刀割样剧烈疼痛,缓解后又再次出现剧痛,持续30分钟至数小时不等。

(3)因惧怕肛周疼痛而不敢排便。便后滴新鲜血,或便中带新鲜血。

(4)肛裂便秘,多伴便后手纸染血、肛门剧痛,呈周期性。

(5)了解肛门局部检查结果,有无发现裂口、肛乳头肥大、哨兵痔、肛窦炎、皮下瘘、肛门梳硬结。

3.心理-社会状况

评估患者及家属对肛裂相关知识的了解程度及心理承受能力,以及对治疗、护理等的配合程度。

（二）术后评估

1.手术情况

了解患者术中采取的麻醉方式、手术方式,手术过程是否顺利,术中有无出血及其量。

2.康复状况

观察患者生命体征是否平稳,手术切口愈合情况,有无发生出血、肛门狭窄、排便失禁等并发症。

3.心理-社会状况

评估患者有无焦虑、失眠,家庭支持系统等。了解患者及其家属对术后康复知识的掌握程度;是否担心并发症及预后等。

六、护理诊断

（一）排便障碍

与患者惧怕疼痛不愿排便有关。

（二）急性疼痛

与粪便刺激及肛管括约肌痉挛、手术创伤有关。

（三）潜在并发症

增加了结直肠肿瘤发生的风险。

七、护理措施

（一）非手术治疗护理/术前护理

1.心理支持

向患者详细讲解有关肛裂知识,鼓励患者克服因害怕疼痛而不敢排便的情绪,配合治疗。

2.调理饮食

增加膳食中新鲜蔬菜、水果及粗纤维食物的摄入,少食或忌食辛辣和刺激性食物,多饮水,以促进胃肠蠕动,防止便秘。

3.热水坐浴

每次排便后应热水坐浴,清洁溃疡面或创面,减少污染,促进创面愈合,水温 43～46 ℃,每天 2～3 次,每次 20～30 分钟。

4.肠道准备

术前 3 天少渣饮食,术前 1 天流质饮食,术前日晚灌肠,尽量避免术后 3 天内排便,有利于切口愈合。

5.疼痛护理

遵医嘱适当应用止痛剂,如肌内注射吗啡、消炎栓纳肛等。

(二)术后护理

1.术后观察

有无渗血、出血、血肿、感染和尿潴留并发症发生,如有急事报告医师,并协助处理。

2.保持大便通畅

鼓励患者多饮水,多进食新鲜蔬菜、水果、粗纤维食物,指导患者养成每天定时排便的习惯,进行适当的户外锻炼,防止便秘。便秘者可服用缓泻剂或液体石蜡等,也可选用蜂蜜、番泻叶等泡茶饮用,以润滑、松软大便利于排便。

3.局部坐浴

术后每次排便或换药前均用 1:5 000 高锰酸钾溶液或痔疾洗液熏洗坐浴,控制温度在 43～46 ℃,每天 2 次,每次 20～30 分钟,坐浴后用凡士林油纱覆盖,再用纱垫盖好并固定。

4.术后常见并发症的预防和护理

(1)切口出血:多发生于术后 7～12 天,常见原因多为术后大便干结、用力排便、换药粗暴等导致创面裂开、出血。预防措施包括:保持大便通畅,防止便秘;避免腹内压增高的因素如剧烈咳嗽、用力排便等;切忌换药动作粗暴,轻轻擦拭。密切观察创面的变化,一旦出现创面大量渗血,紧急压迫止血,并报告医师处理。

(2)肛门狭窄:大便变细或肛门狭窄者,遵医嘱可于术后 10～15 天行扩肛治疗。

(3)排便失禁:多由于术中不慎损伤肛门括约肌所致。询问患者排便前有无便意,每天的排便次数、量及性状。若为肛门括约肌松弛,可于术后 3 天开始指导患者进行提肛运动,每天 2 次,每次 30 分钟;若发现患者会阴部皮肤常有黏液及粪便污染,或无法随意控制排便时,立即报告医师,及时处理。

八、护理评价

(1)患者术后焦虑情绪得到缓解,心态平和,积极配合治疗。

(2)术后患者疼痛、便血得到缓解,自诉伤口疼痛可耐受,疼痛评分为 2～3 分。

(3)未发生肛门狭窄、肛门失禁等并发症,或得到及时发现和处理。

九、健康教育

(1)指导患者养成定时排便的习惯,避免排便时间延长。保持排便通畅,鼓励患者有便意时,尽量排便,纠正便秘。

(2)多饮水,多吃蔬菜、水果以及富含纤维素的食物,禁止饮酒及食辛辣等刺激性食物。

(3)出现便秘时,应增加粗纤维食物,必要时口服适量蜂蜜或润肠通便药物。

(4)出院时如创面尚未完全愈合者,便后温水坐浴,保持创面清洁,促进创面早期愈合。

(5)大便变细或肛门狭窄者,遵医嘱可于术后 10～15 天行扩肛治疗。

(6)肛门括约肌松弛者,手术 3 天后做肛门收缩舒张运动,大便失禁者需二次手术。

(孙菲菲)

第三节　肛　　瘘

　　肛瘘是指肛门直肠因肛门周围间隙感染、损伤、异物等病理因素形成的与肛门周围皮肤相通，形成异常通道的一种疾病。肛瘘是常见的直肠肛管疾病之一，发病年龄以 20～40 岁青壮年为主，男性多于女性。

一、病因与发病机制

　　大多数肛瘘由直肠肛周脓肿发展而来。由内口、瘘管和外口三部分组成。内口即原发感染灶，外口为脓肿破溃处或手术切开引流部位，内外口之间由脓腔周围增生的纤维组织包绕的管道即瘘管，近管腔处有炎性肉芽组织。其内口多在肛窦内及其附近，外口位于肛门周围的皮肤上，内、外口既可为单个，也可以为多个。由于致病菌不断由内口进入，而瘘管迂曲，少数存在分支，常引流不畅，且外口皮肤生长速度较快，常发生假性愈合并形成脓肿。脓肿可从原外口溃破，也可从他处穿出形成新的外口，反复发作，发展为有多个瘘管和外口的复杂性肛瘘。

二、临床表现

　　肛门周围流脓水、潮湿、瘙痒，甚至出现湿疹。外口处有脓性、血性、黏液性分泌物流出，有时有粪便及气体排出。外口因假性愈合或暂时封闭时，脓液积存，形成脓肿，可出现肛周肿痛、发热、寒战、乏力等症状。脓肿破溃或切开引流后，脓液排出，症状缓解，上述症状反复发作是肛瘘的特点。

三、辅助检查

(一)直肠指诊
　　在内口处有轻压痛，瘘管位置表浅时可触及硬结内口及条索样肛瘘。

(二)探针检查
　　探针检查是最常用、最简便、最有效的方法。自外口处插入，沿瘘管轻轻探向肠腔，可找到内口的位置。

(三)染色检查
　　自外口注入 1% 亚甲蓝溶液，检查确定内口位置。

(四)实验室检查
　　发生肛周脓肿时，血常规中可出现白细胞计数及中性粒细胞比例增高。

(五)X 线造影
　　碘油造影或 70% 泛影葡胺造影，适用于高位复杂性肛瘘的检查。检查自外口注入造影剂，可判定瘘管的分布、多少、位置、走行和内口的位置。

(六)MRI 检查
　　可清晰显示瘘管位置及括约肌间的关系，明确肛瘘分型。
　　另外，特别注意复杂性肛瘘青年患者是否合并炎症性肠病可能，必要时行肠镜检查。

四、治疗要点

肛瘘一般不能自愈,必须手术治疗。手术成败的关键:①准确寻找和处理内口;②切除或清除全部瘘管和无效腔;③合理处理肛门括约肌;④创口引流通畅。

(一)堵塞法

适用于单纯性肛瘘。瘘管用1%甲硝唑、生理盐水冲洗后,自外口注入生物蛋白胶。治愈率较低。

(二)手术治疗

1.肛瘘切开术

主要应用于单纯性括约肌间型肛瘘和低位经括约肌间型肛瘘。用探针自外口进入瘘管,沿瘘管到达位于齿状线附近的内口。将探针上方的组织切开,将肉芽组织用刮匙刮除,若存在高位盲道或继发分支,则需彻底清除。

2.肛瘘切除术

在瘘管切开的基础上,将瘘管壁全部切除,直至健康组织,并使创面呈内小外大,以利引流。

3.肛瘘切开挂线术

适用于距肛缘3～5 cm,有内外口的单纯性肛瘘、高位单纯性肛瘘,或坐位复杂性肛瘘切开、切除的辅助治疗。利用橡皮筋或有腐蚀作用药线的机械性压迫作用,使结扎处组织发生血运障碍而坏死,以缓慢切开肛瘘。

4.经肛直肠黏膜瓣内口修补术

经肛直肠黏膜瓣内口修补术是治疗复杂性肛瘘的一种保护括约肌的技术,切除内口及其周围约1 cm的全厚直肠组织,然后游离其上方的直肠瓣,并下移修复内口处缺损。通过清除感染灶,游离内口上方直肠黏膜肌瓣或内口下方肛管皮瓣覆盖缝合于内口上,阻碍直肠内容物使之不能进入瘘管管道。

五、护理评估

(一)术前护理评估

1.健康史

了解有无肛管直肠周围脓肿自行溃破或切开引流的病史。

2.病情评估

(1)肛门皮肤有无红、肿。

(2)肛周外口有无反复流脓及造成皮肤瘙痒感。

(3)了解直肠指检、内镜及钡灌肠造影等检查结果。

3.心理-社会状况

对肛瘘的认知程度及心理承受能力。

4.其他

自理能力。

(二)术后护理评估

(1)肛门皮肤有无红、肿、疼痛,肛周外口有无反复流脓及造成皮肤瘙痒感。

(2)了解辅助检查结果及手术方式。

（3）患者的饮食及排便情况。

（4）评估患者对术后饮食、活动、疾病预防的认知程度。

六、护理诊断

（一）急性疼痛

与肛周炎症及手术有关。

（二）完整性受损

与肛周脓肿破溃、皮肤瘙痒、手术治疗等有关。

（三）潜在并发症

肛门狭窄、肛门松弛。

七、护理措施

（一）术前护理措施

（1）观察患者有无肛门周围皮肤红、肿、疼痛，流脓或排便困难。症状明显时，嘱其卧床休息，肛门局部给予热水坐浴，以减轻疼痛，利于大便的排出。

（2）鼓励患者进高蛋白、高热量、高维生素、易消化的少渣饮食，多食新鲜蔬菜、水果及脂肪类食物，保持大便通畅。

（3）急性炎症期，遵医嘱给予抗生素，每次排便后用清水冲洗干净，再用 1：5 000 高锰酸钾溶液温水坐浴，每次 20 分钟，3 次/天。

（4）术前一天半流质饮食，术前晚进食流质，视所采取的麻醉方式决定术前是否禁食禁饮。术前晚按医嘱给予口服泻药，但应具体应用时视患者有无长期便秘史进行调整。若排便不充分时，可考虑配合灌肠法，洗至粪便清水样，肉眼无粪渣为止。

（5）准备手术区域皮肤，保持肛门皮肤清洁，予修剪指甲。

（二）术后护理措施

（1）腰麻、硬膜外麻醉，术后需去枕平卧 6 小时，避免脑脊液从蛛网膜下腔针眼处漏出，致脑脊液压力降低引起头痛。监测脉搏、呼吸、血压 6～8 小时，至生命体征平稳。

（2）加强伤口换药，避免假性闭合。伤口距离肛门近，有肠黏液或粪便污染时，需拆除敷料，温水冲洗、1：5 000 的高锰酸钾溶液或中药熏洗坐浴，洗净沾在伤口上的粪渣和脓血水；伤口换药要彻底、敷料填塞要达深部，保证有效引流，避免无效腔。如行挂线术的患者创面换药至挂线脱落后 1 周。

（3）做好排便管理术前给予口服泻药或清洁灌肠，术后给予轻泻软便药乳果糖或麻仁丸及纤维增加剂，使粪便松软，易于排出。排便后及时坐浴和换药，以保持伤口和肛门周围皮肤清洁。

（4）肛门括约肌松弛者，术后 3 天可指导患者进行提肛运动。

八、护理评价

（1）能配合坐浴、换药，肛周皮肤清洁，术后伤口未发生二次感染。

（2）能配合术后的饮食、活动及提肛训练技巧。

（3）掌握复诊指征。

九、健康教育

(1)饮食指导:术后1~2天少渣半流饮食,之后正常饮食,忌辛辣刺激性食物如辣椒及烈性酒等,多食粗纤维富营养的食物,如新鲜蔬菜、水果等,切忌因惧怕疼痛而少吃饭或不吃饭。鼓励患者多饮水,防止便秘。

(2)肛门伤口的清洁:每天排便后用1∶5 000高锰酸钾溶液或痔疮洗液坐浴,坐浴时应将局部创面全部浸入药液中,药液温度适中。平时排便后,可用温水清洗肛门周围,由周边向中间洗净分泌物。

(3)术后活动指导:手术创面较大,而伤口尚未完全愈合期间,应尽量少走路,避免伤口边缘因用力摩擦而形成水肿,延长创面愈合时间。创面愈合后3个月左右不要长时间骑自行车,以防愈合的创面因摩擦过多而引起出血。

(4)如发现排便困难或大便失禁,应及时就诊。

(孙菲菲)

第四节　肛管直肠狭窄

肛管直肠狭窄是指由于先天缺陷或后天炎症反复刺激、肛门直肠损伤、肿瘤等因素,正常的肠道黏膜被瘢痕组织取代或者肠管被瘢痕组织包绕,直肠、肛管、肛门进而出现管径缩小变窄,患者出现排便困难或排便时间延长,常伴有便时肛门疼痛、便形细窄等症状。

一、病因与发病机制

(一)直肠肛门损伤

直肠肛门在受到外伤、烧伤、烫伤、药物腐蚀、分娩时会阴的裂伤、直肠及肛门部手术后出现瘢痕生长,形成的直肠与肛门狭窄。

(二)慢性炎症或溃疡粘连

如克罗恩病,结肠与肛门瘢痕会形成挛缩,进而造成结肠、肛门狭窄。

(三)直肠肛门肿瘤等因素

因直肠恶性肿瘤、肛门部肿瘤、性病、淋巴肉芽肿、平滑肌瘤、畸胎瘤等,也可引起肛门和肛管狭窄。

二、临床表现

(一)排便困难或排便时间延长

排便困难是肛门狭窄最常见的临床表现之一。肛门直肠腔瘢痕导致肛门直肠腔径变小,瘢痕缺乏弹性使较硬或较粗的粪便较难通过,排便的时间延长。

(二)粪便形状改变

由于肛门狭窄、排便困难,服用泻药后,粪便可成扁形或细条状,且自觉排便不净。即使排便次数增加,也多为少量稀便排出。

（三）疼痛

由于粪便通过困难，排粪便时经常导致肛管裂伤，造成持续性钝痛。也可在排粪便后出现持续性剧痛，甚至长达数小时。

（四）出血

肛门弹性差，粪便通过肛门时，使肛管皮肤破裂而导致出血。

（五）肛门瘙痒

肛门狭窄常合并肛门炎症，肛门狭窄也会导致直肠肛管黏膜或肛门皮肤的裂伤，使分泌物明显增加，导致肛门瘙痒和皮炎。

（六）肛门失禁

括约肌损伤导致的纤维化瘢痕形成会使肛门失去良好弹性，一方面表现为肛门狭窄，另一方面表现为肛门收缩功能差，出现肛门失禁，难于控制气体、液体甚至固体的排出。

（七）全身表现

肛门狭窄，会造成不同程度的肠道机械性梗阻，故部分患者出现腹痛、腹胀的症状；而且部分患者由于出现肛门狭窄、排便困难、排便疼痛等问题，会伴有不同程度的精神症状，如焦虑、紧张。

三、辅助检查

（一）直肠指检

可判断肛门狭窄及较低位的直肠狭窄或肛管直肠狭窄。狭窄处不能通过指尖，并可扪及程度不同的坚硬瘢痕组织。

（二）气钡双重造影和排粪造影

可明确狭窄位置及诊断直肠狭窄。

四、治疗要点

（一）非手术治疗

通过高纤维膳食、灌肠等疗法缓解患者的排便困难及便时疼痛的症状；渐进式扩肛法，如手指扩张法或扩张器扩张法，使狭窄处扩张来缓解症状；内镜下置入球囊扩张器的方法进行扩肛，可获得较好的疗效。

（二）直肠狭窄治疗

对于较低位的直肠狭窄，可应用超声刀、激光、尿道切开器在狭窄环后方切开狭窄，完成纵切横缝的手术；或者经肛门直肠狭窄环切除术也可达到比较好的疗效。

（三）肛门狭窄的手术治疗

瘢痕松解同时行内括约肌切开手术。中至重度的肛门狭窄，可考虑应用皮瓣转移的肛门成形术。

五、护理评估

（1）既往是否有肠道炎症、结直肠肛门部手术、痔注射治疗及臀部外伤或使用腐蚀性药物史。

（2）排便困难的严重程度，是否可以通过高纤维膳食、灌肠等疗法缓解患者的排便困难及便时疼痛的情况。

（3）了解辅助检查结果及主要治疗方式。

（4）心理状态和认知程度，是否存在紧张、焦虑的心理状态，对术后的扩肛是否配合，对术后的康复是否有信心，对出院后的继续扩肛是否清楚。

六、护理诊断

（一）急性疼痛
与肛门狭窄、排便困难有关。

（二）完整性受损
与肛周炎症、皮肤瘙痒等有关。

（三）潜在并发症
与出血、肛门狭窄有关。

（四）焦虑
与担心治疗效果有关。

七、护理措施

（一）术前护理措施
（1）观察患者排便情况，有无腹胀、腹痛、排便出血。

（2）有无肛门周围皮肤红、肿、疼痛、流脓、瘙痒，症状明显时，嘱其卧床休息，肛门局部给予热水坐浴，以减轻疼痛。

（3）鼓励患者进食高纤维的蔬菜、水果，如番薯叶、芹菜、韭菜、竹笋、茼蒿及苹果、香蕉，主食以燕麦、麦皮、番薯等为主，以软化大便，缓解患者的排便困难。

（4）术前一天半流质饮食，术前晚进食流质，配合灌肠，以减少术后早期粪便排出。术前视手术和麻醉方式给予禁食禁饮。

（5）准备手术区域皮肤，保持肛门皮肤清洁。

（二）术后护理措施
（1）腰麻、硬膜外麻醉，术后需去枕平卧 6 小时，避免脑脊液从蛛网膜下腔针眼处漏出，致脑脊液压力降低引起头痛。监测脉搏、呼吸、血压持续 6～8 小时，至生命体征平稳。

（2）做好排便管理。术后给予轻泻软便药乳果糖或麻仁丸及纤维增加剂，使粪便松软，易于排出。排便后及时坐浴和换药，以保持肛门周围皮肤清洁。

（3）术后 7～10 天，指导患者扩肛。术后扩肛治疗必须长期坚持，半年以上的扩肛会减少肛门部手术再次导致肛门狭窄的可能性，可以巩固手术的治疗效果。

八、护理评价

（1）能配合术前的饮食，灌肠，保证粪便的排出。

（2）能配合坐浴、换药，肛周皮肤清洁。

（3）能配合术后的饮食、活动及扩肛训练技巧。

（4）掌握复诊指征。

九、健康教育

（1）饮食指导：术后 1～2 天少渣半流饮食，之后正常饮食，忌辛辣刺激性食物如辣椒及烈性酒等,进食高纤维的蔬菜、水果,如番薯叶、芹菜、韭菜、竹笋、茼蒿及苹果、香蕉,主食以燕麦、麦皮、番薯等,以软化大便,利于粪便排出。

(2)肛门伤口的清洁:每天排便后用1:5 000高锰酸钾溶液或温水坐浴,坐浴时应将局部创面全部浸入药液中,药液温度适中。

(3)术后扩肛指导:渐进式扩肛法,用手指扩张或扩张器扩张,通过逐步增加手指数目或扩张器的大小使狭窄处扩张以达到缓解症状的目的。

(4)如发现排便困难或大便变细、变硬,应及时就诊。

(孙菲菲)

第五节 肛 门 失 禁

肛门失禁又称大便失禁,是指因各种原因引起的肛门自制功能紊乱,以致不能随意控制排气和排便,不能辨认直肠内容物的物理性质,不能保持排便能力。它是多种复杂因素参与而引起的一种临床症状。据过外文献报道,大便失禁在老年人中的发生率高达1.5%,女性多于男性。

一、病因及发病机制

(一)先天异常
肛门闭锁、直肠发育不全、脊椎裂、脊髓膜突出等先天性疾病均可造成肛门失禁。

(二)解剖异常
医源性损伤、产科损伤(阴道分娩)、直肠肛管手术、骨盆骨折、肠道切除手术后、肛门撕裂、直肠脱垂、内痔脱出等。

(三)神经源性
各种精神及中枢、外周神经病变和直肠感觉功能改变如痴呆、脑动脉硬化、运动性共济失调、脑萎缩、精神发育迟缓;中风、脑肿瘤、脊柱损伤、多发性硬化、脊髓瘤;马尾损伤,多发性神经炎,肛门、直肠、盆腔及会阴部神经损伤、"延迟感知"综合征等疾病均能导致肛门失禁。

(四)平滑肌功能异常
放射性肠炎、炎症性肠病、直肠缺血、粪便嵌顿、糖尿病、儿童肛门失禁。

(五)骨骼肌疾病
重症肌无力、肌营养不良、硬皮病、多发性硬化等。

(六)其他
精神疾病、全身营养不良、躯体残疾、肠套叠、肠易激综合征、特发性甲状腺功能减退等。

二、临床表现

(一)症状特点
患者不能随意控制排便和排气。完全失禁时,粪便自然流出,污染内裤,睡眠时粪便排出污染被褥;肛门、会阴部经常潮湿,粪性皮炎、疼痛瘙痒、湿疹样改变。不完全失禁时,粪便干时无失禁,粪便稀时和腹泻时则不能控制。

（二）专科体征

1.视诊

（1）完全性失禁：视诊常见肛门张开呈圆形，或有畸形、缺损、瘢痕、肛门部排出粪便、肠液，肛门部皮肤可有湿疹样改变或粪性皮炎的发生。

（2）不完全失禁：肛门闭合不紧，腹泻时可在肛门部有粪便污染。

2.直肠指诊

肛门松弛，收缩肛管时括约肌及肛管直肠环收缩不明显和完全消失，如损伤引起，则肛门部可扪及瘢痕组织，不完全失禁时指诊可扪及括约肌收缩力减弱。

3.肛门镜检查

可观察肛管部有无畸形，肛管皮肤黏膜状态，肛门闭合情况。

三、辅助检查

（一）肛管直肠测压

可测定内、外括约肌及耻骨直肠肌有无异常。肛门直肠抑制反射，了解其他基础压、收缩压和直肠膨胀耐受容量。失禁患者肛管基础、收缩压降低，内括约肌反射松弛消失，直肠感觉膨胀耐受容量减少。

（二）肌电图测定

可测定括约肌功能范围，确定随意肌、不随意肌及其神经损伤恢复程度。

（三）肛管超声检查

应用肛管超声检查，能清晰显示出肛管直肠黏膜下层、内外括约肌及其周围组织结构，可协助诊断肛门失禁，观察有无括约肌受损。

四、治疗要点

（一）非手术治疗

1.提肛训练

通过提肛训练以改进外括约肌、耻骨直肠肌、肛提肌随意收缩能力，从而锻炼盆底功能。

2.电刺激治疗

常用于神经性肛门失禁。将刺激电极置于内、外括约肌和盆底肌，使之有规律收缩和感觉反馈，提高患者对大便的感受，增加直肠顺应性，调节局部反射，均可改善肛门功能。

3.生物反馈治疗

生物反馈治疗是一种有效的治疗肛门失禁的方法。生物反馈仪监测到肛周肌肉群的生物信号，并将信号以声音传递给患者，患者通过声音和图片高低形式显示进行模拟排便的动作，达到锻炼盆底肌功能的作用。生物反馈的优点是安全无痛，但需要医患双方的耐心和恒心。

（二）手术治疗

由于手术损伤或产后、外力暴力损伤括约肌致局部缺陷。先天性疾病、直肠癌术后肛管括约肌切除等则需要进行手术治疗，手术方式较多，根据情况选用。包括肛管括约肌修补术、括约肌折叠术、肛管成形术等。

五、护理评估

(一)焦虑

与大便不受控制影响生活质量有关。

(二)自我形象紊乱

与大便失禁污染有关。

(三)粪性皮炎

与大便腐蚀肛周皮肤有关。

(四)睡眠形态紊乱

与大便失禁影响睡眠质量有关。

(五)疼痛

与术后伤口有关。

(六)潜在并发症

尿潴留、出血、伤口感染。

六、护理措施

(一)焦虑护理

(1)术前患者心理护理:与患者及家属进行沟通,向患者及家属讲解所患疾病发生的原因、治疗方法、护理要点、影响手术效果的因素、可能出现的并发症和不适,使其对肛门失禁有正确的认识,积极配合手术治疗,对术后出现的并发症有心理准备。

(2)术后做好家属宣教使其亲人陪护在身边,使患者有安全感。向患者讲解手术的过程顺利使其放心,护士在护理过程中以耐心、细心的优质服务理念贯穿整个护理工作中让患者感到安心。

(二)自我形象紊乱的护理

护士做好患者基础护理,保持肛周及会阴清洁。及时协助患者更换衣裤及病床。护理操作过程中注意保护患者隐私。

(三)粪性皮炎护理

(1)一旦患者发生粪性皮炎护士应指导患者正确清洗肛周的方法。

(2)及时更换被粪便污染的衣裤。

(3)保持肛周、会阴局部清洁干燥。需要在护理粪性皮炎时同压疮做好鉴别。

(四)睡眠形态紊乱护理

病房保持安静,定时通风,鼓励患者养成良好的睡眠习惯。向患者及家属做好沟通,使其放松心情,评估影响患者睡眠的因素,帮助其排除,并讲解良好的睡眠质量对术后恢复的重要性。

(五)疼痛护理

术后建立疼痛评分表,根据评分值采取相应的护理措施,必要时常规使用镇痛泵。给予患者心理疗法,让其分散注意力,以缓解疼痛。

(六)并发症的护理

1.尿潴留

嘱患者小便时可听流水声、热敷小腹诱导排便。

2.出血

严密观察患者伤口敷料是否有渗血渗液;严密观察患者的生命体征、脉搏、心率、呼吸、神志、体温;观察患者排便时有无带血,嘱患者勿用力排便,以免引起伤口出血。如患者伤口敷料有鲜红色血液渗出,应立即通知医师并协助医师进行止血甚至抢救处理。

3.伤口感染

每天给予伤口换药,严密观察患伤口愈合情况及有无发热等症状。

七、护理评价

患者围术期细致的护理不仅是提高患者满意度,也是提高手术成功的重要保障,通过相应的护理措施可促进患者早日康复,在治疗护理过程中,心理护理尤为重要,可帮助患者及家属减轻心理负担,减少和消除患者术后不必要的并发症,提高患者的生活质量,使患者早日回归社会。

八、健康教育

(1)嘱患者清淡饮食避免刺激辛辣等食物。

(2)指导患者正确的提肛运动。

(3)向患者讲解扩肛的目的、方法、注意事项。

(4)以多种形式的健康教育指导患者包括口头讲解、书面法、操作示范等,使患者充分掌握自我观察和自我调护的方法。

(5)对出院患者进行出院指导,并讲解随访时间,定期随访。

(6)告知患者适当活动,不可进行剧烈运动,保持肛周局部清洁干燥。

(孙菲菲)

第六节　肛门周围化脓性汗腺炎

肛门周围化脓性汗腺炎是由于各种因素导致的肛周大汗腺开口发生角化性阻塞而继发的慢性复发性感染,是一种慢性蜂窝织炎样皮肤病。特点为肛周、会阴、臀部或骶尾反复出现疖肿,自行溃破或切开后形成窦道和瘘管,反复发作,病程较长,发病缓慢,常影响患者生活质量,若疏于治疗有恶变倾向。

一、病因与发病机制

人体大汗腺有较复杂的腺管,一般位于真皮深度,分布在腋下、腹股沟、阴囊、颈后、会阴部和肛门周围。分布在肛门周围的大汗腺约占 11% ,这种大汗腺由毛囊发育而来。当全身或局部的汗腺分泌功能障碍,或腺管阻塞、水肿感染,即可引起化脓性汗腺炎。若多数腺体均有严重的感染,即可发生脓肿。由于肛门周围的皮下毛囊与汗腺之间有导管相通,并和淋巴管相连,炎症可沿淋巴管或导管向会阴、臀部蔓延,形成广泛性脓肿和蜂窝织炎。反复感染即造成慢性化脓性汗腺炎,在皮下形成复杂性窦道和瘘管,甚至相互连通而形成"桥形瘢痕"。致病菌主要为金黄色葡萄球菌、链球菌。本病以 $20\sim40$ 岁青壮年男性为多,尤其是有吸烟习惯、糖尿病、痤疮和肥胖者易患此病,可能与雄性激素分泌异常相关,由于本病有家族高发倾向,因此可能存在遗传易感性。

二、临床表现

(一)症状和体征

1.症状

初起肛门周围皮肤表面出现单发或多发的皮下或皮内、大小不等、与汗腺毛囊位置一致的小硬结,色红肿胀时有脓液,形如疖肿,触痛明显。脓肿自溃或切开后排出黏稠糊状有臭味的脓性分泌物,反复发作,愈合与复发交替出现,逐渐形成广泛皮下窦道和瘘口融合成片,瘘口可达数个至数十个。一般全身症状较轻,若继发感染,向深部蔓延,则有发热、头痛、全身不适、白细胞升高、淋巴结疼痛肿大等症。病程较长的可表现为慢性病容,贫血、消瘦、低蛋白血症等。

2.体征

病变部位色素沉着,皮肤呈褐色;皮肤萎缩、变硬、肥厚,形成片状瘢痕;窦道、瘘管和小脓肿融合成片,相互连通,炎症可广泛蔓延至会阴、臀部等处。病变一般相对浅表,仅位于皮下,但极少情况下也可侵犯深部组织;一般不深入内括约肌。若伴有腋窝、乳腺等大汗腺分布处相同的感染,则更易确诊。

(二)分类

赫尔利(Herley)分期。

(1)Ⅰ期:单发或多发的孤立性脓肿形成,不伴窦道和瘢痕。

(2)Ⅱ期:≥1个复发性脓肿,伴有窦道形成和瘢痕。

(3)Ⅲ期:多个窦道相互联通和广泛脓肿形成。

三、辅助检查

彩超检查可见瘘管表浅,位于皮下组织,未深及肌肉筋膜。

四、治疗要点

肛周化脓性汗腺炎的治疗,初期以抗感染治疗为主,可以局部或系统使用抗生素治疗;成脓、形成窦道或反复感染者,以手术彻底切除炎症累及的大汗腺组织为主。

(一)非手术治疗

1.抗生素的使用

抗生素可根据培养加药敏决定,针对软组织感染推荐的抗生素有头孢菌素类、克林霉素、青霉素、米诺环素、环丙沙星等,虽然抗生素不能治愈,但能有效缓解疼痛和减少排脓,可以对赫尔利Ⅰ期的患者起到控制感染的作用,宜早期介入。由于本病病变部位长期慢性炎症刺激,局部病灶纤维化明显,药物浸润困难,所以药敏试验不一定与临床效果一致。

2.抗雄性激素治疗

没有足够的证据支持化脓性汗腺炎患者使用抗雄激素治疗。对于疾病分期为轻、中度(赫尔利Ⅰ、Ⅱ期),抗感染治疗无效的女性患者或激素水平异常的女性患者可考虑抗雄激素治疗。

3.激素治疗

早期皮损局部使用激素软膏可以迅速缓解局部症状。大剂量抗生素控制不佳的患者可全身性使用激素,阻止硬结形成脓肿。激素治疗需要尽快减量并撤药。

4.急性炎症期

可局部应用温高渗性盐水冲洗。

(二)手术治疗

反复发作形成皮内窦道、瘘管及瘢痕时,应选择手术治疗。

1.术前准备

完善术前辅助检查:血、尿常规,凝血机制,生化等实验室检查,腹部彩色多普勒超声等影像学检查。清洁灌肠 1~2 次。根据病情选择腰部麻醉、硬膜外麻醉或全身麻醉,需术前禁食禁水。一般取侧卧位或折刀位。

2.手术方法

(1)急性期:可简单切开引流术。

(2)缓解期:根据病变情况,手术可一期或分期进行。

初期阶段,各病变部位范围局限且独立未融合,可将各病灶分别切开,并充分敞开引流。

病灶广泛,有感染,深达正常筋膜者可行扩创术,充分切开潜在皮下瘘管,术中将病变区瘘管全部切开,彻底搔刮管壁,术中用过氧化氢溶液冲洗。手术时充分暴露化脓性汗腺炎瘘管的基底,修剪时必须在正常组织的边缘,目的是去除可能因炎症的纤维化反应而使汗腺管道堵塞,防止病变复发。要细心检查残留的瘘管基底。任何微小的残留肉芽都应用细探针详细探查,以发现极微细的瘘管,广泛切除感染灶,开放引流,用填塞法或袋形缝合术创口Ⅱ期愈合或植皮。切除时,既要范围广泛,使窦道彻底开放,又要尽量保留皮岛或真皮小岛,以利于伤口愈合。

病灶特大者,可行广泛切除加转流性结肠造口术。造口是为了避免创口污染,并非常规,一般不轻易采用。

3.术后处理

由于本病的手术主要是扩创,故术后换药至关重要,密切观察创面,直到整个创面完全被皮肤覆盖。可选用甲硝唑、碘伏等局部换药,紫草膏等促进愈合。

4.注意事项

(1)汗腺炎的治疗必须个体化,并且涉及多学科。对于皮肤缺损大的患者可采用皮瓣移植的方法,本病对患者的心理影响也不能被医师忽视。

(2)易复发是本病的特点,尽管有多种治疗方式,复发仍然很常见。

(3)皮肤或皮下有较多窦道,故应注意探查切除,以免遗漏。切除时,既要范围广泛,切开全部瘘管,使窦道彻底开放,又要尽量保留皮岛或真皮小岛,以利于伤口的愈合。

五、护理评估

(一)健康史

了解患者年龄、性别、身高、体重、既往史(肛周有反复发作的化脓性感染、破溃或切开引流史,病程持续 3 个月以上)、家族史、职业、生活及饮食习惯等,找出诱发疾病发生发展的因素。本病以 20~40 岁青壮年男性为多,尤其是有吸烟习惯、糖尿病、痤疮和肥胖者易患此病,由于本病有家族高发倾向,因此可能存在遗传易感性。

(二)身体情况

典型的症状:肛门周围可见数个甚至数十个瘘口,瘘口周围增厚、变硬,色素沉着,呈暗紫色,瘘口处瘢痕多,融合成片,以致病变区凹凸不平。

（三）心理-社会状况

由于本病发病年龄较年轻,多有痤疮和肥胖,病程较长,发病缓慢,又容易反复发作,易形成瘢痕,常影响患者生活质量,若疏于治疗有恶变倾向。给患者生活和工作带来痛苦和不适,而产生焦虑、恐惧或自卑心理。

（四）辅助检查

彩色多普勒超声检查可见瘘管表浅,位于皮下组织,未深及肌肉筋膜。

六、护理诊断

（一）疼痛

与肛周疾病或手术创伤有关。

（二）便秘

与饮水或纤维素摄入量不足、惧怕排便时疼痛有关。

（三）潜在并发症

切口出血、感染等。

（四）尿潴留

与麻醉后抑制排尿反射、切口疼痛等有关。

（五）焦虑

与病情反复、病程长、易形成瘢痕等因素有关。

（六）知识缺乏

缺少有关疾病的治疗和术后康复知识有关。

七、护理措施

（一）非手术治疗护理

1.饮食护理

高脂食物会使皮脂腺分泌过量皮脂。含糖高的食品如摄入过量,大量的糖可以转化为脂类,可加重痤疮生长。因而嘱家属为患者提供低脂、低糖、高维生素、高蛋白质饮食,并鼓励患者多饮水,多进食新鲜蔬菜、水果,避免辛辣刺激性食物。

2.养成良好排便习惯

习惯性便秘者,轻症可每天服用适量蜂蜜,重症可用缓泻药。粪便过于干结有排便困难者,可考虑灌肠通便。

3.肛周中药熏洗

可以清洁肛门,改善局部血液循环、促进炎症吸收、缓解括约肌痉挛、减轻疼痛。

4.缓解疼痛

对有剧烈疼痛的患者,可肛周使用消炎镇痛的药膏。

5.保持肛周清洁

每天便后或睡前清洗肛周。

（二）手术治疗护理

1.术前护理

（1）饮食:术前1天禁食辛辣、刺激、肥腻的食物。术前晚6点遵医嘱服用清肠药。术前禁食

10 小时,禁水 4 小时。

(2)肠道准备:术日晨给予清洁灌肠,以确保肠道清洁。

2.术后护理

(1)饮食:手术当天宜进少渣的半流质饮食,如稀饭、米粥、面条等。不宜过早饮用豆浆、牛奶,以免肠胀气不适;术后第 1 天可进普食,适当摄入肉、蛋等营养食物;术后第 2 天可进食含纤维素的蔬菜、水果。禁烟酒、辛辣刺激、肥甘食品,同时应多饮水以软化大便。

(2)保持大便通畅:48 小时后鼓励患者排便,并要养成每天定时排便的习惯,保持大便通畅。便秘时,用手绕脐周顺时针按摩腹部,每天 3 次,每次 20～30 圈。有一部分患者因为害怕排便引起伤口疼痛,故通过严格控制饮食来控制排便,常常因此导致营养不良使伤口愈合延迟,作为护理人员应及时发现此类患者并加以劝导,告之为控制饮食而控制排便会人为导致排便困难的后果,应顺其自然形成规律饮食、规律排便的良性循环。

(3)疼痛护理:由于肛周部血管、神经丰富,神经末梢对炎症、水肿、压力等刺激非常敏感,也和患者对疼痛的耐受性有关。要多与患者交谈,分散其注意力,如疼痛较重不能耐受者,中医疗法可给予中药熏洗、耳穴压豆、穴位按摩、理疗、中药湿敷等,必要时遵医嘱给予止痛药物。

(4)病情观察:密切观察术后情况,及时测量血压、脉搏、呼吸及面色变化,注意创面有无渗血,敷料是否染血等。观察有无切口感染等其他并发症。如发现异常,应及时报告医师,做到及时处理。

(5)尿潴留处理:术后患者出现排尿障碍是因为麻醉、精神紧张、切口疼痛等所致,要做到心平气和,不要急躁,正常饮水。可听流水声,热敷小腹部,一般都能自行排出,如上述措施无效,可遵医嘱给予耳穴压豆。若患者腹部难忍、有急迫排尿感、膀胱充盈,小便仍未自行解出,则考虑为尿潴留,遵医嘱可导尿。

(6)换药与肛周中药熏洗:术后应保持伤口清洁,要每天换药。伤口在排便后中药熏洗,并更换敷料。护理程序:先排便—再清洗—再熏洗—后换药。

3.心理护理

在护理本病患者时,护理人员首要问题是鼓励患者主动宣泄疾病带来的各种身心压抑,用心倾听患者,主动调动患者积极性,对患者表示理解与同情。耐心向患者讲解肛门周围化脓性汗腺炎的病情及相关知识,消除或减轻患者的焦虑、恐惧、自卑心理。

八、护理评价

(1)患者疼痛是否减轻或消失。

(2)患者的排便是否正常。

(3)患者有无并发症发生或并发症得以及时发现或处理。

(4)患者的排尿是否正常。

(5)患者是否发生过焦虑或焦虑减轻。

(6)患者是否了解肛门周围化脓性汗腺炎治疗和术后康复知识的方法。

九、健康教育

(1)患者应多进食新鲜蔬果,发病时禁饮酒或食辛辣刺激食物,少食厚味食物。

(2)加强局部卫生护理,保持皮肤功能的完整性及肛周干燥,对于皮肤病,尤其是瘙痒性皮肤病,应及时进行合理治疗,防治皮肤损伤,避免搔抓及皮肤摩擦等刺激。嘱患者注意个人卫生,既要保持皮肤、头发清洁,又要避免过度清洗。清洁皮肤时应以温水为宜,如需选择洗涤剂,则应选择中性、柔和的洗涤剂,不能选择碱性或刺激性强的洗涤剂。穿着以宽松、柔软的棉质衣服为宜,尤其是贴身衣服,宜勤换并用开水烫洗或阳光曝晒消毒。嘱患者不与他人混用梳子,宜选用稀齿梳,尖端不可过锐,用力不能过猛,以免损伤头皮,用后定时清洁消毒。

(3)养成良好的生活习惯,勤剪指甲,勿搔抓、搓擦皮肤,严禁挤压痤疮脓点,尤其面部三角区部位的脓点,防止继发颅内感染。

(4)本病易发生于肥胖人群,故控制吸烟、减轻体重、多运动,有利于改善患者内环境的代谢紊乱。

(5)给予患者适当的心理疏导,帮助患者建立正确的疾病观,益于治疗。

(孙菲菲)

第七节　肛隐窝炎与肛乳头炎

肛隐窝炎与肛乳头炎均为常见病,只是由于其症状较轻而易被忽视。临床上这两种疾病多为伴发而可视为一种疾病。

肛隐窝炎(又称肛窦炎)是指肛隐窝、肛门瓣的急、慢性炎症性疾病。由于炎症的慢性刺激,常可并发肛乳头炎、肛乳头肥大。其临床症状是肛门部不适、潮湿、瘙痒,甚至有分泌物、疼痛等。通常由于症状较轻,又在肛门内部,易被忽视。有研究表明肛隐窝炎是引起肛肠感染性疾病的主要原因。据统计约有85%的肛门周围脓肿、肛瘘、肛乳头肥大等是由肛窦感染所引起。因此,对本病的早期诊断和治疗,对预防严重的肛管直肠部位感染性疾病有积极的意义。

肛乳头炎是由于排便时创伤或齿状线附近炎症引起的疾病。常与肛窦炎并发,是肛裂、肛瘘等疾病的常见并发症。

一、病因与发病机制

(一)解剖因素
肛隐窝炎的发生与肛门部位的解剖特点有着密切的关联。肛隐窝的结构呈杯状,底在下部,开口朝上,不仅引流差,还使积存的粪渣或误入的外物通过肛管时,引发感染和损伤。

(二)机械因素
干硬粪便通过肛管时,超过了肛管能伸张的限度,造成肛窦及肛门瓣的损伤。

(三)细菌侵入
肛窦中存在大量细菌,当排便时肛窦加深呈漏斗状,造成粪渣积存,肛腺分泌受阻,细菌易繁殖,病原菌从其底部侵入肛腺,引起肛隐窝炎,继而向周围扩散引发其他肛肠疾病。

(四)病理改变
局部水肿、充血、组织增生。

二、临床表现

轻度的肛隐窝炎和肛乳头炎常无明显的症状,病变程度较重时可出现以下表现。

(一)肛隐窝炎临床表现

1.肛门不适

往往会有排便不尽、肛门坠胀及异物感。

2.疼痛

疼痛为常见症状,一般为灼痛或撕裂样痛。撕裂样痛多为肛门瓣损伤或肛管表层下炎症扩散所致,排便时加重。若肛门括约肌受炎性刺激,可引起括约肌轻度或中度痉挛性收缩使疼痛加剧,常有短时间阵发性钝痛,或疼痛持续数小时,严重者疼痛可通过阴部内神经、骶神经、会阴神经出现放射性疼痛。

3.肛门潮湿、瘙痒、分泌物

由于肛隐窝炎和肛门瓣的炎症致使分泌物增加。肛门周围组织炎性水肿可引起肛门闭锁不全性渗出,出现肛门潮湿、瘙痒。

(二)肛乳头炎临床表现

发生急性炎症时,而引起肛内不适感或隐痛。长时期炎症刺激可引起肛乳头肥大,并随多次排便动作使肥大的乳头逐渐伸长而成为带蒂的白色小肿物,质地较硬,不出血。该肿物起源齿状线,在排便时脱出肛门外,同时加重肛门潮湿和瘙痒症状。

三、辅助检查

直肠指诊和肛门镜是主要的检查手段。明确诊断可以通过上述的临床表现,再结合直肠指诊和肛门镜即可。

(一)直肠指诊

检查时常会感到肛门括约肌较紧张,转动手指时在齿线附近可扪及明显隆起或凹陷,并伴有明显触痛,多在肛管后方中线处。

(二)肛门镜检查

检查时可看见肛窦和肛门瓣充血、水肿,轻压肛窦会有分泌物溢出,肛乳头炎也肿大、充血。

四、治疗要点

(一)肛隐窝炎

1.非手术治疗

包括中药灌肠,每天 2 次;栓剂有止痛栓、消炎栓。方法:大便后清洗肛门,坐浴后将栓剂轻轻塞入肛门内,每天 2 次,每次 1～2 粒;化腐生肌膏外敷,同时配合坐浴等治疗。

2.手术治疗

对于药物治疗无效者,可行肛窦切开术等。肛窦切开术方法:先用钩形探针钩探加深的肛隐窝,然后沿探针切开肛隐窝到内括约肌,切断部分内括约肌,切除病窦及结节,做梭形切口至皮肤,创面修整,使引流通畅。可在切口上方黏膜缝合 1 针以止血。注意切除不可过深以防术后出血,本术式可根治肛窦炎。

(二)肛乳头炎

1.非手术治疗

适用于急性肛乳头炎,方法:同肛隐窝炎的非手术治疗处理。

2.手术治疗

可行肛乳头切除术。方法:患者侧卧位,在骶麻下用止血钳将肛乳头基底部钳夹,用丝线结扎,然后切除。对术后患者,应每天中药熏洗坐浴,口服润肠通便的药物,防止大便干燥,影响伤口愈合。同时,在3～5天后以手指扩张肛管,以免伤口粘连。

五、护理评估

(一)术前评估

1.健康史

(1)一般情况:包括性别、年龄、婚姻状况。

(2)家族史:了解患者家庭中有无肿瘤等病史。

(3)既往史:了解患者有无习惯性便秘、肠炎等病史。

2.身体情况

(1)主要症状与体征:评估患者大便性质、次数,大便后有无疼痛、坠胀,肛门有无肿物脱出,有无分泌物从肛门流出,肛周皮肤有无瘙痒等情况。

(2)辅助检查:直肠指诊、肛门镜等检查结果异常。

(3)心理-社会状况:了解患者对本病及手术的认知情况、心理承受能力,家庭对患者支持度,患者承担手术的经济能力等。

(二)术后评估

1.手术情况

了解术后手术、麻醉方式及术中情况。

2.康复情况

了解术后生命体征是否平稳,伤口出血和愈合情况,有无感染并发症发生,肛门功能恢复情况。

3.心理-社会状况

了解患者情绪变化,对术后护理相关知识的知晓及配合程度。

六、护理诊断

(一)疼痛

与排便时肛管扩张,刺激肛管引起括约肌痉挛有关。

(二)便秘

与不良饮食或不良的排便习惯或患者恐惧排便疼痛等因素有关。

(三)潜在并发症

感染,与直肠肛管脓肿、肛门周围脓肿与积存粪渣,细菌繁殖引起局部感染,并向周围组织扩张有关。

七、护理措施

(一)非手术治疗护理

1.缓解疼痛

(1)坐浴:便后用中药熏洗坐浴或温水坐浴,可松弛肛门括约肌,改善局部血液循环,缓解肛门疼痛。坐浴过程中注意观察患者意识、神志、面色等防止虚脱;严格控制水温防止烫伤。

(2)药物:疼痛明显者,可遵医嘱口服止痛药或肛门内塞入止痛或消炎栓,注意观察用药后的反应。

2.肛门护理

每次大便后及时清洗肛门,定期更换内裤,保持局部清洁干燥。肛门局部瘙痒时,勿用手抓挠,以免损伤皮肤。

3.保持大便通畅

(1)饮食上要多饮水,多食含粗纤维多的蔬菜和水果。如笋类纤维素含量达到 30%～40%。此外,还有蕨菜、菜花、菠菜、南瓜、白菜、油菜菌类等;水果有其红果干、桑葚干、樱桃、酸枣、黑枣、大枣、小枣、石榴、苹果、鸭梨等,其中含量最多的是红果干,纤维素含量接近 50%。少食辛辣刺激的食物,防止大便干燥,引起便秘。

(2)养成良好的排便习惯。每天定时排便,适当增加机体活动量,促进肠蠕动,利于排便。

(3)对于排便困难者,必要时服用缓泻剂或灌肠,以润肠松软大便,促进大便的排出。

(二)手术治疗护理

1.术前护理

(1)心理护理:多与患者沟通,讲解疾病的相关知识及术前术后注意事项等,消除患者紧张的心理,积极配合治疗,使其以良好的心态迎接手术。

(2)肠道准备:术前 1 天晚上 7 点开始口服润肠药如聚乙二醇电解质散,排便数次。晚 10 点起禁食水。术日晨首先给肥皂水 500 mL 灌肠,排一次便后,再给予甘油灌肠剂 110 mL 肛注。

2.术后护理

(1)病情观察:观察患者神志、生命体征是否平稳、有无肛门坠胀疼痛、伤口敷料有无渗血等,发现异常,及时报告医师,给予相应处理。

(2)饮食与活动:手术当天给予清淡的半流食,术后第一天开始进普食。可选择高蛋白、高热量、高维生素的饮食。手术当天卧床休息,术后第一天开始下地活动,以后逐渐增加活动量。目的是防止由于过早排便造成伤口出血或感染。

(3)伤口换药:每天伤口换药 1～2 次,换药时评估伤口创面肉芽生长情况。换药时注意消毒要彻底,动作要轻柔,以免增加患者痛苦。

(4)排便的护理:术后控制大便 2 天,术后第一天晚上口服润肠药如聚乙二醇电解质散,术后第二天早晨开始排便,以后保持每天排成形软便一次。便后首先用温水冲洗伤口,再用中药熏洗坐浴 10 分钟。目的是清洁伤口,减轻疼痛,促进创面愈合、预防感染的发生。熏洗坐浴过程中要防止患者虚脱、烫伤等意外发生。

八、护理评价

(1)患者疼痛缓解或消失。

(2)患者排便正常。

(3)并发症能够被有效预防或及时发现并得到相应治疗。

九、健康教育

(1)加强饮食调节,防止大便干燥。多食新鲜的水果和蔬菜,多饮水,禁食辣椒等刺激性食物。

（2）积极锻炼身体，增强体质，增进血液循环，加强局部的抗病能力。

（3）保持肛门清洁，勤换内裤，坚持每天便后清洗肛门，防止感染。

（4）积极防治便秘及腹泻，对预防肛隐窝炎和肛乳头炎的形成有重要意义。

（5）一旦发生肛隐窝炎或肛乳头炎，应早期医治，以防止并发症的发生。

（孙菲菲）

第八节　肛乳头瘤

肛乳头瘤又称肛乳头肥大或乳头状纤维瘤，是一种肛门常见的良性肿瘤。由于直肠下端与口径较小的肛管相接，呈现8～10个隆起的纵行皱襞，称肛柱。肛管与肛柱连接部位的三角形乳头状隆起，称为肛乳头。有很多学者认为，肛乳头肥大是一种增生性炎症改变的疾病，是肛乳头因粪便或慢性炎症的长期刺激，持续地纤维化增生而逐渐增大变硬而形成的。临床上随着肛乳头逐渐增大，有时可随排大便脱出肛外，反复脱出，刺激肛管，可使局部分泌物增多，有时还会出现便后带血，排便不净的感觉和肛门瘙痒。很少癌变，但不排除恶变倾向，因此积极的治疗可早期切除。

一、病因与发病机制

（1）肛乳头周围组织的反复炎性刺激便秘致粪便长期存留刺激、腹泻致排便刺激频繁，局部肛窦炎、肛乳头炎长期迁延。

（2）慢性肛裂三期以上的肛裂的顶端与肛窦接近，肛裂反复发作，炎性刺激此处的肛乳头，致逐渐增生而成。

（3）外伤或肛门其他疾病致局部血流障碍、淋巴回流不畅。

二、临床表现

（1）早期一般无明显症状，常在体检时被指诊发现。

（2）肿物逐渐生长增大，部分患者可出现某些症状，如肛内坠胀、排便不尽感。

（3）瘤体反复脱出可有异物摩擦不适感，少数患者发生嵌顿感染时，可有疼痛、出血，或看见表面破溃、糜烂。另外，因生长部位不同临床表现也不尽相同。①肛门不适：初起，肛门有坠胀的感觉，有时肛门瘙痒不适，如有炎症，不仅坠胀感明显，还可因刺激而频欲排便。②肛乳头脱出：肛乳头长到一定程度，大便时能脱出肛外。开始大便后能自行回缩于肛内，逐渐需用手推方能缩回肛内，甚至长期脱出肛外。③出血和疼痛：遇干硬大便擦伤肛门，可带血、滴血及疼痛。④嵌顿：肥大肛乳头脱出肛门外后，若未及时推回肛内，则会发生嵌顿，嵌顿后水肿、疼痛较剧烈，行动不便，坐卧不宁，甚至大小便均困难。⑤肛门镜检查可见齿线处充血水肿。⑥肛门瘙痒和易潮湿。

三、辅助检查

(一)肛门镜或电子直肠乙状结肠镜

于齿线水平可见单发或多发肥大肛乳头或乳头状瘤。

(二)病理切片

可见肛乳头肥大,间质慢性炎及血管扩张。

四、治疗要点

为解除其恶变的后顾之忧,宜早期手术切除或结扎。

(一)非手术治疗

对一些症状比较轻的患者,非手术疗法仍然是主要的治疗方法。热水坐浴每天 1~2 次,局部热敷,改善血液循环,促使炎症的吸收。

早期瘤体较小时,可呈锥状或乳头状突起,若暂不予手术时应注意其生长变化情况,若伴有肛窦炎、便秘、腹泻等需积极治疗,避免持续刺激瘤体增生。

(二)手术治疗

对于可触及齿线处明显隆起肿物,或有脱出,或呈明显增长趋势。伴有反复破溃出血、疼痛、局部摩擦感等不适等症状者,可选择手术切除术。

五、护理评估

术前详细了解病史,认真做好全身检查,注意患者有无心脏病、高血压、糖尿病等全身性疾病。常规行血、尿、便、胸片、凝血机制、心电图、肝功能、肾功能等检查,肛门直肠的局部检查包括直肠指诊、直肠乙状结肠镜检查等。做好患者的思想工作,消除其紧张情绪。

六、护理诊断

(一)急性疼痛

与血栓形成,肥大肛乳头嵌顿,术后创伤有关。

(二)便秘

与不良饮食,排便习惯等有关。

(三)潜在并发症

贫血、肛门狭窄、尿潴留、创面出血、切口感染等。

七、护理措施

(一)非手术治疗护理/术前护理

1.饮食与活动

嘱患者多饮水,多吃新鲜蔬菜、水果,多吃粗粮,少饮酒,少吃辛辣刺激食物。养成良好生活习惯,养成定时排便的习惯。适当增加运动量,促进肠蠕动,切忌久站、久坐、久蹲。必要时使用通便药物。

2.温水坐浴

便后及时清洗,保持局部清洁舒适,必要时用肛洗一号坐浴,控制温度在 43~46 ℃,每天2~

3次,每次20～30分钟,以预防病情进展及并发症。

3.脱出肥大乳头回纳

痔块脱出时应及时回纳,嵌顿性肥大乳头应尽早行手法复位,注意动作温柔,避免损伤;急性肛乳头炎应局部应用抗生素软膏。

4.术前准备

缓解患者的紧张情绪,指导患者进少渣饮食,术前排空大便,必要时灌肠,做好会阴部备皮及药敏试验,贫血患者应及时纠正。

(二)术后护理

1.饮食与活动

术后1～2天应以无渣或少渣流质、半流质为主。术后24小时内可在床上适当活动四肢、翻身等,24小时后可适当下床活动,逐渐延长活动时间,并指导患者进行轻体力活动。伤口愈合后可以恢复正常工作,学习和劳动,但要避免久站或久坐。同时,便后坚持肛门坐浴,可用1:1 000高锰酸钾液或肛洗一号,或用中药煎熬坐浴熏洗肛门,每次10～15分钟。还要忌食生冷之物及油腻之品,以防发生腹泻或粪渣堵塞肛窦。注意创面有无渗血,如敷料已被染湿应及时更换。按医嘱补充液体或抗生素,或口服各类药物。饮食以高蛋白、低脂肪为主,多喝汤汤水水,促进营养吸收。

2.控制排便

术后早期患者会存在肛门下坠感或便意,告知其是敷料刺激所致,术后3天尽量避免解大便,促进切口愈合,可于术后48小时内口服阿片酊以减少肠蠕动,控制排便。之后应保持大便通畅,避免便干,避免排便时用力。如有便秘,口服液状石蜡或其他缓泻剂,但切忌灌肠。肛乳头瘤术后患者如果已行肛门直肠周围脓肿手术,术后的护理及换药即成为主要的治疗手段,是关键所在。所以患者应遵从医嘱,注意饮食,忌食辛辣刺激醇酒之品,多食瓜果蔬菜,以保持大便通畅。

3.疼痛护理

大多数肛肠术后患者创面疼痛剧烈,是由于肛周末梢神经丰富,或因括约肌痉挛,排便时粪便对创面的刺激,敷料堵塞过多等导致。判断疼痛原因,给予相应处理,如使用镇痛剂、去除多余敷料等。

4.并发症的观察与护理

(1)尿潴留:术后24小时内,每4～6小时嘱患者排尿1次,避免因手术、麻醉刺激、疼痛等原因造成术后尿潴留。若术后8小时仍未排尿且感下腹胀痛隆起时,可行诱导排尿,针刺耳穴埋籽或导尿等。

(2)创面出血:由于肛管直肠的静脉丛丰富,术后容易因为止血不彻底、用力排便等导致创面出血。通常术后7天内粪便表面会有少量出血,如患者出现恶心、呕吐、心慌、出冷汗、面色苍白等,并伴肛门坠胀感和急迫排便感进行性加重,敷料渗血较多,应及时通知医师行相应处理。

(3)切口感染:直肠肛管部位由于易受粪便,尿液等的污染,术后易发生切口感染。应注意术前改善全身营养状况;术后2天内控制好排便;保证肛门周围皮肤清洁,便后用1:5 000高锰酸钾溶液坐浴;切口定时换药,充分引流。

(4)肛门狭窄:术后观察患者有无排便困难及大便变细,以排除肛门狭窄。如发生狭窄,及早行扩肛治疗。

(5)如有发热、寒战等症状,须及时加用清热凉血药,亦可使用抗生素治疗。

（6）并发肛裂则一并切除。

（7）如伴有多个肛乳头肥大者,需分次手术。

5.术后换药护理

换药时肉芽以新鲜红色为佳,如遇肉芽组织生长高出表皮,应做修剪;遇有创口桥形愈合或缝合创口有感染者,则应剥离敞开创口,或拆除缝线敞开创口。有挂线者,如术后 7～9 天挂线未脱落,做换线再挂处理,缝合创口以 5～7 天拆线为佳,还要注意保持创面的引流通畅,填塞凡士林纱条或药条,应紧贴创面,内口应到位,以创面肉芽从下朝上、从内至外生长为最佳,这样就能避免桥形愈合,获得最佳的手术效果。

八、护理评价

（1）患者疼痛得到缓解或控制,自述疼痛减轻。

（2）患者排便正常。

（3）患者未发生并发症,或并发症能够及时发现并得到相应处理。

九、健康教育

肛乳头肥大的预防:肛乳头肥大是由慢性炎症长期刺激而引起的,得了肛乳头肥大使患者坐立不安,心情低落,要如何预防肛乳头肥大? 下面简单介绍肛乳头肥大的预防措施。

（1）避免吃一些刺激性食物,如辛辣。

（2）改正不良的生活习惯,如饮酒、久坐都会刺激。

（3）保持肛门清洁,勤换内裤,坚持每天便后清洗肛门,对预防感染有积极作用。

（4）积极锻炼身体,增强体质,增进血液循环,加强局部的抗病能力,预防感染。

（5）及时治疗可引起肛周脓肿的全身性疾病,如溃疡性结肠炎、肠结核等。

（6）不要久坐湿地,以免肛门部受凉受湿,引起感染。

（7）积极防治其他肛门疾病,如肛隐窝炎和肛乳头炎,以避免肛周脓肿和肛瘘发生。

（8）防止便秘和腹泻,对预防肛周脓肿与肛瘘形成有重要意义。

（9）一旦发生肛门直肠周围脓肿,应早期医治,以防蔓延、扩散。

（孙菲菲）

第九节　出口梗阻型便秘

出口梗阻型便秘又称直肠型便秘或盆底肌功能不良,是指排便出口组织、器官发生形态结构改变,导致大便不能顺利通过肛门排出,约占慢性便秘的 60%,本病以青壮年女性为多见、直肠无力型见于老年人。在传统分类所指的出口梗阻型便秘中,有相当比例的患者存在或合并存在肛门直肠形态结构异常,特别是在与手术有关的研究报道中。

一、病因与发病机制

在导致出口梗阻型便秘的常见病因中,临床将其分型为以下 3 种。

（一）盆底松弛综合征

盆底松弛综合征包括直肠内脱垂、直肠前突、直肠内套叠、直肠瓣肥大。

（二）盆底失弛缓综合征

盆底失弛缓综合征包括耻骨直肠肌综合征、盆底痉挛综合征（包括耻骨直肠肌痉挛、肛门痉挛）、会阴下降综合征、内括约肌失弛缓症则与罗马Ⅲ标准中的功能性排便障碍中的不协调排便属于同义词。不协调性排便是指在试图排便时耻骨直肠肌、肛门括约肌未能松弛，或松弛不足，或反而收缩；既往也有将不协调收缩翻译为矛盾收缩。

（三）肠外梗阻型

肠外梗阻型如子宫后倾、盆底肿瘤、炎症等。部分出口梗阻患者同时存在形态结构改变和排便功能障碍，临床上难以区分二者在慢传输型便秘的症状产生中孰因孰果，或各自所占百分比，这也是在现阶段一些学者仍主张沿着出口梗阻型便秘来表述这类慢性便秘的理由。出口梗阻型便秘包括了比功能性排便障碍更广泛的疾病谱。

二、临床表现

（1）排便困难、费时费力。

（2）排便肛门有不尽感及肛门坠胀。

（3）排便时肛门有持续压力下降感。

（4）会阴部有下坠感。

（5）排便大多数需灌肠。

（6）需在肛门周围加压才能排便，或者需用手指插入阴道或直肠才能排便。

（7）将卫生纸卷插入直肠诱导排便。

（8）肛门处有疝或陷窝的感觉。

（9）肛门直肠指检时肠内可存在泥样粪便，用力排便时，肛门外括约肌呈矛盾性收缩。

（10）结肠慢传输试验中，72小时多数标志物滞留在直肠内不能排除。

（11）肛门直肠测压时显示。①肛管直肠静息压升高；②用力排便时肛门外括约肌矛盾性收缩或直肠壁的感觉阈异常。

三、辅助检查

便秘患者除了血、尿、便三大常规，以及血生化、腹部彩超、胸片、心电图等检查外，为了明确诊断，还需要完善以下专科检查。

（一）直肠指诊

通过检查患者模拟排便的动作，对其肛门内外括约肌、耻骨直肠肌的张力情况以及功能是否协调有一个基本评估。

（二）肛门镜或直肠镜检查

通过肛门镜或直肠镜经肛门缓缓进入检查肛管直肠局部之病变，有无痔疮、肛乳头纤维、溃疡、炎症、直肠瓣变异等，必要时可取组织病理检查。

（三）电子结肠镜

通过安装于肠镜前端的电子摄像探头观察大肠黏膜颜色有无变化，肠腔有无狭窄、有无溃疡、炎症、息肉、肿瘤等，此检查需要完全清洁灌肠，否则不能检查彻底。

(四)钡灌肠

通过肛门注入钡剂拍片观察大肠的长短、有无冗长、下垂、盘曲、有无畸形、狭窄、扩张、袋形是否正常以及大肠位置是否正常等来判断是否存在巨结肠、结肠冗长症、脾曲综合征、盆底疝等，此检查前后需要清洁灌肠。

(五)胃肠运输实验

通过口服含有特殊标志物的胶囊并服后 8 小时、24 小时、48 小时、72 小时拍片观察标志物的位置来判断胃肠蠕动功能的异常。若 72 小时拍片标志物不能超过 80% 即可诊断为结肠慢传输型便秘，此检查期间不能应用任何影响胃肠道的药物。

(六)排粪造影检查

又称为动态性或排空型造影检查，是一种模拟排便的过程。它是通过向患者直肠内注入造影剂(硫酸钡)，动态观察静息、提肛、力排及排空后状态下直肠及肛管形态、功能位置及位置变化的特殊造影检查方法。用以了解直肠、肛管及盆底结构有无功能性及器质性改变，明确引起出口梗阻型便秘诊断的重要依据。

1.静息状态

直肠注入钡剂后，患者保持静息自然状态。

2.提肛状态

遵医师嘱咐，患者用力向上收紧肛门病适时保持。

3.力排状态

遵医师嘱咐，患者用力将钡剂排出肛门。

(七)肛门直肠压力测定

为研究某些肛门直肠疾病和排便异常提供病理生理依据。正常排便应该有内外括约肌、盆底肌同步迟缓，排便压的有效升高及排便通道的畅通无阻。排便时，结肠及直肠松弛，内外括约肌、耻骨直肠肌均处于张力收缩状态，排便阻力大于排便动力，粪便得以储存；排便时，结、直肠肌收缩，肠腔内压力增高，腹肌亦收缩使腹压增高，而内括约肌、耻骨直肠肌、外括约肌均反射性松弛，肛管压力迅速降低，上述压力梯度逆转，排便动力大于排便阻力，粪便排出肛门。这两种状态下肛管、直肠、盆底的功能变化及各器官协调功能均能通过压力变化而表现出来，通过测压的方法，了解并量化评估肛门直肠维持自制和排便功能，对诊断出口梗阻型便秘有重要临床意义。评估流程：①安静状态下测压；②持续收缩肛门，收缩状态下测压；③持续用力排便，模拟排便测压；④肛管功能长度测定。肛门直肠测压。

(八)盆底表面肌电评估

盆底肌电图是一种无创的，应用于表面电极测量盆底横纹肌复合体的表面肌电活动水平，以此研究盆底横纹肌综合肌动作电位的活动方式。对整个盆底肌群Ⅰ、Ⅱ型肌纤维功能进行评估，辅助诊断、鉴别诊断盆底疾病，指导治疗方案的设定，了解患者盆底肌功能恢复进展及评价治疗的效果。同时有助于判断便秘有无肌源性和神经源性病变，了解有无直肠-肛门括约肌协调运动异常。

(九)球囊逼出试验

球囊逼出试验是检查直肠排便功能的一项辅助检查，其对判断盆底肌功能和直肠感觉功能有重要意义。

（十）盆腔动态多重造影

通过腹腔穿刺,向腹腔内注入造影剂(碘普罗胺),安置尿管,排空小便,向膀胱内注入造影剂(碘普罗胺),在阴道(女性)内放置造影纱布(碘普罗胺),直肠内注入造影剂(硫酸钡),在患者行排便动作中,动态拍片,了解整个盆腔内组织器官在排便过程中的改变,能全面了解盆底的功能状态,此项检查前后需清洁灌肠。

（十一）胃肠心理评估

心理评估对治疗慢性便秘非常重要,有研究显示近50%的功能性便秘患者均存在不同程度的心理异常,如通过焦虑评估量表、抑郁评估量表、气质量表等评分,综合评估患者是否存在因便秘疾病本身造成的心理精神异常、影响的程度如何,是否需要药物干预等。

在出口型便秘检查中其中排粪造影检查、肛门直肠测压、球囊逼出实验、盆腔多重造影检查对诊断出口梗阻型便秘尤为重要,也是诊断与鉴别慢传输型便秘的重要辅助检查。

四、治疗要点

（一）保守治疗

1.合理饮食

(1)保证充足的水分摄入,晨起空腹温水或蜂蜜水500 mL,每天至少1 500～2 000 mL。

(2)保证膳食纤维摄入,成人每天摄入纤维含量25～35 g,如糙米、玉米、大麦、米糠等杂粮,胡萝卜、薯类、四季豆等根茎和海藻类食物。

(3)每天摄入1～2个香蕉、苹果。

(4)每天一杯酸牛奶。

(5)建议不饮酒及服用咖啡因的饮料,它们会加重大便的干燥。

(6)优质蛋白:每天保证鸡蛋1个、瘦肉100～150 g,牛奶250～500 mL和豆腐100 g。

(7)油脂:适量增加烹饪油用量(心血管疾病慎用)。

2.适当运动

每天达到30分钟,每周能有5天时间。

(1)健康散步,40分钟以上,坚持12周,其他全是运动跑步、跳绳、游泳等。

(2)锻炼腹肌训练:如仰卧起坐、吹气球。

(3)锻炼肛门括约肌力量:如提肛运动。

(4)促进肠蠕动:仰卧,顺时针方向,自右下腹开始,顺时针按摩腹部,2～3指,用力中等,每次约1分钟,每天重复10次。

3.生物反馈治疗

生物反馈治疗作为便秘的一线疗法,具有无痛苦、治愈率高、安全无不良反应等特点。每个患者耐受力不同,直肠感觉阈值不同,盆底肌力不同,接受电刺激、肌电促发电刺激及Kegel模板训练治疗方案不同。在治疗过程中通过让患者充分认识所患疾病的病情,强调患者自主盆底肌肉训练,增强患者自我意识和自我调节能力,改善盆底血供,增强盆底神经肌肉兴奋性,改善盆底松弛、痉挛的病症,促进肠蠕动,增加便意,最终达到治疗的目的。一般推荐2～3个月为1个疗程,病情严重,反复发作者建议适当延长疗程,每个疗程10次,每天1次,每次30～40分钟。如果配合规范的球囊训练,可取得较好的治疗效果和稳定的愈合。

4.小球囊盆底肌功能锻炼

小球囊盆底肌功能训练前期准备同小球囊逼出实验,将球囊置于离患者肛门 5~10 cm 外,指导患者做收缩和放松肛门肌肉,时间为 20 分钟,每天总共 60 次。

5.每天晨起坚持锻炼

时间为 20~30 分钟。

6.建立正确的排便习惯

(1)养成正确的排便习惯,每天晨起或餐后 2 小时内尝试排便,因为此时肠活动最活跃,即使无便意每次排便 5~10 分钟,养成排便习惯。

(2)不能抑制便意及刻意忍耐,有便意应立即去排便。

(3)排便时集中精力,不可阅读、玩手机、吸烟等。

7.合理使用泻剂

在医师指导下使用泻剂,长期服用泻剂易引起药物依赖,加重便秘。

(1)益生菌:双歧杆菌,也可服用妈咪爱、酸奶等益生菌制剂。

(2)乳果糖:每次 15~30 mL,15~45 mL/d。普芦卡必利(力洛)每天半片或 1 片(若能正常排便无须继续服用)。上述药物无效可加福松,应避免长期服用刺激性泻药如番泻叶、果导片等。

8.精神心理治疗

在治疗过程中应强调精神心理治疗的重要性,包括健康教育、心理治疗、认知行为治疗、药物治疗等。必要时遵医嘱给予抗焦虑抑郁药物治疗。

(二)手术治疗

经肛手术治疗,包括经肛吻合器直肠切除术、直肠瓣缝扎悬吊术、经会阴直肠前突修补术、盆底抬高术等。

五、护理评估

(1)患者的职业、饮食习惯、排便习惯及诱发饮食。

(2)患者年龄、对疾病的认识以及心理状况。

(3)排便需服泻药及其他方式辅助排便。

(4)患者有无便意或便意淡漠。

(5)患者肛门有无坠胀、有无腹胀等症状。

六、护理诊断

(一)焦虑、恐惧

与患者对自身疾病及手术效果有关。

(二)疼痛

与术后切口有关。

(三)部分生活自理能力缺陷

与手术伤口及卧床有关。

(四)知识缺乏

与对便秘相关知识及术后康复知识有关。

（五）睡眠形态紊乱

与伤口疼痛有关。

（六）自我形象紊乱

与手术部位有关。

（七）潜在并发症

尿潴留、出血、感染、排便困难、肛门坠胀。

七、护理措施

（一）术前护理

1.心理护理

患者手术前常有情绪紧张、焦虑、注意力高度集中或恐惧,对治疗心存顾虑,对治疗相关知识缺乏,担心手术后恢复效果。护士应帮助患者做好充分的心理准备,耐心讲解疾病相关知识,对疾病进行健康宣教,讲解手术的优点,并向患者成功手术案例,使患者接受手术,树立战胜疾病的信心。

2.术前常规准备及肠道准备

（1）饮食:术前1天清淡易消化饮食,术前6小时禁食、4小时禁饮。

（2）皮肤、肠道准备:术前备皮,术前晚、术晨行清洁灌肠。

（3）术前建立静脉通道给予术前抗生素及林格液静脉滴注。

（二）术后护理

1.一般护理

观察患者意识、面色,测量患者体温、脉搏、呼吸、血压,注意观察创口敷料有无渗血、脱落,发现异常及时报告医师,及时给予更换敷料并加压包扎,严密观察病情变化。

2.体位

术后回病房遵医嘱去枕平卧4小时,禁饮、禁食。手术当天减少活动,除需下床如厕外需在床上休息,避免早坐位或下蹲,防止肛内缝合处裂开。下床时需动作缓慢、搀扶,不可离人。

3.饮食护理

嘱患者4小时后麻醉清醒后可适量饮水,若无恶心、呕吐等不适,给予正常饮水同时可给予半流质饮食,如稀饭、面条、藕粉等,避免进食刺激或胀气的食物,如豆类、牛奶、洋葱等。术后第2天遵医嘱给予普食,进食富含纤维素的食物和足够的水分,禁辛辣燥热的食物。

4.疼痛护理

术后伤口疼痛是肛肠手术患者最常见的症状,也是患者最担心的,麻醉作用消失后患者会开始感觉到疼痛。

（1）术后应定时评估患者有无疼痛、疼痛的性质、症状。通过建立疼痛评分表,及时、准确、客观地对患者术后疼痛做出评分,根据评分采取相应的护理措施。

（2）术后必要时给予患者镇痛泵使用,此方法止痛效果明显,在使用镇痛泵的过程中,观察患者有无头晕、恶心欲吐等症状,镇痛泵一般在72小时停用。

（3）若患者疼痛不能耐受者,应立即报告医师,遵医嘱给予肌内注射止痛针。

（4）给予患者心理支持,分散其注意力,嘱患者听音乐、看书等,疏导不良心理,消除疑虑,保持乐观情绪。

5.小便护理

(1)观察患者术后有无便意感,有无小腹胀痛,叩诊膀胱是否充盈。嘱患者下床小便时可听流水声、按摩腹部诱导排便。

(2)若观察患者小便自解困难,叩诊膀胱充盈,给予热敷小腹,并报告医师,遵医嘱给予口服特拉唑嗪,或肌内注射新斯的明。仍不能自解者遵医嘱给予床旁留置导尿。

6.大便护理

一般情况下患者术后当天不会有大便排出,术后第一日嘱患者尽量不排便。

(1)嘱患者每天清晨温水或蜂蜜水温服,嘱患者养成排便习惯,晨起或餐后2小时如厕排便,避免久蹲。

(2)术后的患者常因精神紧张,由于伤口疼痛惧怕排便,担心大便影响伤口愈合,护士应加强患者健康宣教,讲解疼痛的机制,解释术后排便的重要性,消除患者的紧张、顾虑情绪,嘱患者自然放松,是肛门括约肌处于松弛状态,改变肛直角,使大便顺利排出,必要时给予止痛药。便后给予中药坐浴,换药。

7.睡眠形态紊乱的护理

(1)评估导致患者不寐的具体原因,尽量减少或消除患者睡眠形态的因素。

(2)为患者安排合理的运动、活动,减少白天卧床、睡眠时间,帮助患者适应环境及生活方式的改变,夜间患者睡眠时,除必要的操作,不宜干扰患者休息。

(3)有计划性地对患者进行心理疏导,减轻患者焦虑、抑郁、恐惧等心理状态,从而改善患者的睡眠。

(4)药物指导给予抗抑郁药物(草酸艾司西酞普兰片)。

8.自我形象紊乱的护理

护士在为患者进行操作时应注意保护患者的隐私。

9.术后并发症的护理

(1)出血:严密观察患者伤口敷料,是否有渗血渗液。严密观察患者的生命体征、脉搏、心率、呼吸、神志、体温。观察患者排便时有无带血,嘱患者勿用力排便,以免引起伤口出血。如患者伤口敷料有鲜红色血液渗出,应立即通知医师并协助医师进行止血甚至抢救处理。

(2)排便困难:术后患者因恐惧排便引起伤口疼痛,担心伤口愈合,刻意忍耐便意,导致粪便干硬不易排出。观察患者术后第二日起有无自行排大便,有无腹胀,有无强烈的便意感,如3~4天仍未排便必要时遵医嘱给予清洁灌肠。

(3)肛门坠胀:术后1周观察患者有无肛门坠胀感,指导患者适当的提肛运动或膝胸卧位,以减轻患者肛门坠胀感。

八、护理评价

患者术后焦虑情绪得到缓解,心态平和,积极配合治疗。术后患者疼痛得到缓解,自诉伤口疼痛可耐受,疼痛评分为2~3分。小便均自解、通畅,偶有大便排出困难的患者,遵医嘱给予清洁灌肠后,腹胀等不适均缓解,至患者出院大便每天1~2次。通过以上护理措施,对提出的护理诊断均得到缓解和消除。

九、健康教育

(1)保持心情舒畅,适量活动、避免久蹲、久坐。

(2)饮食原则宜食清淡易消化食物,可食粗纤维食物,适量水果。

(3)每天水的摄入量在 2 000~2 500 mL,清晨空腹温水或蜂蜜水 500 mL。

(4)保持大便通畅,并观察有无便血,发现异常及时报告医师。

(5)腹部按摩嘱患者仰卧,按摩者以顺时针方向,自右下腹开始,沿结肠走行方向缓慢进行,一般使用 2~3 根手指,用力中等,每一圈用时约 1 分钟,每天重复 10 次。

(6)每天坚持做提肛运动,缓解肛门坠胀,促进伤口愈合;院外指导督促患者排便训练,注意劳逸结合,避免过度劳累,定期随访。

(孙菲菲)

第六章

妇产科护理

第一节 功能失调性子宫出血

功能失调性子宫出血(dysfunctional uterine bleeding,DUB)简称功血,为妇科常见病。它是由于调节生殖系统的神经内分泌机制失常引起的异常子宫出血,而全身及内、外生殖器官无器质性病变存在。本病常表现为月经周期长短不一、经期延长、经量过多或不规则阴道出血。功血可分为排卵性功血和无排卵性功血两类,约85%病例属无排卵性功血。功血可发生于月经初潮至绝经期间的任何年龄,约50%患者发生于绝经前期,育龄期约占30%,青春期约占20%。

一、护理评估

(一)健康史

1.无排卵性功血

(1)青春期:与下丘脑-垂体-卵巢轴调节功能未健全有关,过度劳累、精神紧张、恐惧、忧伤、环境及气候改变等应激刺激,及肥胖、营养不良等因素易导致下丘脑-垂体-卵巢轴调节功能紊乱,卵巢不能排卵。

(2)绝经过渡期:因卵巢功能衰退,卵巢对促性腺激素敏感性降低,卵泡在发育过程中因退行性变而不能排卵。

(3)生育期:可因内、外环境改变,如劳累、应激、流产、手术或疾病等引起短暂无排卵,亦可因肥胖、多囊卵巢综合征、高泌乳素血症等因素长期存在,引起持续无排卵。

2.排卵性功血

黄体功能不足原因在于神经内分泌调节功能紊乱,导致卵泡期卵泡刺激素(FSH)缺乏,卵泡发育缓慢,雌激素分泌减少,正反馈作用不足,黄体生成素(LH)峰值不高,使黄体发育不全、功能不足。子宫内膜不规则脱落者,由于下丘脑-垂体-卵巢轴调节功能紊乱或黄体机制异常引起萎缩过程延长。

评估时注意了解患者的发病年龄、月经史、婚育史及发病诱因,有无性激素治疗不当及全身性出血性疾病史。

(二)身体状况

1.月经紊乱

(1)无排卵性功血:最常见的症状是子宫不规则性出血,特点是月经周期紊乱,经期长短不一,经量多少不定。可先有数周或数月停经,然后阴道流血,量较多,持续2~3周或更长时间,不易自止,无腹痛或其他不适。

(2)排卵性功血:黄体功能不足者月经周期缩短,月经频发(月经周期短于21天),不易受孕或怀孕早期易流产;子宫内膜不规则脱落者月经周期正常,但经期延长,长达9~10天,多发生于产后或流产后。

2.贫血

因出血多或时间长,患者出现头晕、乏力、面色苍白等贫血征象。

3.体格检查

体格检查包括全身检查和妇科检查,排除全身性疾病及生殖器官器质性病变。

(三)心理-社会状况

青春期患者常因害羞而影响及时诊治,生育期患者担心影响生育而焦虑,围绝经期患者因治疗效果不佳或怀疑为恶性肿瘤而焦虑、紧张、恐惧。

(四)辅助检查

1.诊断性刮宫

诊断性刮宫可了解子宫内膜反应、子宫内膜病变,达到止血的目的。不规则流血者可随时刮宫,用以止血。于月经前一天或者月经来潮6小时内做诊断性刮宫,确定有无排卵或黄体功能,无排卵性功血的子宫内膜呈增生期改变,黄体功能不足显示子宫内膜分泌不良。子宫内膜不规则脱落,于月经周期第5~6天进行诊断性刮宫,增生期与分泌期子宫内膜共存。

2.B超检查

B超检查了解子宫内膜厚度及生殖器官有无器质性改变。

3.血常规及凝血功能检查

此检查了解有无贫血、感染及凝血功能障碍。

4.宫腔镜检查

此检查直接观察子宫内膜,选择病变区进行活组织检查。

5.卵巢功能检查

此检查判断卵巢有无排卵或黄体功能。

(五)处理要点

1.无排卵性功血

青春期和生育期患者以止血、调整周期、促排卵为原则,围绝经期患者以止血、防止子宫内膜癌变为原则。

2.排卵性功血

黄体功能不足的治疗原则是促进卵泡发育,刺激黄体功能及黄体功能替代,分别应用氯米芬、人绒毛膜促性腺激素(HCG)和孕酮;子宫内膜不规则脱落的治疗原则是促使黄体及时萎缩,子宫内膜及时完整脱落,常用药物有孕激素和HCG。

二、护理问题

(一)潜在并发症
贫血。

(二)知识缺乏
缺乏性激素治疗的知识。

(三)有感染的危险
感染与经期延长、机体抵抗力下降有关。

(四)焦虑
焦虑与性激素使用及药物不良反应有关。

三、护理措施

(一)一般护理
患者体质往往较差,应加强营养,改善全身情况,可补充铁剂、维生素 C 和蛋白质。成人体内大约每 100 mL 血中含 50 mg 铁,行经期妇女,每天从食物中吸收铁 0.7～2.0 mg,经量多者应额外补充铁。向患者推荐含铁较多的食物如猪肝、胡萝卜、葡萄干等。按照患者的饮食习惯,为患者制订适合于个人的饮食计划,保证患者获得足够的营养。

(二)病情观察
观察并记录患者的生命体征、出量及入量,嘱患者保留出血期间使用的会阴垫及内裤,以便更准确地估计出血量,出血较名者,督促其卧床休息,避免过度疲劳和剧烈活动,贫血严重者,遵医嘱做好配血、输血、止血措施,执行治疗方案,维持患者正常血容量。

(三)对症护理
1.无排卵性功血

(1)止血:对大量出血患者,要求在性激素治疗 8 小时内见效,24～48 小时内出血基本停止,若 96 小时以上仍不止血者,应考虑有器质性病变存在。

1)性激素止血。①雌激素:应用大剂量雌激素可迅速提高血内雌激素浓度,促使子宫内膜生长,短期内修复创面而止血,主要用于青春期功血。目前多选用妊马雌酮 2.5 mg 或己烯雌酚 1～2 mg。②孕激素:适用于体内已有一定水平雌激素的患者。常用药物如甲羟孕酮或炔诺酮,用药原则同雌激素。③雄激素:拮抗雌激素、增加子宫平滑肌及子宫血管张力而减少出血,主要用于围绝经期功血患者的辅助治疗,可随时停用。④联合用药:止血效果优于单一药物,可用三合激素或口服短效避孕药,血止后逐渐减量。

2)刮宫术:止血及排除子宫内膜癌变,适用于年龄大于 35 岁、药物治疗无效或存在子宫内膜癌高危因素的患者。

3)其他止血药:安络血和止血敏可减少微血管的通透性,氨基己酸、氨甲苯酸、氨甲环酸等可抑制纤维蛋白溶酶,有减少出血量的辅助作用,但不能赖以止血。

(2)调整月经周期:一般连续用药 3 个周期。在此过程中务必积极纠正贫血,加强营养,以改善体质。①雌、孕激素序贯疗法:通过模拟自然月经周期中卵巢的内分泌变化,将雌、孕激素序贯应用,使子宫内膜发生相应变化,引起周期性脱落。适用于青春期功血或生育期功血者,可诱发卵巢自然排卵。雌激素自月经来潮第 5 天开始用药,妊马雌酮 1.25 mg 或己烯雌酚 1 mg,每晚

1次,连服20天,于服雌激素最后10天加用甲羟孕酮每天10 mg,两药同时用完,停药后3～7天出血。于出血第5天重复用药,一般连续使用3个周期。用药2～3个周期后,患者常能自发排卵。②雌、孕激素联合疗法:可周期性口服短效避孕药,适用于生育期功血、内源性雌激素水平较高者或绝经过渡期功血者。③后半周期疗法:于月经周期的后半周期开始(撤药性出血的第16天)服用甲羟孕酮,每天10 mg,连服10天为1个周期,共3个周期为1个疗程。适用于青春期或绝经过渡期功血者。

(3)促排卵:适用于育龄期功血者。常用药物如氯米芬、人绒毛膜促性腺激素(HCG)等。于月经第5天开始每天口服氯米芬50 mg,连续5天,以促进卵泡发育。B超监测卵泡发育接近成熟时,可大剂量肌内注射HCG 5 000 U以诱发排卵。青春期不提倡使用。

(4)手术治疗:以刮宫术最常用,既能明确诊断,又能迅速止血。绝经过渡期出血患者激素治疗前宜常规刮宫,最好在子宫镜下行分段诊断性刮宫,以排除子宫内细微器质性病变。对青春期功血刮宫应持慎重态度。必要时行子宫次全切除或子宫切除术。

2.排卵性功血

(1)黄体功能不足。①黄体功能替代疗法:自排卵后开始每天肌内注射孕酮10 mg,共10～14天,用以补充黄体分泌孕酮的不足。②黄体功能刺激疗法:通常应用HCG以促进及支持黄体功能。于基础体温上升后开始,隔天肌内注射HCG 1 000～2 000 U,共5次,可使血浆孕酮明显上升,随之正常月经周期恢复。③促进卵泡发育:于月经第5天开始,每晚口服氯米芬50 mg,共5天。

(2)子宫内膜不规则脱落。①孕激素:自排卵后第1～2天或下次月经前10～14天开始,每天口服甲羟孕酮10 mg,连续10天,有生育要求可肌内注射孕酮。②HCG:用法同黄体功能不足。

3.性激素治疗的注意事项

(1)严格遵医嘱正确用药,不得随意停服或漏服,以免使用不当引起子宫出血。

(2)药物减量必须按规定在血止后开始,每3天减量1次,每次减量不超过原剂量的1/3,直至维持量,持续用至血止后20天停药。

(3)雌激素口服可能引起恶心、呕吐等胃肠道反应,可饭后或睡前服用;对存在血液高凝倾向或血栓性疾病史者禁忌使用。

(4)雄激素用量过大可能出现男性化不良反应。

(四)预防感染

(1)测体温、脉搏。

(2)指导患者保持会阴部清洁,出血期间禁止盆浴及性生活。

(3)注意有无腹痛等生殖器官感染征象。

(4)按医嘱使用抗生素。

(五)心理护理

注意情绪调节,避免过度紧张与精神刺激。特别是青春期少女,父母们不仅要关注女孩的学习状况与膳食状况,还要重视女孩的情绪变化,与其多沟通,了解其内心世界的变化,帮助其释放不良情绪,以使其保持相对稳定的精神-心理状态,避免情绪上的大起大落。

(六)健康指导

(1)宜清淡饮食,多食富含维生素C的新鲜瓜果、蔬菜。注意休息,保持心情舒畅。

（2）强调严格掌握雌激素的适应证，并合理使用，对更年期及绝经后妇女更应慎用，应用时间不宜过长，量不宜大，并应严密观察反应。

（3）月经期避免剧烈运动，禁止盆浴及性生活，保持会阴部清洁。

（杜艳丽）

第二节　围绝经期综合征

绝经是每一个妇女生命过程中必然发生的生理过程。绝经提示卵巢功能衰退，生殖功能终止，绝经过渡期是指围绕绝经前、后的一段时期，包括从绝经前出现与绝经有关的内分泌、生理学和临床特征起，至最后一次月经后一年。

围绝经期综合征（menopausal syndrome，MPS）以往称为更年期综合征，是指妇女在绝经前、后由于卵巢功能衰退、雌激素水平波动或下降所致的以自主神经功能紊乱为主，伴有神经心理症状的一组综合征。多发生于45～55岁，约2/3的妇女出现不同程度的低雌激素血症引发的一系列症状。绝经分为自然绝经和人工绝经，自然绝经是指卵巢内卵泡生理性耗竭所致的绝经；人工绝经是指双侧卵巢经手术切除或受放射线损坏导致的绝经，后者更易发生围绝经期综合征。

一、护理评估

（一）健康史

了解患者的发病年龄、职业、文化水平及性格特征，询问月经情况及生育史，有无卵巢切除或盆腔肿瘤放疗，有无心血管疾病及其他疾病病史。

（二）身体状况

1.月经紊乱

半数以上妇女出现2～8年无排卵性月经，表现为月经频发、不规则子宫出血、月经稀发（月经周期超过35天）以至绝经，少数妇女可突然绝经。

2.雌激素下降相关征象

（1）血管舒缩症状：主要表现为潮热、出汗，是血管舒缩功能不稳定的表现，是围绝经期综合征最突出的特征性症状。潮热起自前胸，涌向头颈部，然后波及全身。在潮红的区域患者感到灼热、皮肤发红，紧接着大量出汗。持续数秒至数分钟不等。此种血管功能不稳定可历时1年，有时长达5年或更长。

（2）精神神经症状：常有焦虑、抑郁、激动、喜怒无常、脾气暴躁、记忆力下降、注意力不集中、失眠多梦等。

（3）泌尿生殖系统症状：出现阴道干燥、性交困难及老年性阴道炎，排尿困难、尿频、尿急、尿失禁及反复发作的尿路感染。

（4）心血管疾病：绝经后妇女冠状动脉粥样硬化性心脏病（简称冠心病）、高血压和脑出血的发病率及死亡率逐渐增加。

（5）骨质疏松症：绝经后妇女约有25％患骨质疏松症、腰酸背痛、腿抽搐、肌肉关节疼痛等。

3.体格检查

全身检查注意血压、精神状态、皮肤、毛发、乳房改变及心脏功能,妇科检查注意生殖器官有无萎缩、炎症及张力性尿失禁。

(三)心理-社会状况

因家庭和社会环境的变化或绝经前曾有精神状态不稳定等,更易引起患者心情不畅、忧虑、多疑、孤独等。

(四)辅助检查

根据患者的具体情况不同,可选择血常规、尿常规、心电图及血脂检查、B超、宫颈刮片,以及诊断性刮宫等。

(五)处理要点

1.一般治疗

加强心理治疗及体育锻炼,补充钙剂,必要时选用镇静剂、谷维素。

2.激素替代疗法

补充雌激素是关键,可改善症状、提高生活质量。

二、护理问题

(一)自我形象紊乱

其与对疾病不正确认识及精神神经症状有关。

(二)知识缺乏

缺乏性激素治疗相关知识。

三、护理措施

(一)一般护理

改善饮食,摄入高蛋白质、高维生素、高钙饮食,必要时可补充钙剂,能延缓骨质疏松症的发生,达到抗衰老效果。

(二)病情观察

(1)观察月经改变情况,注意经量、周期、经期有无异常。

(2)观察面部潮红时间和程度。

(3)观察血压波动、心悸、胸闷及情绪变化。

(4)观察骨质疏松症的影响,如关节酸痛、行动不便等。

(5)观察情绪变化,如情绪不稳定、易怒、易激动、多言多语、记忆力降低。

(三)用药护理

指导应用性激素。

1.适应证

性激素主要用于治疗雌激素缺乏所致的潮热多汗、精神症状、老年性阴道炎、尿路感染,预防存在高危因素的心血管疾病、骨质疏松症等。

2.药物选择及用法

在医师指导下使用,尽量选用天然性激素,剂量个体化,以最小有效量为佳。

3.禁忌证

原因不明的子宫出血、肝胆疾病、血栓性静脉炎及乳腺癌等。

4.注意事项

（1）雌激素剂量过大可引起乳房胀痛、白带多、头痛、水肿、色素沉着、体重增加等，可酌情减量或改用雌三醇。

（2）用药期间可能发生异常子宫出血，多为突破性出血，但应排除子宫内膜癌。

（3）较长时间的口服用药可能影响肝功能，应定期复查肝功能。

（4）单一雌激素长期应用，可使子宫内膜癌危险性增加，雌、孕激素联合用药能够降低风险。坚持体育锻炼，多参加社会活动；定期健康体检，积极防治围绝经期妇女常见病。

（四）心理护理

使患者及其家属了解围绝经期是必然的生理过程，介绍减轻压力的方法，改变患者的认知、情绪和行为，使其正确评价自己。

（五）健康指导

（1）向围绝经期妇女及其家属介绍绝经是一个生理过程，绝经发生的原因及绝经前、后身体将发生的变化，帮助患者消除因绝经变化产生的恐惧心理，并对将发生的变化做好心理准备。

（2）介绍绝经前、后减轻症状的方法，适当的摄取钙质和维生素 D；坚持锻炼如散步、骑自行车等。合理安排工作，注意劳逸结合。

（3）定期普查，更年期妇女最好半年至一年进行 1 次体格检查，包括妇科检查和防癌检查，有选择地做内分泌检查。

（4）绝经前行双侧卵巢切除术者，宜适时补充雌激素。

（杜艳丽）

第三节　自　然　流　产

流产是指妊娠不足 28 周、胎儿体重不足 1 000 g 而终止者。流产发生于妊娠 12 周前者称早期流产，发生在妊娠 12 周至不足 28 周者称晚期流产。流产又分为自然流产和人工流产，本节内容仅限于自然流产。自然流产的发生率占全部妊娠的 15% 左右，多数为早期流产，是育龄妇女的常见病，严重影响了妇女生殖健康。

一、病因和发病机制

导致自然流产的原因很多，可分为胚胎因素和母体因素。早期流产常见的原因是胚胎染色体异常、孕妇内分泌异常、生殖器官畸形、生殖道感染、血栓前状态和免疫因素异常等；晚期流产多由宫颈功能不全等因素引起。

（一）胚胎因素

胚胎染色体异常是自然流产最常见的原因。据文献报道，46%～54% 的自然流产与胚胎染色体异常有关。流产发生越早，胚胎染色体异常的频率越高，早期流产中染色体异常的发生率为53%，晚期流产为 36%。

胚胎染色体异常包括数量异常和结构异常。在数量异常中第一位的是染色三体,占52%,除1号染色三体未见报道外,各种染色三体均有发现,其中以13、16、18、21及22号染色体最常见,18-三体约占1/3;第二位的是45,X单体,约占19%;其他依次为三倍体占16%,四倍体占5.6%。染色体结构异常主要是染色体易位,占3.8%,嵌合体占1.5%,染色体倒置、缺失和重叠也见有报道。

多数三体胚胎是以流产或死胎告终,但也有少数能成活,如21-三体、13-三体和18-三体等。单体是减数分裂不分离所致,以X单体为最多,少数胚胎如能存活,足月分娩后即形成特纳综合征。三倍体常与胎盘的水泡样变性共存,不完全水泡状胎块的胎儿可发育成三倍体或第16号染色体的三体,流产较早,少数存活,继续发育后伴有多发畸形,未见活婴。四倍体活婴极少,绝大多数极早期流产。在染色体结构异常方面,不平衡易位可导致部分三体或单体,易发生流产或死胎。总之,染色体异常的胚胎多数结局为流产,极少数可能继续发育成胎儿,但出生后也会发生某些功能异常或合并畸形。若已流产,妊娠产物有时仅为一空孕囊或已退化的胚胎。

(二)母体因素

1.夫妇染色体异常

习惯性流产与夫妇染色体异常有关,习惯性流产者夫妇染色体异常发生频率为3.2%,其中多见的是染色体相互易位,占2%,罗伯逊易位占0.6%。着床前配子在女性生殖道时间过长,配子发生老化,流产的机会也会增加。在促排卵及体外受精等辅助生殖技术中,是否存在配子老化问题目前尚不清楚。

2.内分泌因素

(1)黄体功能不良(luteal phase defect,LPD):黄体中期黄体酮峰值低于正常标准值,或子宫内膜活检与月经时间同步差2天以上即可诊断为LPD。高浓度黄体酮可阻止子宫收缩,使妊娠子宫保持相对静止状态;黄体酮分泌不足,可引起妊娠蜕膜反应不良,影响受精卵着床和发育,导致流产。孕期黄体酮的来源有两条途径:一是由卵巢黄体产生,二是胎盘滋养细胞分泌。孕6周后卵巢黄体产生黄体酮逐渐减少,之后由胎盘产生黄体酮替代,如果两者衔接失调则易发生流产。在习惯性流产中有23%~60%的病例存在黄体功能不全。

(2)多囊卵巢综合征(polycystic ovarian syndrome,PCOS):有人发现,在习惯性流产中多囊卵巢的发生率可高达58%,而且其中有56%的患者LH呈高分泌状态。现认为,PCOS患者高浓度的LH可能导致卵细胞第二次减数分裂过早完成,从而影响受精和着床过程。

(3)高泌乳素血症:高水平的泌乳素可直接抑制黄体颗粒细胞增生及其分泌功能。高泌乳素血症的临床主要表现为闭经和泌乳,当泌乳素水平高于正常值时,则可表现为黄体功能不全。

(4)糖尿病:血糖控制不良者流产发生率为15%~30%,妊娠早期高血糖还可能造成胚胎畸形的危险因素。

(5)甲状腺功能:目前认为甲状腺功能减退或亢进与流产有着密切的关系,妊娠前期和早孕期进行合理的药物治疗,可明显降低流产的发生率。有学者报道,甲状腺自身抗体阳性者流产发生率显著升高。

3.生殖器官解剖因素

(1)子宫畸形:米勒管先天性发育异常导致子宫畸形,如单角子宫、双角子宫、双子宫、子宫纵隔等。子宫畸形可影响子宫血供和宫腔内环境造成流产。母体在孕早期使用或接触己烯雌酚可影响女胎子宫发育。

（2）Asherman 综合征：由宫腔创伤（如刮宫过深）、感染或胎盘残留等引起宫腔粘连和纤维化。宫腔镜下行子宫内膜切除或黏膜下肌瘤切除手术也可造成宫腔粘连。子宫内膜受损伤可影响胚胎种植，导致流产发生。

（3）宫颈功能不全：导致中晚期流产的主要原因。宫颈功能不全在解剖上表现为宫颈管过短或宫颈内口松弛。由于存在解剖上的缺陷，随着妊娠的进程子宫增大，宫腔压力升高，多数患者在中、晚期妊娠出现无痛性的宫颈管消退、宫口扩张、羊膜囊突出和胎膜破裂，最终发生流产。宫颈功能不全主要由宫颈局部创伤（分娩、手术助产、刮宫、宫颈锥形切除和 Manchester 手术等）引起，先天性宫颈发育异常较少见；另外，胚胎时期接触己烯雌酚也可引起宫颈发育异常。

（4）其他：子宫肿瘤可影响子宫内环境，导致流产。

4.生殖道感染

有一些生殖道慢性感染被认为是早期流产的原因之一。能引起反复流产的病原体往往是持续存在于生殖道而母体很少产生症状，而且此病原体能直接或间接导致胚胎死亡。生殖道逆行感染一般发生在妊娠 12 周以前，过此时期，胎盘与蜕膜融合，构成机械屏障，而且随着妊娠进程，羊水抗感染力也逐步增强，感染的机会减少。

（1）细菌感染：布鲁菌属和弧菌属感染可导致动物（牛、猪、羊等）流产，但在人类还不肯定。

（2）沙眼衣原体：文献报道，妊娠期沙眼衣原体感染率为 3%～30%，但是否直接导致流产尚无定论。

（3）支原体：流产患者宫颈及流产物中支原体的阳性率均较高，血清学上也支持人支原体和解脲支原体与流产有关。

（4）弓形虫：弓形虫感染引起的流产是散发的，与习惯性流产的关系尚未完全证明。

（5）病毒感染：巨细胞病毒经胎盘可累及胎儿，引起心血管系统和神经系统畸形，致死或流产。妊娠前半期单纯疱疹感染流产发生率可高达 70%，即使不发生流产，也易累及胎儿、新生儿。妊娠初期风疹病毒感染者流产的发生率较高。人免疫缺陷病毒感染与流产密切相关，Temmerman 等报道，HIV-1 抗体阳性是流产的独立相关因素。

5.血栓前状态

凝血因子浓度升高，或凝血抑制物浓度降低而产生的血液易凝状态，尚未达到生成血栓的程度，或者形成的少量血栓正处于溶解状态。

血栓前状态与习惯性流产的发生有一定的关系，临床上包括先天性和获得性血栓前状态，前者是由于凝血和纤溶有关的基因突变造成，如凝血因子 V 突变、凝血酶原基因突变、蛋白 C 缺陷症和蛋白 S 缺陷症等；后者主要是抗磷脂抗体综合征、获得性高半胱氨酸血症及机体存在各种引起血液高凝状态的疾病等。

各种先天性血栓形成倾向引起自然流产的具体机制尚未阐明，目前研究的比较多的是抗磷脂抗体综合征，并已肯定它与早、中期胎儿丢失有关。普遍的观点认为，高凝状态使子宫胎盘部位血流状态改变，易形成局部微血栓，甚至胎盘梗死，使胎盘血供下降，胚胎或胎儿缺血缺氧，引起胚胎或胎儿发育不良而流产。

6.免疫因素

免疫因素引起的习惯性流产，可分自身免疫型和同种免疫型。

（1）自身免疫型：主要与患者体内抗磷脂抗体有关，部分患者同时，可伴有血小板减少症和血栓栓塞现象，这类患者可称为早期抗磷脂抗体综合征。在习惯性流产中，抗磷脂抗体阳性率约为

21.8％。另外,自身免疫型习惯性流产还与其他自身抗体有关。

在正常情况下,各种带负电荷的磷脂位于细胞膜脂质双层的内层,不被免疫系统识别;一旦暴露于机体免疫系统,即可产生各种抗磷脂抗体。抗磷脂抗体不仅是一种强烈的凝血活性物质,激活血小板和促进凝血,导致血小板聚集,血栓形成;同时,可直接造成血管内皮细胞损伤,加剧血栓形成,使胎盘循环发生局部血栓栓塞,胎盘梗死,胎死宫内,导致流产。近来的研究还发现,抗磷脂抗体可能直接与滋养细胞结合,从而抑制滋养细胞功能,影响胎盘着床过程。

(2)同种免疫型:现代生殖免疫学认为,妊娠是成功的半同种异体移植现象,孕妇由于自身免疫系统产生一系列的适应性变化,从而对宫内胚胎移植物表现出免疫耐受,不发生排斥反应,妊娠得以继续。

在正常妊娠的母体血清中,存在一种或几种能够抑制免疫识别和免疫反应的封闭因子,也称封闭抗体,以及免疫抑制因子,而习惯性流产患者体内则缺乏这些因子。因此,使得胚胎遭受母体的免疫打击而排斥。封闭因子既可直接作用于母体淋巴细胞,又可与滋养细胞表面特异性抗原结合,从而阻断母儿之间的免疫识别和免疫反应,封闭母体淋巴细胞对滋养细胞的细胞毒作用。还有认为,封闭因子可能是一种抗独特型抗体,直接针对 T 淋巴细胞或 B 淋巴细胞表面特异性抗原受体(BCR/TCR),从而防止母体淋巴细胞与胚胎靶细胞起反应。

几十年来,同种免疫型习惯性流产与 HLA 抗原相容性的关系一直存有争议。有学者提出,习惯性流产可能与夫妇 HLA 抗原的相容性有关,在正常妊娠过程中夫妇或母胎间 HLA 抗原是不相容的,胚胎所带的父源性 HLA 抗原可以刺激母体免疫系统,产生封闭因子。同时,滋养细胞表达的 HLA-G 抗原能够引起抑制性免疫反应,这种反应对胎儿具有保护性作用,能够抑制母体免疫系统对胎儿胎盘的攻击。

7.其他因素

(1)慢性消耗性疾病:结核和恶性肿瘤常导致早期流产,并威胁孕妇的生命;高热可导致子宫收缩;贫血和心脏病可引起胎儿胎盘单位缺氧;慢性肾炎、高血压可使胎盘发生梗死。

(2)营养不良:严重营养不良可直接导致流产。现在更强调各种营养素的平衡,如维生素 E 缺乏也可造成流产。

(3)精神、心理因素:焦虑、紧张和恐吓等严重精神刺激均可导致流产。近来还发现,噪音和振动对人类生殖也有一定的影响。

(4)吸烟、饮酒等:近年来,育龄妇女吸烟、饮酒,甚至吸毒的人数有所增加,这些因素都是流产的高危因素。孕期过多饮用咖啡也增加流产的危险性。

(5)环境毒性物质:影响生殖功能的外界不良环境因素很多,可以直接或间接对胚胎造成损害。过多接触某些有害的化学物质(如砷、铅、苯、甲醛、氯丁二烯和氧化乙烯等)和物理因素(如放射线、噪音及高温等),均可引起流产。

尚无确切的依据证明使用避孕药物与流产有关,然而,有报道宫内节育器避孕失败者,感染性流产发生率有所升高。

二、病理

早期流产时胚胎多数先死亡,随后发生底蜕膜出血,造成胚胎的绒毛与蜕膜层分离,已分离的胚胎组织如同异物,引起子宫收缩而被排出。有时,也可能蜕膜海绵层先出血坏死或有血栓形成,使胎儿死亡,然后排出。8 周以内妊娠时,胎盘绒毛发育尚不成熟,与子宫蜕膜联系还不牢固,此时流产妊娠产物多数可以完整地从子宫壁分离而排出,出血不多。妊娠 8～12 周时,胎盘绒毛发育茂盛,与蜕膜联系较牢固。此时,若发生流产,妊娠产物往往不易完整分离排出,常有部分组织残留宫腔内影响子宫收缩,致使出血较多。妊娠 12 周后,胎盘已完全形成,流产时往往先有腹痛,然后排出胎儿、胎盘。有时,由于底蜕膜反复出血,凝固的血块包绕胎块,形成血样胎块稽留于宫腔内。血红蛋白因时间长久被吸收形成肉样胎块,或纤维化与子宫壁粘连。偶有胎儿被挤压,形成纸样胎儿,或钙化后形成石胎。

三、临床表现

(一)停经

多数流产患者有明显的停经史,根据停经时间的长短可将流产分为早期流产和晚期流产。

(二)阴道流血

阴道流血发生在妊娠 12 周以内流产者,开始时绒毛与蜕膜分离,血窦开放,即开始出血。当胚胎完全分离排出后,由于子宫收缩,出血停止。早期流产的全过程均伴有阴道流血,而且出血量往往较多。晚期流产者,胎盘已形成,流产过程与早产相似,胎盘继胎儿分娩后排出,一般出血量不多。

(三)腹痛

早期流产开始阴道流血后宫腔内存有血液,特别是血块,刺激子宫收缩,呈阵发性下腹痛,特点是阴道流血往往出现在腹痛之前。晚期流产则先有阵发性的子宫收缩,然后胎儿胎盘排出,特点是往往先有腹痛,然后出现阴道流血。

四、临床类型

根据临床发展过程和特点的不同,流产可以分为 7 种类型。

(一)先兆流产

先兆流产指妊娠 28 周前,先出现少量阴道流血,继之常出现阵发性下腹痛或腰背痛。

妇科检查:宫颈口未开,胎膜未破,妊娠产物未排出,子宫大小与停经周数相符。妊娠有希望继续者,经休息及治疗后,若流血停止及下腹痛消失,妊娠可以继续;若阴道流血量增多或下腹痛加剧,则可能发展为难免流产。

(二)难免流产

难免流产是先兆流产的继续,妊娠难以持续,有流产的临床过程,阴道出血时间较长,出血量较多,而且有血块排出,阵发性下腹痛,或有羊水流出。

妇科检查:宫颈口已扩张,羊膜囊突出或已破裂,有时可见胚胎组织或胎囊堵塞于宫颈管中,甚至露见于宫颈外口,子宫大小与停经周数相符或略小。

(三)不全流产

不全流产指妊娠产物已部分排出体外,尚有部分残留于宫腔内,由难免流产发展而来。妊娠 8 周前发生流产,胎儿胎盘成分多能同时排出;妊娠 8～12 周时,胎盘结构已形成并密切连接于子宫蜕膜,流产物不易从子宫壁完全剥离,往往发生不全流产。由于宫腔内有胚胎组织残留,影响子宫收缩,以致阴道出血较多,时间较长,易引起宫内感染,甚至因流血过多而发生失血性休克。

妇科检查:宫颈口已扩张,不断有血液自宫颈口内流出,有时尚可见胎盘组织堵塞于宫颈口或部分妊娠产物已排出于阴道内,而部分仍留在宫腔内。一般,子宫小于停经周数。

(四)完全流产

完全流产指妊娠产物已全部排出,阴道流血逐渐停止,腹痛逐渐消失。

妇科检查:宫颈口已关闭,子宫接近正常大小。常常发生于妊娠 8 周以前。

(五)稽留流产

稽留流产又称过期流产,指胚胎或胎儿已死亡滞留在宫腔内尚未自然排出。患者有停经史和/或早孕反应,按妊娠时间计算已达到中期妊娠但未感到腹部增大,病程中可有少量断续的阴道流血,早孕反应消失。尿妊娠试验由阳性转为阴性,血清 β-HCG 值下降,甚至降至非孕水平。B 超检查子宫小于相应孕周,无胎动及心管搏动,子宫内回声紊乱,难以分辨胎盘和胎儿组织。

妇科检查:阴道内可少量血性分泌物,宫颈口未开,子宫较停经周数小,由于胚胎组织机化,子宫失去正常组织的柔韧性,质地不软,或已孕 4 个月尚未听见胎心,触不到胎动。

(六)习惯性流产

习惯性流产指自然流产连续发生 3 次或 3 次以上。每次流产多发生于同一妊娠月份,其临床经过与一般流产相同。早期流产的原因常为黄体功能不足、多囊卵巢综合征、高泌乳素血症、甲状腺功能低下、染色体异常、生殖道感染及免疫因素等。晚期流产最常见的原因为宫颈内口松弛、子宫畸形、子宫肌瘤等。宫颈内口松弛者于妊娠后,常于妊娠中期,胎儿长大,羊水增多,宫腔内压力增加,胎囊向宫颈内口突出,宫颈管逐渐短缩、扩张。患者多无自觉症状,一旦胎膜破裂,胎儿迅即排出。

(七)感染性流产

感染性流产是指流产合并生殖系统感染。各种类型的流产均可并发感染,包括选择性或治疗性的人工流产,但以不全流产、过期流产和非法堕胎为常见。感染性流产的病原菌常常是阴道或肠道的寄生菌(条件致病菌),有时为混合性感染。厌氧菌感染占 60% 以上,需氧菌中以大肠埃希菌和假芽孢杆菌为多见,也见有 β-溶血链球菌及肠球菌感染。患者除了有各种类型流产的临床表现和非法堕胎史外,还出现一系列感染相关的症状和体征。

妇科检查:宫口可见脓性分泌物流出,宫颈举痛明显,子宫体压痛,附件区增厚或有痛性包块。严重时感染可扩展到盆腔、腹腔乃至全身,并发盆腔炎、腹膜炎、败血症及感染性休克等。

五、病因筛查及诊断

诊断流产一般并不困难。根据病史及临床表现多能确诊,仅少数需进行辅助检查。确诊流产后,还应确定流产的临床类型,同时还要对流产的病因进行筛查,这对决定流产的处理方法很重要。

(一)病史

应询问患者有无停经史和反复流产史,有无早孕反应、阴道流血,应询问阴道流血量及其持续时间,有无腹痛,腹痛的部位、性质及程度,还应了解阴道有无水样排液,阴道排液的色、量及有无臭味,有无妊娠产物排出等。

(二)体格检查

观察患者全身状况,有无贫血,并测量体温、血压及脉搏等。在消毒条件下进行妇科检查,注意宫颈口是否扩张,羊膜囊是否膨出,有无妊娠产物堵塞于宫颈口内;宫颈阴道部是否较短,甚至消退,内外口松弛,可容一指通过,有时可触及羊膜囊或见有羊膜囊突出于宫颈外口。子宫大小与停经周数是否相符,有无压痛等。并应检查双侧附件有无肿块、增厚及压痛。检查时操作应轻柔,尤其对疑为先兆流产者。

(三)辅助检查

对诊断有困难者,可采用必要的辅助检查。

1.B超显像

B超显像目前应用较广,对鉴别诊断与确定流产类型有实际价值。对疑为先兆流产者,可根据妊娠囊的形态、有无胎心反射及胎动来确定胚胎或胎儿是否存活,以指导正确的治疗方法。一般,妊娠5周后宫腔内即可见到孕囊光环,为圆形或椭圆形的无回声区,有时由于着床过程中的少量出血,孕囊周围可见环形暗区,此为早孕双环征。孕6周后可见胚芽声像,并出现心管搏动。孕8周可见胎体活动,孕囊约占宫腔一半。孕9周可见胎儿轮廓。孕10周孕囊几乎占满整个宫腔。孕12周胎儿出现完整形态。不同类型的流产及其超声图像特征有所差别,可帮助鉴别诊断。

(1)先兆流产声像图特征:子宫大小与妊娠月份相符,少量出血者孕囊一侧见无回声区包绕,出血多者宫腔有较大量的积血,有时可见胎膜与宫腔分离,胎膜后有回声区,孕6周后可见到正常的心管搏动。

(2)难免流产声像图特征:孕囊变形或塌陷,宫颈内口开大,并见有胚胎组织阻塞于宫颈管内,羊膜囊未破者可见到羊膜囊突入宫颈管内或突出宫颈外口,心管搏动多已消失。

(3)不全流产声像图特征:子宫较正常妊娠月份小,宫腔内无完整的孕囊结构,代之以不规则的光团或小暗区,心管搏动消失。

(4)完全流产声像图特征:子宫大小正常或接近正常,宫腔内空虚,见有规则的宫腔线,无不规则光团。

B超检查在确诊宫颈机能不全引起的晚期流产中也很有价值。通过B超可以观察宫颈长度、内口宽度、羊膜囊突出等情况,能够客观地评价妊娠期宫颈结构,且具有无创伤可重复等优点,近年来临床应用较多。可作为宫颈功能评价的超声指标较多,如宫颈长度、宫颈内口宽度、宫颈漏斗宽度、羊膜囊楔度等。一般认为,宫颈结构随着妊娠进程有所变化,故动态观察妊娠期宫颈结构变化的意义更大。目前,国内规定:孕12周时如三条径线中有一异常即提示宫颈功能不全,这包括宫颈长度<25 mm、宽度>32 mm和内径>5 mm。

另外,以超声多普勒血流频谱显示孕妇子宫动脉和胎儿脐动脉,可判断宫内胎儿健康状况及母体并发症。目前,常用动脉血流频谱的收缩期速度峰值与舒张期速度最低值的比值,估计动脉血管的阻力,早孕期动脉阻力高者,胎儿血供和营养不足,可诱发胚胎发育停止。

2.妊娠试验

用免疫学方法,近年临床多用试纸法,对诊断妊娠有意义。为进一步了解流产的预后,多选用血清β-HCG的定量测定。一般,妊娠后8～9天在母血中即可测出β-HCG,随着妊娠的进程,β-HCG逐渐升高,早孕期β-HCG倍增时间为48小时左右,孕8～10周达高峰。血清β-HCG值低或呈下降趋势,提示可能发生流产。

3.其他激素测定

其他激素主要有血孕酮的测定,可以协助判断先兆流产的预后。甲状腺功能低下和亢进均易发生流产,测定游离T_3和T_4有助于孕期甲状腺功能的判断。人胎盘泌乳素(hPL)的分泌与胎盘功能密切相关,妊娠6～7周时血清hPL正常值为0.02 mg/L,8～9周为0.04 mg/L。hPL

低水平常常是流产的先兆。正常空腹血糖值为 5.9 mmol/L,异常时应进一步做糖耐量试验,排除糖尿病。

4.血栓前状态测定

血栓前状态的妇女可能没有明显的临床表现,但母体的高凝状态使子宫胎盘部位血流状态改变,形成局部微血栓,甚至胎盘梗死,使胎盘血供下降,胚胎或胎儿缺血缺氧,引起胚胎或胎儿发育不良而流产。如下诊断可供参考:D-二聚体、FDP 数值增加表示已经产生轻度凝血-纤溶反应的病理变化;而对虽有危险因子参与,但尚未发生凝血-纤溶反应的患者,却只能用血浆凝血机能亢进动态评价,如血液流变学和红细胞形态检测;另外凝血和纤溶有关的基因突变造成凝血因子 V 突变、凝血酶原基因突变、蛋白 C 缺陷症、蛋白 S 缺陷症、抗磷脂抗体综合征、获得性高半胱氨酸血症,以及机体存在各种引起血液高凝状态的疾病等均需引起重视。

(四)病因筛查

引发流产发生的病因众多,特别是针对习惯性流产者,进行系统的病因筛查,明确诊断,及时干预治疗,为避免流产的再次发生是必要的。筛查内容包括胚胎染色体及夫妇外周血染色体核型分析、生殖道微生物检测、内分泌激素测定、生殖器官解剖结构检查、凝血功能测定、自身抗体检测等。

六、处理

流产为妇产科常见病,一旦发生流产症状,应根据流产的不同类型,及时进行恰当的处理。

(一)先兆流产处理原则

(1)休息镇静:患者应卧床休息,禁止性生活,阴道检查操作应轻柔,精神过分紧张者可使用对胎儿无害的镇静剂,如苯巴比妥 0.03~0.06 g,每天 3 次。加强营养,保持大便通畅。

(2)应用黄体酮或 HCG:黄体功能不足者,可用黄体酮 20 mg,每天或隔天肌内注射 1 次,也可使用 HCG 以促进孕酮合成,维持黄体功能,用法为 1 000 U,每天肌内注射 1 次,或 2 000 U,隔天肌内注射 1 次。

(3)其他药物:维生素 E 为抗氧化剂,有利孕卵发育,每天 100 mg 口服。基础代谢率低者可以服用甲状腺素片,每天 1 次,每次 40 mg。

(4)出血时间较长者,可选用无胎毒作用的抗生素,预防感染,如青霉素等。

(5)心理治疗:要使先兆流产患者的情绪安定,增强其信心。

(6)经治疗两周症状不见缓解或反而加重者,提示可能胚胎发育异常,进行 B 超检查及 β-HCG测定,确定胚胎状况,给以相应处理,包括终止妊娠。

(二)难免流产处理原则

(1)孕 12 周内可行刮宫术或吸宫术,术前肌内注射催产素 10 U。

(2)孕 12 周以上可先催产素 5~10 U 加于 5%葡萄糖液 500 mL 内静脉滴注,促使胚胎组织排出,出血多者可行刮宫术。

(3)出血多伴休克者,应在纠正休克的同时清宫。

(4)清宫术后应详细检查刮出物,注意胚胎组织是否完整,必要时做病理检查或胚胎染色体分析。

(5)术后应用抗生素预防感染。出血多者可使用肌内注射催产素以减少出血。

（三）不全流产处理原则

（1）一旦确诊，无合并感染者应立即清宫，以清除宫腔内残留组织。

（2）出血时间短，量少或已停止，并发感染者，应在控制感染后再做清宫术。

（3）出血多并伴休克者，应在抗休克的同时行清宫术。

（4）出血时间较长者，术后应给予抗生素预防感染。

（5）刮宫标本应送病理检查，必要时可送检胎儿的染色体核型。

（四）完全流产处理原则

如无感染征象，一般不需特殊处理。

（五）稽留流产处理原则

1.早期过期流产

早期过期流产宜及早清宫，因胚胎组织机化与宫壁粘连，刮宫时有可能遇到困难，而且此时子宫肌纤维可发生变性，失去弹性，刮宫时出血可能较多并有子宫穿孔的危险。故过期流产的刮宫术必须慎重，术时注射宫缩剂以减少出血，如一次不能刮净可于 5～7 天后再次刮宫。

2.晚期过期流产

晚期过期流产均为妊娠中期胚胎死亡，此时胎盘已形成，诱发宫缩后宫腔内容物可自然排出。若凝血功能正常，可先用大剂量的雌激素，如已烯雌酚 5 mg，每天 3 次，连用 3～5 天，以提高子宫肌层对催产素的敏感性，再静脉滴注缩宫素（5～10 U 加于 5％葡萄糖液内），也可用前列腺素或依沙吖啶等进行引产，促使胎儿、胎盘排出。若不成功，再做清宫术。

3.预防 DIC

胚胎坏死组织在宫腔稽留时间过长，尤其是孕 16 周以上的过期流产，容易并发 DIC。所以，处理前应检查血常规、出凝血时间、血小板计数、血纤维蛋白原、凝血酶原时间、凝血块收缩试验、D-二聚体、纤维蛋白降解产物及血浆鱼精蛋白副凝试验（3P 试验）等，并作好输血准备。若存在凝血功能异常，应及早使用纤维蛋白原、输新鲜血或输血小板等，高凝状态可用低分子肝素，防止或避免 DIC 发生，待凝血功能好转后再行引产或刮宫操作。

4.预防感染

过期流产病程往往较长，且多合并有不规则阴道流血，易继发感染，故在处理过程中应使用抗生素。

（六）习惯性流产处理原则

有习惯性流产史的妇女，应在怀孕前进行必要的检查，包括夫妇双方染色体检查与血型鉴定及其丈夫的精液检查，女方尚需进行内分泌、生殖道感染、血栓前状态、生殖道局部或全身免疫等检查及生殖道解剖结构的详细检查，查出原因者，应于怀孕前及时纠治。

1.染色体异常

若每次流产均由于胚胎染色体异常所致，这提示流产的病因与配子的质量有关。如精子畸形率过高者建议到男科治疗，久治不愈者可行供者人工授精（AID）。如女方为高龄，胚胎染色体异常多为三体，且多次治疗失败可考虑做赠卵体外受精——胚胎移植术（IVF）。夫妇双方染色体异常可做 AID，或赠卵 IVF 及种植前诊断（PGD）。

2.生殖道解剖异常

完全或不完全子宫纵隔可行纵隔切除术。子宫黏膜下肌瘤可在宫腔镜下行肌瘤切除术，壁间肌瘤可经腹肌瘤挖出术。宫腔粘连可在宫腔镜下做粘连分离术，术后放置宫内节育器 3 个月。

宫颈内口松弛者,于妊娠前作宫颈内口修补术。若已妊娠,最好于妊娠14~16周行宫颈内口环扎术,术后定期随诊,提前住院,待分娩发动前拆除缝线,若环扎术后有流产征象,则治疗失败,应及时拆除缝线,以免造成宫颈撕裂。国际上有对于有先兆流产症状的患者进行紧急宫颈缝扎术获得较好疗效的报道。

3.内分泌异常

黄体功能不全者主要采用孕激素补充疗法。孕时可使用黄体酮20 mg隔天或每天肌内注射至孕10周左右,或HCG 1 000~3 000 U,隔天肌内注射1次。如患者存在多囊卵巢综合征、高泌乳素血症、甲状腺功能异常或糖尿病等,均宜在孕前进行相应的内分泌治疗,并于孕早期加用孕激素。

4.感染因素

孕前应根据不同的感染原进行相应的抗感染治疗。

5.免疫因素

自身免疫型习惯性流产的治疗多采用抗凝剂和免疫抑制剂治疗。常用的抗凝剂有阿司匹林和肝素,免疫抑制剂以泼尼松为主,也有使用人体丙种球蛋白治疗成功的报道。同种免疫型习惯性流产采用主动免疫治疗,自20世纪80年代以来,国外有学者开始采用主动免疫治疗同种免疫型习惯性流产。即采用丈夫或无关个体的淋巴细胞对妻子进行主动免疫致敏,其目的是诱发女方体内产生封闭抗体,避免母体对胚胎的免疫排斥。

6.血栓前状态

目前多采用低分子肝素(LMWH)单独用药或联合阿司匹林是目前主要的治疗方法。一般LMWH 5 000 U皮下注射,每天1~2次。用药时间从早孕期开始,治疗过程中必须严密监测胎儿生长发育情况和凝血-纤溶指标,检测项目恢复正常,即可停药。但停药后必须每月复查凝血-纤溶指标,有异常时重新用药。有时治疗可维持整个孕期,一般在终止妊娠前24小时停止使用。

7.原因不明习惯性流产

当有怀孕征兆时,可按黄体功能不足给以黄体酮治疗,每天10~20 mg肌内注射,或HCG 2 000 U,隔天肌内注射一次。确诊妊娠后继续给药直至妊娠10周或超过以往发生流产的月份,并嘱其卧床休息,禁忌性生活,补充维生素E并给予心理治疗,以解除其精神紧张,并安定其情绪。同时在孕前和孕期尽量避免接触环境毒性物质。

(七)感染性流产

流产感染多为不全流产合并感染。治疗原则应积极控制感染,若阴道流血不多,应用广谱抗生素2~3天,待控制感染后再行刮宫,清除宫腔残留组织以止血。若阴道流血量多,静脉滴注广谱抗生素和输血的同时,用卵圆钳将宫腔内残留组织夹出,使出血减少,切不可用刮匙全面搔刮宫腔,以免造成感染扩散。术后继续应用抗生素,待感染控制后再行彻底刮宫。若已合并感染性休克者,应积极纠正休克。若感染严重或腹、盆腔有脓肿形成时,应行手术引流,必要时切除子宫。

七、护理

(一)护理评估

1.病史

停经、阴道流血和腹痛是流产孕妇的主要症状。应详细询问患者停经史、早孕反应情绪;阴道流血的持续时间与阴道流血量;有无腹痛,腹痛的部位、性质及程度。此外,还应了解阴道有无水样排液,排液的色、量和有无臭味,以及有无妊娠产物排出等。对于既往病史,应全面了解孕妇在妊娠期间有无全身性疾病、生殖器官疾病、内分泌功能失调及有无接触有害物质等,以识别发生流产的诱因。

2.身心诊断

流产孕妇可因出血过多而出现休克,或因出血时间过长、宫腔内有残留组织而发生感染。因此,护士应全面评估孕妇的各项生命体征。判断流产类型,尤其须注意与贫血及感染相关的征象(表6-1)。

表 6-1　各型流产的临床表现

类型	病史			妇科检查	
	出血量	下腹痛	组织排出	宫颈口	子宫底高度
先兆流产	少	无或轻	无	闭	与妊娠周数相符
难免流产	中~多	加剧	无	扩张	相符或略小
不全流产	少~多	减轻	部分排出	扩张或有物堵塞或闭	小于妊娠周数
完全流产	少~无	无	全部排出	闭	正常或略大

流产孕妇的心理状况以焦虑和恐惧为特征。孕妇面对阴道流血往往会不知所措,甚至有过度严重化情绪,同时对胎儿健康的担忧也会直接影响孕妇的情绪反应,孕妇可能会表现出伤心、郁闷、烦躁不安等情绪。

3.诊断检查

(1)产科检查:在消毒条件下进行妇科检查,进一步了解宫颈口是否扩张、羊膜是否破裂、行无妊娠产物堵塞于宫颈口内;子宫大小与停经周数是否相符、有无压痛等,并应检查双侧附件有无肿块、增厚及压痛等。

(2)实验室检查:多采用放射免疫方法对绒毛膜促性腺激素(HCG)、胎盘生乳素(HPL)、雌激素和孕激素等进行定量测定,如测定的结果低于正常值,提示有流产可能。

(3)B超显像:超声显像可显示有无胎囊、胎动、胎心等,从而可诊断并鉴别流产及其类型,指导正确处理。

(二)可能的护理诊断

1.有感染的危险

其与阴道出血时间过长、宫腔内有残留组织等因素有关。

2.焦虑

其与担心胎儿健康等因素有关。

(三)预期目标

(1)出院时护理对象无感染征象。

(2)先兆流产孕妇能积极配合保胎措施,继续妊娠。

(四)护理措施

对于不同类型的流产孕妇,处理原则不同,其护理措施亦有差异。护理在全面评估孕妇身心状况的基础上,综合病史及诊断检查,明确基本处理原则,认真执行医嘱,积极配合医师为流产孕妇进行诊断,并为之提供相应的护理措施。

1.先兆流产孕妇的护理

先兆流产孕妇需卧床休息,禁止性生活,禁用肥皂水灌肠,以减少各种刺激。护士除了为其提供生活护理外,通常遵医嘱给孕妇适量镇静剂、孕激素等。随时评估孕妇的病情变化,如是否腹痛加重、阴道流血量增多等。此外,由于孕妇的情绪状态也会影响其保胎效果,因此护士还应注意观察孕妇的情绪反应,加强心理护理,从而稳定孕妇情绪,增强保胎信心。护士须向孕妇及家属讲明以上保胎措施的必要性,以取得孕妇及家属的理解和配合。

2.妊娠不能再继续者的护理

护士应积极采取措施,及时采取终止妊娠的措施,协助医师完成手术过程,使妊娠产物完全排出,同时开放静脉,做好输液、输血准备。并严密检测孕妇的体温、血压及脉搏。观察其面色、腹痛、阴道流血及与休克有关的征象。有凝血功能障碍者应予以纠正,然后再行引产或手术。

3.预防感染

护士应检测患者的体温、血象及阴道流血,以及分泌物的性质、颜色和气味等,并严格执行无菌操作规程,加强会阴部的护理。指导孕妇使用消毒会阴垫,保持会阴部清洁,维持良好的卫生习惯。当护士发现感染征象后应及时报告医师,并按医嘱进行抗感染处理。此外,护士还应嘱患者流产后 1 个月返院复查,确定无禁忌证后,方可开始性生活。

4.协助患者顺利渡过悲伤期

患者由于失去婴儿,往往会出现伤心、悲哀等情绪反应。护士应给予同情和理解,帮助患者及家属接受现实,顺利渡过悲伤期。此外,护士还应与孕妇及家属共同讨论此次流产的原因,并向他们讲解有关流产的相关知识,帮助他们为再次妊娠做好准备。有习惯性流产史的孕妇在下一次妊娠确诊后卧床休息,加强营养,禁止性生活。补充 B 族维生素、维生素 E 和维生素 C 等,治疗期必须超过以往发生流产的妊娠月份。病因明确者,应积极接受对因治疗。黄体功能不足者,按医嘱正确使用黄体酮治疗,以预防流产;子宫畸形者须在妊娠前先进行矫正手术。宫颈内口松弛者应在未妊娠前做宫颈内口松弛修补术。如已妊娠,则可在妊娠 14～16 周时行子宫内口缝扎术。

(五)护理评价

(1)护理对象体温正常,血红蛋白含量及白细胞数正常,无出血、感染征象。

(2)先兆流产孕妇配合保胎治疗,继续妊娠。

(杜艳丽)

第四节 早 产

早产是指妊娠满 28 周至不足 37 周(196～258 天)间分娩者。此时,娩出的新生儿称为早产儿,体重为 1 000～2499 g。各器官发育尚不够健全,出生孕周越小,体重越轻,预后越差。国内早产占分娩总数的 5%～15%。约 15% 早产儿于新生儿期死亡。近年,由于早产儿治疗学及监护手段的进步,其生存率明显提高,伤残率下降,国外学者建议将早产定义时间上限提前到妊娠 20 周。

一、病因

诱发早产的常见原因：①胎膜早破、绒毛膜羊膜炎最常见，30％～40％早产与此有关；②下生殖道及泌尿道感染，如 B 族溶血性链球菌、沙眼衣原体、支原体感染和急性肾盂肾炎等；③妊娠并发症与并发症，如妊娠期高血压疾病、妊娠期肝内胆汁淤积症、妊娠合并心脏病、慢性肾炎、病毒性肝炎、急性肾盂肾炎、急性阑尾炎、严重贫血和重度营养不良等；④子宫过度膨胀及胎盘因素，如羊水过多、多胎妊娠、前置胎盘、胎盘早剥和胎盘功能减退等；⑤子宫畸形，如纵隔子宫、双角子宫等；⑥宫颈内口松弛；⑦每天吸烟超过 10 支，酗酒。

二、临床表现

早产的主要临床表现是子宫收缩，最初为不规则宫缩，常伴有少许阴道流血或血性分泌物，以后可发展为规则宫缩，其过程与足月临产相似，胎膜早破较足月临产多见。宫颈管先逐渐消退，然后扩张。妊娠满 28 周至不足 37 周出现至少 10 分钟 1 次的规则宫缩，伴宫颈管缩短，可诊断先兆早产。妊娠满 28 周至不足 37 周出现规则宫缩（20 分钟≥4 次，或 60 分钟≥8 次，持续＞30 秒），伴宫颈缩短≥80％，宫颈扩张1 cm以上。诊断为早产临产。部分患者可伴有少量阴道流血或阴道流液。以往有晚期流产、早产史及产伤史的孕妇容易发生早产。诊断早产一般并不困难，但应与妊娠晚期出现的生理性子宫收缩相区别。生理性子宫收缩一般不规则、无痛感，且不伴有宫颈管消退和宫口扩张等改变。

三、处理原则

若胎膜未破，胎儿存活、无胎儿窘迫，无严重妊娠并发症及并发症时，应设法抑制宫缩，尽可能延长孕周；若胎膜已破，早产不可避免时，应设法提高早产儿存活率。

四、护理

(一)护理评估

1.病史

详细评估可致早产的高危因素，如孕妇以往有流产、早产史或本次妊娠期有阴道流血史，则发生早产的可能性大，应详细询问并记录患者既往出现的症状及接受治疗的情况。

2.身心诊断

妊娠晚期者子宫收缩规律（20 分钟≥4 次），伴以宫颈管消退≥75％，以及进行性宫颈扩张 2 cm 以上时，可诊断为早产者临产。

早产已不可避免时，孕妇常会不自觉地把一些相关的事情与早产联系起来而产生自责感；由于孕妇对结果的不可预知，恐惧、焦虑和猜测也是早产孕妇常见的情绪反应。

3.辅助检查

通过全身检查及产科检查，结合阴道分泌物的生化指标检测，核实孕周，评估胎儿成熟度、胎方位等；观察产程进展，确定早产的进程。

(二)可能的护理诊断

1.有新生儿受伤的危险

其与早产儿发育不成熟有关。

2.焦虑

其与担心早产儿预后有关。

(三)预期目标

(1)新生儿不存在因护理不当而产生的并发症。

(2)患者能平静地面对事实,接受治疗及护理。

(四)护理措施

1.预防早产

孕妇良好的身心状况可减少早产的发生,突发的精神创伤亦可诱发早产。因此,应做好孕期保健工作,指导孕妇加强营养,保持平静心情,避免诱发宫缩的活动,如抬举重物、性生活等。高危孕妇必须多卧床休息,以左侧卧位为宜,以增加子宫血循环,改善胎儿供氧,慎做肛查和引导检查等,积极治疗并发症。宫颈内口松弛者应于孕14~18周或更早些时间做预防性宫颈环扎术,防止早产的产生。

2.药物治疗的护理

先兆早产的主要治疗为抑制宫缩,与此同时,还要积极控制感染治疗并发症和并发症。护理人员应能明确具体药物的作用和用法,并能识别药物的不良反应,以避免毒性作用的发生,同时,应对患者做相应的健康教育。常用抑制宫缩的药物有以下几类。

(1)β肾上腺素受体激动素:其作用为激动子宫平滑肌β受体,从而抑制宫缩。此类药物的不良反应为心跳加快、血压下降、血糖增高、血钾降低、恶心、出汗和头痛等。常用药物有利托君、沙丁胺醇等。

(2)硫酸镁:镁离子直接作用于肌细胞,使平滑肌松弛,抑制子宫收缩。一般,采用25%硫酸镁20 mL加于5%葡萄糖液100~250 mL中,在30~60分钟内缓慢静脉滴注,然后用25%硫酸镁20~10 mL加于5%葡萄糖液100~250 mL中,以每小时1~2 g的速度缓慢静脉滴注,直至宫缩停止。

(3)钙通道阻滞剂:阻滞钙离子进入细胞而抑制宫缩。常刚硝苯地平5~10 mg,舌下含服,每天3次。用药时必须密切注意孕妇及血压的变化,若合并使用硫酸镁时更应慎重。

(4)前列腺素合成酶抑制剂:前列腺素有刺激子宫收缩和软化宫颈的作用,其抑制剂则有减少前列腺素合成的作用,从而抑制宫缩。常用药物有吲哚美辛及阿司匹林等。但此类药物可抑制胎儿前列腺素的合成和释放,使胎儿体内前列腺素减少,而前列腺素药物可通过胎盘抑制胎儿前列腺素的合成和释放,使胎儿体内前列腺素减少,而前列腺素有维持胎儿动脉导管开放的作用,缺乏时导管可能过早关闭而致胎儿血循环障碍。因此,临床已较少应用,必要时仅能短期(不超过1周)服用。

3.预防新生儿并发症的发生

在保胎过程中,应每天行胎心监护,教会患者自数胎动,有异常时及时采用应对措施。在分娩前按医嘱给孕妇糖皮质激素,如地塞米松、倍他米松等,可促胎肺成熟,是避免发生新生儿呼吸窘迫综合征的有效步骤。

4.为分娩做准备

如早产已不可避免,应尽早决定合理分娩的方式,如臀位、横位,估计胎儿成熟度低;而产程又需较长时间者,可选用剖宫产术结束分娩;经阴道分娩者,应考虑使用产钳和会阴切开术以缩短产程,从而减少分娩过程中对胎头的压迫。同时,充分做好早产儿保暖和复苏的准备,临产后慎用镇静剂,避免发生新生儿呼吸抑制的情况;产程中应给孕妇吸氧;新生儿出生后,立即结扎脐带,防止过多母血进入胎儿循环,造成循环系统负荷过载。

5.为孕妇提供心理支持

安排时间与孕妇进行开放式的讨论,让患者了解早产的发生并非她的过错,有时甚至是无缘由的,也要避免为减轻孕妇的负疚感而给予过于乐观的保证。由于早产是出乎意料的,孕妇多没有精神和物质准备,对产程的孤独无助感尤为敏感。因此,丈夫、家人和护士在身旁提供支持较足月分娩更显重要,并能帮助孕妇重建自尊,以良好的心态承担早产儿母亲的角色。

(五)护理评价

(1)患者能积极配合医护措施。

(2)母婴顺利经历全过程。

(杜艳丽)

第七章

儿科护理

第一节　小儿甲状腺疾病

一、先天性甲状腺功能减低症

(一)疾病概述

先天性甲状腺功能减低症简称甲减,根据病因可以分为两类,散发性和地方性。它是由于患儿甲状腺先天性缺陷或因为母亲在怀孕期间饮食中缺碘所致的小儿时期的最常见的内分泌疾病。

1.病因及危险因素

病因及危险因素见表7-1。

表 7-1　散发性和地方性甲状腺功能低下

散发性甲状腺功能低下	先天性甲状腺发育障碍及甲状腺激素合成途径缺陷所致。这种情况约占甲状腺功能低下的90%	甲状腺不发育或发育不全,亦称原发性甲低
		母体服用抗甲状腺药物或母体存在抗甲状腺抗体,亦称暂时性甲低
		甲状腺激素合成途径障碍,亦称家族性甲状腺激素合成障碍
		促甲状腺激素缺乏,亦称下丘脑-垂体性甲低甲状腺或靶器官反应低下
地方性甲状腺功能低下	胚胎期缺碘,使甲状腺素合成不足造成中枢神经系统和骨骼系统不可逆的严重损害。随着广泛使用碘化食盐作为预防措施其发病率已明显下降。	

2.病理生理

甲状腺的合成与释放受下丘脑的 TRH 和垂体的 TSH 控制,T_3、T_4 对其有负反馈作用。甲状腺素促进新陈代谢、促进蛋白质合成,增加酶活力促进糖吸收和利用,促进脂肪分解和利用,对小儿生长发育极为重要,促进组织细胞的生长发育和成熟,促进骨、软骨的生长,促进神经系统的生长发育(图 7-1)。

3.临床症状和体征

散发性甲状腺功能低下者因为在胎内受母亲甲状腺激素的影响,出生时多无症状,症状出现的早晚与轻重程度同患儿甲状腺组织多少及功能低下程度有关。无甲状腺组织的患儿,出生后1～3个月内出现症状,有少量甲状腺组织的患儿多于出生后 6 个月症状渐显。

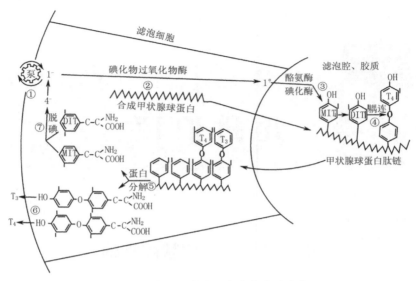

图 7-1　甲状腺激素的合成及释放示意

　　新生儿期就会与正常幼儿不同：患儿常超过预产期才出生，出生时体重比正常新生儿大，一般大于 4 000 g；出生后出现的生理性黄疸比正常新生儿消退的慢；不会吸奶，吞咽缓慢，母亲常觉得喂养困难；很乖，很少哭，即使饥饿、大小便前后都不哭闹；哭声低哑；体温低，皮肤感觉比较凉、比较粗糙；心跳、呼吸较慢；腹胀明显，常有便秘。

　　婴幼儿期患儿可表现为比较特殊的面容：头大、颈短、鼻梁低，眼裂小，眼距宽，唇厚，舌大且常伸出口外，经常流口水，毛发稀少、干枯。患儿的生长发育迟缓：由于生长缓慢，身长低于同龄正常婴儿；四肢粗短；囟门大且闭合晚；出牙迟，牙小而稀。神经系统方面：动作发育迟缓，抬头、坐、爬、站、走路均比正常婴儿慢。随着患儿年龄的增长，智能低下表现得越来越明显，发声、区别熟人与生人、说话等均延迟。表情呆板，对周围环境漠不关心，叫也没反应，总是一个人待在一边，不与人交往，学习能力差。

　　地方性甲状腺功能低下者因为胎儿时期缺碘而不能合成足量的甲状腺激素，严重影响中枢神经系统的发育。临床表现为两种，一种为神经系统症状为主，出现共济失调、痉挛性瘫痪、聋哑和智力低下，而甲状腺功能低下的其他表现不明显。另一种以黏液性水肿为主，有特殊面容和体态，智力发育落后而神经系统检查正常，这两种症状有时会有交叉重叠。

（二）治疗概述

1.一般治疗

　　（1）甲状腺片：每片 40 mg。小量开始，一般每周增加 1 次剂量，每次增加 5～10 mg，根据血清 T_4 水平监测治疗。维持剂量：6 个月以下 15～30 mg/d，1 岁以内 30～60 mg/d；3 岁以下 60～90 mg/d；7 岁以下 90～150 mg/d；14 岁以内 120～180 mg/d。治疗前 2 年每 3～6 个月复查1次，以后每 6～12 月复查 1 次。

　　（2）左旋甲状腺素钠（L-T_4）：人工合成，系治疗本病最可靠、有效的药物。每 100 μg（L-T_4）相当于 60 mg 干甲状腺片的作用，剂型有每片 25 μg、50 μg、100 μg、200 μg、300 μg 及 500 μg 几种。是治疗本病最可靠、最有效的药物。

　　（3）左旋三碘甲状腺原氨酸钠（L-T_3）：作用较 L-T_4 更强、更迅速，但代谢及排出也较快，主要适用于甲状腺功能减低危象紧急状态。

2.并发症治疗

(1)本病患儿由于黏液性水肿,约半数存在心包积液,1/4 的患儿出现心室扩大、心肌酶谱升高等心肌受累的表现。用甲状腺素治疗后,随着临床症状的好转,一般在 1～2 个月后心脏改变恢复正常。但对重症病例,特别是心脏受累明显的患儿,甲状腺素应从小剂量开始,逐渐谨慎加量,使心脏功能逐渐恢复。洋地黄、利尿剂及低盐饮食并无明显的治疗作用,如确实需用洋地黄,应从小剂量开始。

(2)治疗后患儿代谢增强,生理功能改善,生长发育加速,应及时补充蛋白质,钙剂及维生素类。

(三)护理评估、诊断和措施

1.基本资料

(1)生长发育情况:①体温有无过低而怕冷。②脉搏、呼吸有无缓慢。③甲状腺有无重大或发育不全。④动作发育有无迟缓。⑤身材有无矮小、躯干长而四肢短小。

(2)有无特殊面容:有无头大、颈短。

(3)有无特殊体态:腹部膨隆,有无脐疝。

(4)家族史:此病可能为家族性甲状腺激素生成障碍,此为常染色体隐性遗传病。

(5)接触史:有无去过甲状腺流行的山区。

2.活动和运动

生长发育改变:胎儿时期缺碘而不能合成足量的甲状腺激素,严重影响中枢神经系统的发育。

(1)相关因素:与甲状腺合成不足有关。

(2)护理诊断:生长发育迟缓。

(3)护理措施:患儿能正确对待疾病,积极配合治疗。①加强训练,促进生长发育:做好日常生活护理患儿智力发育差,缺乏生活自理能;②加强患儿日常生活护理,防止意外伤害发生;③通过各种方法加强智力;④体力训练,以促进生长发育,使其掌握基本生活技能;⑤对患儿多鼓励,不应歧视。

3.营养代谢

(1)体温过低:由于基础代谢低下导致体温低于正常范围。①相关因素:与代谢率低有关;②护理诊断:体温过低。③护理措施:患儿体温保持在正常范围内。a.保暖:患儿因基础代谢低下,活动量少致体温低而怕冷。b.防止感染:因机体抵抗力低,易患感染性疾病。注意室内温度,适时增减衣服,避免受凉。勤洗澡,防止皮肤感染。避免与感染性或传染性疾病患儿接触。

(2)营养失调:由于摄入过少或消耗过多导致营养无法满足机体需要。①相关因素:与喂养困难、食欲差有关。②护理诊断:营养失调:低于机体需要量。③护理措施:患儿在住院期间营养均衡,体重增加。保证营养供应,对吸吮困难、吞咽缓慢者要耐心喂养,提供充足的进餐时间,必要时用滴管喂奶或鼻饲。经病因治疗后,患儿代谢增强,生长发育加速,故必须供给高蛋白、高维生素、富含钙及铁剂的易消化食物,保证生长发育需要。向家长介绍病情,指导喂养方法。

4.排泄

便秘:大便次数少,且大便硬结。

(1)相关因素:与肌张力低下、肠蠕动减慢、活动量少有关。

（2）护理诊断：便秘。

（3）护理措施：患儿在住院期间大便保持通畅。①保持大便通畅：早餐前半小时喝1杯热开水，可刺激排便。②每天顺肠蠕动方向按摩腹部数次，增加肠蠕动。③适当引导患儿增加活动量，促进肠蠕动。④养成定时排便习惯，必要时使用大便软化剂、缓泻剂或灌肠。

5.药物管理

（1）注意观察药物的反应。对治疗开始较晚者，虽智力不能改善，但可变得活泼，改善生理功能低下的症状。

（2）甲状腺制剂作用较慢，用药1周左右方达最佳效力，故服药后要密切观察患儿食欲、活动量及排便情况，定期测体温、脉搏、体重及身高。

（3）用药剂量随小儿年龄加大而增加。用量小疗效不佳，过大导致甲亢，消耗多，造成负氮平衡，并促使骨骼成熟过快，致生长障碍。

（4）药物发生不良反应时，轻者发热、多汗、体重减轻、神经兴奋性增高。重者呕吐、腹泻、脱水、高热、脉速、甚至痉挛及心力衰竭。此时应立即报告并及时酌情减量，给予退热、镇静、供氧、保护心功能等急救护理。

二、先天性甲状腺功能亢进症

（一）疾病概述

儿童甲状腺功能亢进症主要指Grave病，由甲状腺分泌过多的甲状腺激素所致，临床上表现为消瘦、甲亢、突眼、甲状腺弥漫性肿大。可发生于任何年龄的儿童，但以学龄期为多，尤其是青春期女性较多见。其病因和发病机制有家族和遗传因素，与白细胞相关抗原（HLA）有关。有自身免疫系统异常，感染、精神刺激、情绪紧张可能是诱因。

1.病理生理

Grave病是一种自身免疫性疾病，本病与HLA-Ⅱ类抗原的某些等位基因有密切关联。本病起始于T细胞抑制细胞功能缺陷，以致T辅助细胞受到TSH抗原激活后促使B细胞向浆细胞转化，后者产生的促甲状腺素受体刺激性抗体与甲状腺细胞上的受体结合后，通过cAMP第二信号系统最终使甲状腺素大量分泌；在TRSAb分泌的同时也会有促甲状腺受体阻断性抗体产生，患儿的临床症状和过程即取决于这两种抗体的比值。甲状腺细胞遭受破坏后释放出更多抗原，使免疫系统进一步产生各种抗体，以致病情更加严重。这类抗体还可以与眼外肌和眼眶内具有类似抗原的组织结合，刺激其中的成纤维细胞合成大量氨基葡聚糖类，临床即出现突眼症状（图7-2）。

2.临床表现

（1）儿童甲状腺功能亢进症多为慢性起病，一般3～6个月，常以情绪改变、记忆力差，学习成绩下降为首要症状。

（2）基础代谢率增高表现：食欲亢进、易饥饿、消瘦、乏力；心悸、心率增快、脉压大、可有心律失常；多汗、怕热、脾气急躁。

（3）突眼：多为轻、中度。

（4）甲状腺肿大：多为轻中度弥漫性肿大，质地柔软，表面光滑，可闻血管杂音。

（5）新生儿甲亢：突眼、甲状腺肿大、极度烦躁不安、易激惹，皮肤潮红，心率增快，呼吸次数增多，血中T_4浓度增高。

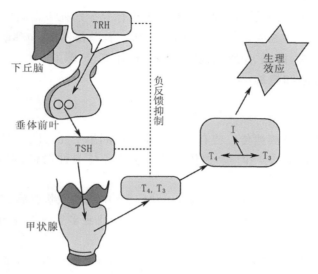

图 7-2 甲状腺激素的反馈性调节

(二)治疗概述

1.急性期

患儿应充分休息,减少活动,避免体力过度及情绪激动,严重者宜住院治疗。

2.抗甲状腺药物治疗

常用药有甲硫咪唑(他巴唑)、卡比马唑(甲亢平)、丙基硫脲嘧啶(PTU),可阻断 T_3,T_4 的生物合成。在使用药物期间,要定期监测血清 T_3,T_4,不良反应有白细胞减少及皮疹。抗甲状腺药物服用至少需维持1～2年。如甲状腺持续肿大,停药后复发机会较大。待甲亢症状获得改善时,可加用甲状腺片,以防甲减。心速者加用普萘洛尔(表7-2)。

表 7-2 抗甲状腺药物剂量

病情	BMR	心率/分	甲(丙)硫氧嘧啶(mg/d)	甲硫咪唑或卡比马唑(mg/d)
轻	<+30	<100	100～150	10～15
中	30～60	100～120	150～300	15～30
重	>60	>120	300～400	30～40
维持量			50～150	5～15

3.手术治疗

对抗甲状腺药物严重过敏或效果不佳者反复复发或重度甲状腺肿大影响呼吸者,结节性甲状腺肿大者,可考虑使用手术治疗,采用次全切除法。

4.突眼治疗

保护眼球,防止感染可使用眼罩。泼尼松口服,仅对充血水肿期有效,对已纤维化效果差。

5.甲亢危象处理

甲亢危象多在感染、手术、过度疲劳等应激情况下发生。临床为高热、烦躁、心动过速、呕吐、腹泻、多汗,甚至休克。主要是因为大量甲状腺激素与其结合的蛋白质解离,使血液循环中游离的甲状腺激素迅速增高,而组织摄取的甲状腺激素明显增加所致。起病突然且进展迅速,进行性高热、烦躁不安、心动过速、多汗、呕吐、腹泻,甚至发生休克。病死率很高。治疗应首先给予抗甲状腺药物,并加服卢戈液 1～5 滴,每 6 小时 1 次,口服。普萘洛尔 1 mg/kg 静脉滴注可迅速控制症状。此外加强对症处理:降温、镇静、抗心力衰竭、抗休克、抗感染。

(三)护理评估、诊断和措施

1.基本资料

(1)家庭社会背景:有无精神刺激。

(2)家族史:甲亢常有家族遗传。曾有报道一家 4 代同患甲亢。同卵双胎先后患甲亢的可达 30%～60%,异卵双胎仅为 3%～9%。遗传方式有常染色体显性遗传、常染色体隐性遗传或多基因遗传等。

(3)个人史:有无罕见疾病史:毒性单结节甲状腺肿、甲亢性甲状腺癌、亚急性甲状腺炎等。

(4)年龄与性别:小儿甲亢约占甲亢总数的 5%,学龄儿童多见。男性与女性之比为 1∶5.1,以女孩多见。

(5)生长发育:身高多高于同龄儿,但有消瘦、多汗、怕热、低热等。食欲多增加,大便次数多但为稠便、心悸、心率增快,心尖部可闻及收缩期杂音,脉压大,可有高血压、心脏扩大及心律失常等。心力衰竭及房颤在小儿较少见。手与舌震颤,肌肉乏力,周期性瘫痪少见,骨质疏松,可伴有骨痛。性发育迟缓,可有月经紊乱、闭经或月经过少。

(6)眼部表现:突眼占 30%～50%,可表现为一侧或两侧突眼,睑裂增宽,少瞬目、常作凝视状,上眼睑挛缩,眼向下看时上眼睑不能随眼球下落,上眼睑外翻困难,闭眼时睑缘颤动,辐辏力弱,眼向上看时前额皮肤不能皱起,眼皮有色素沉着,可有眼肌麻痹。

2.健康管理

甲状腺危象的发生,是甲状腺功能亢进恶化时一系列症状的总和,高热达 40 ℃持续不降,同时出现大汗、腹痛、腹泻、神情焦虑、烦躁不安,最后休克、昏迷甚至死亡。

(1)相关因素:多见于未经治疗的重症甲状腺功能亢进者。

(2)护理诊断:潜在并发症——甲亢危象。

(3)护理措施:家属或患儿知道避免应激的措施,并且一旦发生甲亢危象可被及时发现与处理。①病情监测原有甲亢症状加重,出现严重乏力、烦躁、发热(39 ℃以上)、多汗、心悸、心率达 120 次/分以上,伴纳减、恶心、腹泻等应警惕发生甲亢危象。②甲亢危象紧急护理措施:保证病室环境安静;严格按规定的时间和剂量给予抢救药物;密切观察生命体征和意识状态并记录;昏迷者加强皮肤、口腔护理,定时翻身、以预防压疮、肺炎的发生。③病情许可时,教育患者及家属知道感染、严重精神刺激、创伤等是诱发甲亢的重要因素,应学会避免诱因,患者学会进行自我心理调节,增强应对能力,家属病友要理解患者现状,应多关心、爱护患者。

3.营养代谢

营养失调:蛋白质分解加速导致营养低于机体正常需要量。

(1)相关因素:与基础代谢率增高有关。

(2)护理诊断:营养失调,低于机体需要量。

(3)护理措施:患儿在住院期间恢复并维持正常体重。①饮食:高碳水化合物、高蛋白、高维生素饮食,提供足够热量和营养以补充消耗,满足高代谢需要。膳食中可以各种形式增加奶类、蛋类、瘦肉类等优质蛋白以纠正体内的负氮平衡。餐次以一天六餐或一天三餐间辅以点心为宜。主食应足量。忌食生冷食物,减少食物中粗纤维的摄入,调味清淡可改善排便次数增多等消化道症状。慎用卷心菜、花椰菜、甘蓝等致甲状腺肿食物。②药物护理:有效治疗可使体重增加,应指导患者按时按量规则服药,不可自行减量或停服。③定期监测体重、血 BUN 值。

4.认知和感知

自我形象紊乱:突眼、甲状腺肿大等外部体征异于常人。

(1)相关因素:与甲亢所致突眼,甲状腺肿大等形体改变有关。

(2)护理诊断:自我形象紊乱。

(3)护理措施:患儿了解身体变化的原因,积极配合治疗。①患儿常易情绪激动,烦躁易怒,多虑,因此要避免不良的环境和语言的刺激。②要主动关心和体贴患儿,多给予鼓励,树立治疗信心。③帮助其正确看待自我形象的改变,树立正向的自我概念。

5.药物管理

(1)抗甲状腺药物治疗,不可过早减量,应坚持不断服药,有半数轻、中度患儿能获得长期缓解以至痊愈,其余多在停药后一年内复发,须重复治疗或改用其他治疗。

(2)千万不能自觉症状好转,自动停药,造成"甲亢"复发。

(3)服用硫脲类抗"甲亢"药物时,注意观察有无药物反应,如发热、皮疹、咽痛、牙龈肿、中性白细胞数减少等。若药物治疗效果不好,根据病情,可听取医生意见,行手术治疗或进行放射性^{131}I 治疗。

(李钦华)

第二节 小儿水痘

水痘是由水痘-带状疱疹病毒引起的急性出疹性传染病,临床以皮肤黏膜相继出现和同时存在斑疹、丘疹、疱疹及结痂为特征。

一、临床表现

(一)潜伏期
一般为 2 周左右。

(二)前驱期
一般为 1~2 天。婴幼儿多无明显前驱症状,年长儿可有低热、头痛、不适、食欲缺乏等。

(三)出疹期
皮疹先出现于躯干和头部,后波及面部和四肢。其特点有以下几点。

(1)皮疹分批出现,可见斑疹、丘疹、疱疹及结痂同时存在,为水痘皮疹的重要特征。开始为红色斑疹,数小时变为丘疹,再数小时发展成椭圆形水疱疹,疱液先清亮后浑浊,周围有红晕。疱疹易破溃,1~2 天后开始干枯、结痂,脱痂后一般不留瘢痕,常伴瘙痒使患儿烦躁不安。

(2)皮疹呈向心性分布,主要位于躯干,其次头面部,四肢较少,为水痘皮疹的另一特征。

(3)黏膜疱疹可出现在口腔、咽、结膜、生殖器等处,易破溃形成溃疡。

(四)并发症

以皮肤继发细菌感染常见,少数为血小板减少、肺炎、脑炎、心肌炎等。

水痘多为自限性疾病,10 天左右自愈。除上述典型水痘外,可有疱疹内出血的出血型重症水痘,多发生于免疫功能低下者,常因并发血小板减少或弥散性血管内凝血而危及生命,病死率高。此外,孕母患水痘可感染胎儿,导致先天性水痘。

二、辅助检查

(一)血常规

白细胞总数正常或稍低,继发细菌感染时可增高。

(二)疱疹刮片

可发现多核巨细胞和核内包涵体。

(三)血清学检查

补体结合抗体高滴度或双份血清抗体滴度 4 倍以上升高可明确病原。

三、治疗原则

(一)抗病毒治疗

首选阿昔洛韦,但需在水痘发病后 24 小时内应用效果更佳。此外,也可用更昔洛韦及干扰素。

(二)对症治疗

高热时用退热剂,皮疹瘙痒时可局部用炉甘石洗剂清洗或口服抗组胺药,疱疹溃破后可涂 1% 甲紫或抗生素软膏,有并发症时进行相应的对症治疗。水痘患儿忌用肾上腺皮质激素。

四、护理诊断及合作性问题

(一)体温过高

与病毒血症及继发细菌感染有关。

(二)皮肤完整性受损

与水痘病毒引起的皮疹及继发细菌感染有关。

(三)潜在并发症

皮肤继发细菌感染、脑炎、肺炎等。

(四)有传播感染的危险

与患儿排出有传染性的病毒有关。

五、护理措施

(一)维持正常体温

(1)卧床休息至热退,症状减轻;出汗后及时更换衣服,保持干燥。

(2)监测体温,观察热型;高热时可用物理降温或退热剂,但忌用乙醇擦浴、口服阿司匹林(以免增加瑞氏综合征的危险);鼓励患儿多饮水。

(二)促进皮肤完整性恢复

(1)室温适宜,衣被不宜过厚,以免增加痒感。

(2)勤换内衣,保持皮肤清洁,防止继发感染。

(3)剪短指甲,婴幼儿可戴并指手套,以免抓伤皮肤。

(4)皮肤瘙痒时,可温水洗浴,口服抗组胺药物;疱疹无溃破者,涂炉甘石洗剂或5%碳酸氢钠溶液;疱疹溃破者涂1%甲紫或抗生素软膏防止继发感染,必要时给予抗生素。

(三)病情观察

注意观察疱疹溃破处皮肤、精神、体温、食欲,有无咳嗽、气促、头痛、呕吐等,及早发现并发症,予以相应的治疗及护理。

(四)预防感染的传播

1.控制传染源

患儿应隔离至疱疹全部结痂或出疹后7天;密切接触的易感儿隔离观察3周。

2.切断传播途径

保持室内空气新鲜,托幼机构应做好晨间检查和空气消毒。

3.保护易感人群

避免易感者接触,对体弱、免疫功能低下及应用大剂量激素者尤应加强保护,应在接触水痘后72小时内肌内注射水痘-带状疱疹免疫球蛋白,可起到预防或减轻症状的作用。

(五)健康教育

向家长宣传控制传染源的知识,说明患儿隔离的时间;指导切断传播途径的方法,如通风换气、定期消毒、用物暴晒;指导家长对患儿进行皮肤护理,防止继发感染;加强预防知识教育,流行期间避免易感儿去公共场所。

(李钦华)

第三节 小 儿 麻 疹

一、概述

麻疹是由麻疹病毒引起的一种具有高度传染性急性出疹性呼吸道传染病。临床上以发热、结膜炎、上呼吸道炎、麻疹黏膜斑及全身斑丘疹为主要表现。麻疹传染性极强,每年全球有数百万人发病,儿童病死达140万人之多。接种麻疹减毒活疫苗可预防其流行。该病已被国际消灭疾病特别工作组列入全球性可能消灭的8种传染病之一。

麻疹病毒侵入上呼吸道、眼结膜上皮细胞和附近的淋巴结,在其内繁殖并侵入血流形成第一次病毒血症,被单核-吞噬细胞系统吞噬后送到全身淋巴组织、肝、脾等器官,并在其内大量繁殖后再次侵入血流,引起第二次病毒血症,从而出现广泛的病变。病毒血症持续到出疹后第2天,以后渐愈。麻疹的病理特征是受病毒感染的细胞增大并融合形成多核巨细胞。其细胞大小不一,内含数十至百余个核,核内外有病毒集落(嗜酸性包涵体)。病人是唯一的传染源,从发病前2天至出疹后5天具有传染性;如合并肺炎,传染性可延长到出疹后10天。病毒借飞沫直接传播,间接传播少见。任何季节均可发病,以冬、春季多见。该病传染性极强,人群普遍易感,易感者接触后 90%以上发病,但病后能获持久免疫。由于母体抗体能经胎盘传给胎儿,因而麻疹多见于 6 个月以上的小儿 6 个月至 5 岁小儿发病率最高。自麻疹疫苗普遍接种以来,发病的周期性消失,发病年龄后移,青少年及成人发病率相对上升,育龄妇女患麻疹增多,将导致先天麻疹和新生儿麻疹发病率上升。

二、护理评估

(一)临床症状评估与观察

1.询问患儿病史及起病原因

评估发病情况,有无卡他症状和皮疹,是否接种过麻疹疫苗,有无麻疹病人接触史,以往有无麻疹发病史或其他急、慢性疾病史。近期有无服用易发皮疹的药物。

2.评估症状、体征

潜伏期 6～18 天,接受过免疫者可延长至 3～4 周。病程分 3 期。

(1)前驱期:一般 3～4 天,有发热、上呼吸道炎和麻疹黏膜斑。此期患儿体温逐渐增高达39～40 ℃,伴头痛、咳嗽、喷嚏、流泪、眼睑浮肿、结膜充血、畏光并流泪(或呈浆液脓性分泌物)、咽部充血。此期尤以眼部症状突出,并可以上睑边缘见到一条明显充血红线(Sim-son 线),对诊断麻疹极有帮助。另外在下磨牙相对应的颊黏膜上,可出现 0.5～1 mm。

(2)出疹期:一般 3～5 天。当呼吸道症状及体温达高峰时患儿开始出现皮疹。皮疹初见于耳后发际,2～3 天渐延及面、颈、躯干、四肢、手心及足底。始为淡红色的斑丘疹,压之褪色,直径2～4 mm,散在分布,疹痒,疹间皮肤正常。病情严重时皮疹常融合,呈浅红色,皮肤水肿,面部浮肿变形。此期全身中毒症状加剧,可因高热引起谵妄、嗜睡,可发生腹痛、腹泻和呕吐,并伴有全身淋巴结及肝、脾肿大,同时咳嗽也加剧,肺部可闻湿啰音,X 线检查肺纹理增多。

(3)恢复期:一般 3～5 天。皮疹按出疹顺序消退,同时有米糠样脱屑及褐色色素沉着,经1～2 周消退。此期体温下降,全身情况好转。

少数病人,病程呈非典型经过。体内尚有一定免疫力者呈轻型麻疹,症状轻,常无黏膜斑,皮疹稀而色淡,疹退后无脱屑和色素沉着,无并发症。此种情况多见于潜伏期内接受过丙种球蛋白或成人血注射的患儿。体弱、有严重继发感染者呈重型麻疹,持续高热,中毒症状重,皮疹密集融合,常有并发症或皮疹骤退、四肢冰冷、血压下降等循环衰竭表现。此外,注射过减毒活疫苗的患儿还可出现无典型黏膜斑和皮疹的无疹型麻疹。

在麻疹病程中患儿可并发肺炎、中耳炎、喉炎、气管及支气管炎、脑炎、营养不良和维生素 A缺乏等,并可使原有的结核病恶化。麻疹病毒引起的间质性肺炎常在出疹及体温下降后消退。而继发细菌和感染性肺炎时,肺炎症状加剧,常易并发脓胸、脓气胸。在并发喉炎、气管及支气管炎时,由于小儿呼吸道的解剖生理特点,可发生呼吸道阻塞。

3.心理-社会因素

典型病人经治疗很快恢复,但应注意评估家长对麻疹护理知识的了解程度。重症病例应注意评估家长有无焦虑、家庭的护理能力等。

(二)辅助检查评估

1.血常规检查

白细胞减少,淋巴细胞相对增多。中性粒细胞增加,提示继发感染。

2.病毒免疫学检查

结果用免疫荧光染色,在脱落的细胞中可见麻疹病毒,有早期诊断价值。用酶联免疫吸附试验检测血清中特异性 IgM 和 IgG 抗体,在出疹后 3～4 天,特异性 IgM 阳性率达 97％。

3.其他检查

心电图、脑电图、胸部 X 线片检查。

三、护理问题

(一)体温过高

与病毒血症、继发感染有关。

(二)皮肤完整性受损

与麻疹病毒感染有关。

(三)营养失调,低于机体需要量

与消化吸收功能下降、高热消耗增多有关。

(四)有感染的危险

与免疫功能下降有关。

(五)潜在并发症

1.肺炎

与免疫抑制、继发细菌感染有关。

2.喉炎

与麻疹病毒感染和继发细菌感染有关。

3.脑炎

与麻疹病毒感染波及脑组织有关。

四、护理措施

(一)维持正常体温

绝对卧床休息至皮疹消退、体温正常为止。室内宜空气新鲜,每天通风 2 次(避免患儿直接吹风以防受凉),保持室温于 18～22 ℃,湿度 50％～60％。衣被穿盖适宜,忌捂汗,出汗后及时擦干并更换衣被。监测体温,观察热型。高热时可予物理降温,如减少被盖、温水擦浴等;慎用退热剂,忌用醇浴、冷敷,以免影响透疹,导致并发症。

(二)保持皮肤黏膜的完整性

1.加强皮肤的护理

保持床单位整洁干燥和皮肤清洁,在保温情况下,每天用温水擦浴更衣一次(忌用肥皂),腹泻患儿注意臀部清洁,勤剪指甲,防抓伤皮肤继发感染。及时评估透疹情况,如透疹不畅,可用鲜芫荽煎水服用并抹身。须防烫伤,以促进血循环,使皮疹出齐、出透,平稳度过出疹期。

2.加强五官的护理

室内光线宜柔和,常用生理盐水清洗双眼,再滴入抗生素滴眼液或眼膏(动作应轻柔,防眼损伤),可加服维生素 A 预防眼干燥症。防止呕吐物或泪水流入外耳道发生中耳炎。及时清除鼻痂,翻身拍背助痰排出,保持呼吸道通畅。加强口腔护理,多饮白开水,可用生理盐水或复方硼砂溶液含漱。

(三)保证营养的供给

发热期间给予清淡易消化的流质饮食,如牛奶、豆浆、蒸蛋等,常更换食物品种,少量多餐,以增加食欲利于消化。多喂开水及热汤,利于排毒、退热、透疹。恢复期间应添加高蛋白、高维生素的食物。指导家长做好饮食护理,无须忌口。

(四)注意病情的观察

麻疹并发症多且重,为及早发现,应密切观察病情。出疹期如透疹不畅、疹色暗紫,持续发热、咳嗽加剧、鼻扇喘憋、发绀,为并发肺炎的表现,重症肺炎尚可致心力衰竭。患儿频咳、声嘶,甚至哮吼样咳嗽、吸气性呼吸困难、三凹征,为并发喉炎表现。患儿出现嗜睡、惊厥、昏迷为脑炎表现。

(无)预防感染的传播

麻疹是可以预防的,为控制其流行,应加强社区人群的健康宣教。

1.管理好传染病

对患儿宜采取呼吸道隔离至出疹后 5 天,有并发症者延至疹 10 天。接触的易感儿隔离观察21 天。

2.切断传播途径

病室要注意通风换气,进行空气消毒,患儿衣被及玩具暴晒 2 小时,减少不必要的探视预防继发感染。因麻疹可通过中间媒介传播,如被病人分泌物污染的玩具、书本、衣物,经接触可导致感染,所以医务人员接触患儿后,必须在日光下或流动空气中停留 30 分钟以上,才能再接触其他患儿或健康易感者。流行期间不带易感儿童去公共场所,托幼机构暂不接纳新生。

3.保护易感儿童

为提高易感者免疫力,对 8 个月以上未患过麻疹的小儿可接种麻疹疫苗。接种后 12 天血中出现抗体,1 个月达高峰,故易感儿接触病人后 2 天内接种有预防效果。对年幼、体弱的易感儿肌内注射人血丙种球蛋白或胎盘球蛋白,接触后 5 天内注射可免于发病,6 天后注射可减轻症状,有效免疫期 3～8 周。由于麻疹疫苗免疫接种后阳转率不是 100%,且随时间延长,免疫效果可变弱,1989 年美国免疫咨询委员会提出:4～6 岁儿童进幼儿园和小学时,应第二次接种麻疹疫苗;进入大学的年轻人要再次进行麻疹免疫。急性结核感染者如需注射麻疹疫苗同时进行结核治疗。

(李钦华)

第四节　小儿流行性腮腺炎

一、疾病概述

流行性腮腺炎是由腮腺炎病毒引起的小儿时期常见的急性呼吸道传染病。以腮腺肿大、疼痛为特征,各种唾液腺体及其他器官均可受累,系非化脓性炎症。

（一）病因

腮腺炎病毒为 RNA 病毒，人是病毒唯一宿主。

腮腺炎病毒，属副黏液病毒，仅一个血清型，存在于患者唾液、血液、尿液及脑脊液中。此病毒对理化因素抵抗力不强，加热至 56 ℃20 分钟或甲醛、紫外线等很容易使其灭活，但在低温条件下可存活较久。

（二）流行病学特点

1.传染源

早期病人和隐性感染者。病毒存在于患儿唾液中的时间较长，腮肿前 6 天至腮肿后 9 天均可自病人唾液中分离出病毒，因此在这两周内有高度传染性。感染腮腺炎病毒后，无腮腺炎表现，而有其他器官如脑或睾丸等症状者，则唾液及尿亦可检出病毒。在大流行时 30％～40％患儿仅有上呼吸道感染的亚临床感染，是重要传染源。

2.传播途径

本病毒在唾液中通过飞沫传播（唾液及污染的衣服亦可传染）其传染力较麻疹、水痘为弱。孕妇感染本病可通过胎盘传染胎儿，而导致胎儿畸形或死亡，流产的发生率也增加。

3.易感性

普遍易感，其易感性随年龄的增加而下降。青春期后发病男多于女。病后可有持久免疫力。

（三）发病机制

多认为该病毒首先侵入口腔黏膜和鼻黏膜在上皮组织中大量增殖后进入血循环（第一次病毒血症），经血流累及腮腺及一些组织，并在其中增殖再次进入血循环（第二次病毒血症），并侵犯上次未受波及的一些脏器。病程早期时从口腔、呼吸道分泌物、血尿、乳汁、脑脊液及其他组织中可分离到腮腺炎病毒。有人分别从胎盘和胎儿体内分离出本病毒。根据本病患儿在病程中可始终无腮腺肿胀而脑膜脑炎、睾丸炎等可出现于腮腺肿胀之前等事实，也证明腮腺炎病毒首先侵入口鼻黏膜经血流累及各种器官组织的观点，也有人认为病毒对腮腺有特殊亲和性，因此入口腔后即经腮腺导管而侵入腮腺，在腺体内增殖后再进入血循环形成病毒血症累及其他组织。各种腺组织如睾丸卵巢、胰腺、肠浆液造酶腺、胸腺、甲状腺等均有受侵的机会，脑脑膜、肝及心肌也常被累及，因此流行性腮腺炎的临床表现变化多端脑膜脑炎是病毒直接侵犯中枢神经系统的后果，自脑脊液中可能分离出病原体。

腮腺的非化脓性炎症为本病的主要病变，腺体呈肿胀发红，有渗出物，出血性病灶和白细胞浸润腮腺导管有卡他性炎症，导管周围及腺体间质中有浆液纤维蛋白性渗出及淋巴细胞浸润，管内充塞破碎细胞残余及少量中性粒细胞腺上皮水肿、坏死、腺泡间血管有充血现象腮腺周显著水肿，附近淋巴结充血肿胀。唾液成分的改变不多但分泌量则较正常减少。

由于腮腺导管的部分阻塞使唾液的排出受到阻碍，故摄食酸性饮食时可因唾液分泌增加、唾液潴留而感胀痛唾液中含有淀粉酶可经淋巴系统而进入血循环，导致血中淀粉酶增高，并从尿中排出胰腺和肠浆液造酶含量。本病病毒易侵犯成熟的睾丸，幼年患者很少发生睾丸炎睾丸曲精管的上皮显著充血，有出血斑点及淋巴细胞浸润，在间质中出现水肿及浆液纤维蛋白性渗出物胰腺呈充血、水肿，胰岛有轻度退化及脂肪性坏死。

（四）临床表现

典型病例临床上以腮腺炎为主要表现。潜伏期 14～25 天，平均 18 天。

本病前驱期很短，可有发热、头痛、乏力、肌痛、厌食等。腮腺肿大常是疾病的首发体征。通常先起于一侧,2～3天内波及对侧,也有两侧同时肿大或始终限于一侧者。肿胀以耳垂为中心,向前、后、下发展,局部不红,边缘不清,轻度压痛,咀嚼食物时疼痛加重,在上颌第2磨牙旁的颊黏膜处,可见腮腺管口。腮腺肿大3～5天达高峰,1周左右逐渐消退。颌下腺和舌下腺也可同时受累。不典型病例可无腮腺肿胀而以单纯睾丸炎或脑膜脑炎的症状出现。

腮腺炎病毒有嗜腺体和嗜神经性,故病毒常侵入中枢神经系统、其他腺体或器官而产生下列症状。

1.脑膜脑炎

可在腮腺炎出现前、后或同时发生,也可发生在无腮腺炎时。表现为发热、头痛、呕吐、颈项强直,少见惊厥和昏迷。脑脊液呈无菌性脑膜炎样改变。大多预后良好,但也偶见死亡及留有神经系统后遗症。

2.睾丸炎

睾丸炎是男孩最常见的并发症,多为单侧受累,睾丸肿胀疼痛,约半数病例可发生萎缩,双侧萎缩者可导致不育症。

3.急性胰腺炎

该病较少见。常发生于腮腺肿胀数天后。出现中上腹剧痛,有压痛和肌紧张,伴发热、寒战、呕吐、腹胀、腹泻或便秘等。

4.其他

可有心肌炎、肾炎、肝炎等。

(五)流行性腮腺炎诊断标准

1.疑似病例

发热,畏寒,疲倦,食欲缺乏,1～2天后单侧或双侧非化脓性腮腺肿痛或其他唾液腺肿痛。

2.确诊病例

(1)腮腺肿痛或其他唾液腺肿痛与压痛,吃酸性食物时胀痛更为明显。腮腺管口可见红肿。白细胞计数正常或稍低,后期淋巴细胞增加。

(2)发病前1～4周与腮腺炎病人有密切接触史。

二、治疗

隔离患儿使之卧床休息直至腮腺肿胀完全消退。注意口腔清洁,饮食以流质或软食为宜,避免酸性食物,保证液体摄入量。

三、护理评估、诊断和措施

(一)健康管理

1.疼痛

腮腺炎引起的腮腺肿大引起。

(1)护理诊断:疼痛。

(2)护理措施:缓解疼痛。

2.发热

与感染有关。

(1)护理诊断:体温升高。

（2）护理措施。①保证休息，防止过劳，减少并发症的发生。高热者给予物理降温。鼓励患儿多饮水。发热伴有并发症者应卧床休息至热退。②保持口腔清洁，常用温盐水漱口，多饮水，以减少口腔内残余食物，防止继发感染。③给予富有营养、易消化的半流质或软食，忌酸、辣、干、硬食物，以免因唾液分泌及咀嚼使疼痛加剧。④局部冷敷，以减轻炎症充血及疼痛。亦可用中药湿敷。

3.焦虑

与患儿的疾病发展有关。

（1）护理诊断：焦虑。

（2）护理措施：①缓解家长的焦虑，做好解释沟通。②注意有无脑膜脑炎、睾丸炎、急性胰腺炎等临床征象，并给以相应治疗和护理。发生睾丸炎时可用丁字带托起阴囊，局部间歇冷敷以减轻疼痛。③无并发症的患儿一般在家中隔离治疗，指导家长做好隔离、饮食、用药护理，学会病情观察，若有并发症表现，应及时送医院就诊。做好患儿和家长的心理护理，介绍减轻疼痛的方法，使患儿配合治疗。

（二）预防感染传播

发现腮腺炎患儿后立即采取呼吸道隔离措施，直至腮腺肿大消退后3天，有接触史的易感患儿应观察3周。流行期间应加强幼托机构的晨检。居室应空气流通，对患儿口、鼻分泌物及污染物应进行消毒。易感患儿可接种减毒腮腺炎活疫苗。

（李钦华）

第五节 小儿手足口病

一、疾病概述

（一）概念和特点

手足口病是肠道病毒引起的常见传染病之一，以婴幼儿发病为主。多数患儿表现为手、足、口腔等部位的皮疹、疱疹，大多预后良好。但少数患儿可表现为严重的中枢神经系统损害，引起神经源性肺水肿、无菌性脑膜炎、急性迟缓性麻痹等，病情进展迅速，病死率高。

（二）发病机制与相关病理生理

手足口病是肠道病毒包括柯萨奇病毒A16和肠道病毒EV71引起的小儿急性传染病，发病人群主要为婴幼儿、学龄前儿童，多发生于夏秋季。口腔溃疡性损伤和皮肤斑丘疹为手足口病的特征性病变。光镜下斑丘疹可见表皮内水疱，水疱内有中性粒细胞嗜酸性粒细胞碎片，水疱周围上皮有细胞间和细胞内水肿，水疱下真皮有多种白细胞的混合型浸润。电镜下可见上皮细胞内有嗜酸性包涵体。脑膜脑炎表现为淋巴细胞性软脑膜炎，脑灰质和白质血管周围淋巴细胞、浆细胞浸润，局灶性出血和局灶性神经细胞坏死及胶质反应性增生。心肌炎表现为局灶性心肌细胞坏死，偶见间质淋巴细胞和浆细胞浸润。肺炎表现为弥漫性间质淋巴细胞浸润、肺泡损伤、肺泡内出血和透明膜形成，可见肺细胞脱落和增生，有片状肺不张。

（三）临床特点

手足口病的潜伏期多为 2～10 天，平均 3～5 天。

1.一般症状

急性起病，发热，口腔黏膜、手、足和臀部出现斑丘疹、疱疹，疱疹周围可有炎性红晕，疱内液体较少。可伴有咳嗽、流涕、食欲缺乏等症状。部分病例仅表现为皮疹或疱疹性咽峡炎。多在一周内痊愈，预后良好。

2.重症病例表现

少数病例（尤其是小于 3 岁者）皮疹出现不典型，病情进展迅速，在发病 1～5 天出现脑膜炎、脑炎（以脑干脑炎最为凶险）、脑脊髓炎、肺水肿、循环障碍等，可留有后遗症。极少数病例病情危重，可致死亡。

（1）神经系统表现：精神差、嗜睡、易惊、头痛、呕吐、谵妄甚至昏迷；肢体抖动，肌阵挛、眼球震颤、共济失调、眼球运动障碍；无力或急性弛缓性麻痹；惊厥。查体可见脑膜刺激征，腱反射减弱或消失，巴氏征等病理征阳性。

（2）呼吸系统表现：呼吸浅促、呼吸困难或节律改变，口唇发绀，咳嗽，咳白色、粉红色或血性泡沫样痰液；肺部可闻及湿啰音或痰鸣音。

（3）循环系统表现：面色苍灰、皮肤花纹、四肢发凉，指（趾）发绀；出冷汗；毛细血管再充盈时间延长。心率增快或减慢，脉搏浅速或减弱甚至消失。

（四）辅助检查

1.血常规

白细胞计数正常或降低，病情危重者白细胞计数可明显升高。重症病例白细胞计数可明显升高（$>15\times10^9$/L）或显著降低（$<2\times10^9$/L），恢复期逐渐恢复正常。

2.血生化检查

部分病例可有轻度谷丙转氨酶（ALT）、门冬氨酸氨基转移酶（AST）、肌酸激酶同工酶（CK-MB）升高，病情危重者可有肌钙蛋白（cTnI）、血糖升高。C 反应蛋白（CRP）一般不升高。乳酸水平升高。

3.血气分析

轻症患者血气分析在正常范围。重症患者呼吸系统受累时可有动脉血氧分压降低、血氧饱和度下降，二氧化碳分压升高，代谢性酸中毒。

4.脑脊液检查

脑脊液外观清亮，压力增高，白细胞计数增多，多以单核细胞为主，蛋白正常或轻度增多，糖和氯化物正常。脑脊液病毒中和抗体滴度增高有助于明确诊断。

5.病原学检查

用组织培养分离肠道病毒是目前诊断的标准，但 CoxA16、EV71 等肠道病毒特异性核酸是手足口病病原确认的主要方法。咽拭子、气道分泌物、疱疹液、粪便阳性率较高。

6.血清学检查

恢复期与急性期血清手足口病肠道病毒中和抗体 IgG 滴度 4 倍或 4 倍以上升高，证明手足口病病毒感染。

7.胸部放射学检查

胸部放射学检查可表现为双肺纹理增多，网格状、斑片状阴影，部分病例以单侧为著。

8.磁共振

神经系统受累者可有异常改变,以脑干、脊髓灰质损害为主。

9.脑电图

脑电图可表现为弥漫性慢波,少数可出现棘(尖)慢波。

10.心电图

心电图无特异性改变。少数病例可见窦性心动过速或过缓,Q-T 间期延长,ST-T 改变。

(五)治疗原则

1.普通病例

注意隔离,避免交叉感染。适当休息,清淡饮食,做好口腔和皮肤护理。

2.重症病例

(1)控制颅内高压限制入量,积极给予甘露醇降颅压治疗,每次 0.5～1.0 g/kg,每 4～8 小时一次,20～30 分钟快速静脉注射。根据病情调整给药间隔时间及剂量。必要时加用呋塞米。

(2)保持呼吸道通畅,吸氧;呼吸衰竭者,尽早给予气管插管机械通气。

(3)早期抗休克处理:扩充血容量,10～20 mL/kg 快速静脉滴入,之后根据脑水肿、肺水肿的具体情况边补边脱,决定再次快速静脉滴入和 24 小时的需要量,及时纠正休克和改善循环。

(4)及时使用肾上腺糖皮质激素:可选用甲泼尼龙,氢化可的松,地塞米松。病情稳定后,尽早停用。

(5)掌握静脉注射免疫球蛋白的指征,建议应用指征:精神萎靡、抽搐、安静状态下呼吸频率超过30～40 次/分;出冷汗、四肢发凉、皮肤花纹,心率增快,140～150 次/分(按年龄)。

(6)合理应用血管活性药物,常用米力农注射液:维持量 0.25～0.75 μg/(kg·min),一般使用不超过 72 小时。血压高者,控制血压,可用酚妥拉明 2～5 μg/(kg·min),或硝普钠 0.5～8 μg/(kg·min),一般由小剂量开始逐渐增加剂量,逐渐调整至合适剂量。如血压下降,低于同年龄正常下限,停用血管扩张剂,可使用正性肌力及升压药物,如多巴胺、多巴酚丁胺、肾上腺素、去甲肾上腺素等。

(7)注重对症支持治疗:①降温。②镇静、止惊。③保护各器官功能:特别注意神经源性肺水肿、休克和脑疝的处理。④纠正水电解质失衡。

(8)确保两条以上静脉通道通畅,监测呼吸、心率、血压和血氧饱和度,有条件监测有创动脉血压。

二、护理评估

(一)流行病学史评估

注意当地流行情况,评估患者病前 1 周内有无接触史。

(二)一般评估

注意患者有无发热、拒食、流涎、口腔疼痛、呕吐、腹泻等症状,注意皮疹出现部位和演变,有无脑膜炎、脑炎及心肌炎症状。

(三)身体评估

注意手、足、臀及其他体表部位有无斑丘疹及疱疹,形状及大小,周围有无红晕及化脓感染。注意唇、口腔黏膜有无红斑、疱疹及溃疡。有无局部淋巴结肿大。

(四)心理-社会评估

此病的患者多为小儿,评估小儿的状况,家长的关心和支持程度,家庭经济状况。

(五)辅助检查结果评估

白细胞计数及分类,咽拭子培养。疱疹如有继发感染,必要时取其内容物送涂片检查及细菌培养。咽拭子病毒分离;疱疹液以标记抗体染色检测病毒特异抗原,或 PCR 技术检测病毒 RNA。如有神经系统症状应作脑脊液常规、生化及病毒 RNA。必要时取血清检测病毒抗体。疑有心肌炎者检查心电图。

三、护理诊断/问题

(一)潜在并发症

潜在并发症如神经源性肺水肿、心力衰竭。

(二)体温升高

体温升高与病毒感染有关。

(三)皮肤完整性受损

皮肤完整性受损与手、足、口腔黏膜、臀部存在疱疹有关。

(四)营养失调

低于机体需要量与口腔存在疱疹不易进食有关。

(五)有传播感染的可能

传播感染与病原体排出有关。

四、护理措施

(一)隔离要求

及时安置在负压隔离病房内进行单间隔离。严格执行消毒隔离措施应,操作前后应严格洗手,做好手卫生。病房内每天以 600 mg/L 的含氯消毒剂对床及地面进行彻底消毒,医疗垃圾放入双层黄色垃圾袋中,外贴特殊标签,直接送至垃圾处理中心,不在其他地方中转。出院或转科后严格执行终末消毒。一旦诊断,医生应立即上报医院感染管理科,并留取大便标本备检。

(二)饮食护理

发热 1 周内应卧床休息,多饮开水。饮食宜给予营养丰富易消化的清淡、温凉的流质或半流质食物,如牛奶、米粥、面条等,禁食冰冷、辛辣等刺激性食物。意识障碍者暂禁食,逐渐改鼻饲流质,最后过渡到半流质饮食。

(三)病情观察

密切观察患儿的病情变化,24 小时监测心率、血氧饱和度、呼吸及面色,常规监测体温并观察热型和变化趋势。同时注意观察发热与皮疹出现的顺序。评估患儿的意识,大多数患儿神经系统受损发生在病程早期。对持续热不退,早期仅出现皮疹,但 1～2 天后继发高热者需引起重视。

(四)对症护理

1.高热的护理

(1)体温超过 39 ℃且持续不退的患儿除给布洛芬混悬液等退热药物外,还需以温水擦浴、冰袋或变温毯降温。使用降温毯时严密监测生命体征,观察外周循环,出现异常及时汇报医生。

(2)注意肢体保暖,防止冻伤,勤翻身,检查皮肤有无发红、发紫,衣被有无潮湿,防止压疮。

(3)遵医嘱给予抗病毒的药物。

2.口腔的护理

(1)每天 4 次口腔护理,常规的口腔护理用 0.05% 的醋酸氯己定清洗口腔,然后喷活性银喷雾剂(银尔通),经口气管插管的患儿,采用口腔冲洗。

(2)患儿原有口腔疱疹,极易出现口腔溃疡,若出现溃疡,可给予复方维生素 B_{12} 溶液(贯新克)喷溃疡处,促进伤口的愈合。

3.皮肤黏膜的护理

(1)保持皮肤及床单位干燥清洁,剪短患儿指(趾)甲,必要时包裹患儿双手,避免抓破皮疹,防止感染。

(2)臀部有皮疹时要保持臀部干燥清洁,避免皮疹感染。皮疹或疱疹已破裂者,局部皮肤可涂抹抗生素药膏或炉甘石洗剂。

(五)并发症的护理

1.神经系统

EV71 具有嗜神经性,病毒在早期即可侵犯枢神经系统,密切观察患儿入院后第1~3天的病情变化,重点观察患儿有无惊跳、意识、瞳孔、生命体征、前囟张力、肢体活动情况等,注意有无精神差、嗜睡、烦躁、易呕吐等神经系统病变的早期症状和体征。患儿呕吐时应将其头偏向一侧,保持呼吸的通畅,及时清除口腔内的分泌物,防止误吸;观察呕吐物的性质,记录呕吐的次数、呕吐物的颜色及量。

2.循环系统

持续心电监护,注意有无心率增快或缓慢、血压升高或下降、中心静脉压过高或过低、尿量减少;观察有无面色苍白、四肢发凉、指(趾)甲发绀、毛细血管再充盈时间延长(>2 秒)、冷汗、皮肤花纹;听诊有无心音低钝、奔马律及心包摩擦音等。立即报告医生,遵医嘱给予适当镇静,并遵医嘱给予强心、升压等处理,维持循环系统的稳定。

3.呼吸系统

严密观察呼吸形态、频率、节律,注意有无呼吸浅快、节律不规则、血氧饱和度下降、三凹征、鼻翼翕动等呼吸困难表现。神经源性肺水肿是手足口病常见的死亡原因,临床上以急性呼吸困难和进行性低氧血症为特征,早期仅表现为心率增快、血压升高、呼吸急促等非特异性表现,一旦出现面色苍白、发绀、出冷汗、双肺湿啰音、咳粉红色泡沫痰、严重低氧血症时应及时通知医生,备好各类急救用品,紧急气管内插管辅助呼吸。使用呼吸机可减轻心肺功能,缓解呼吸困难症状,早期的心肺功能支持可改善 EV71 病毒感染患儿的预后。

(六)心理护理

由于患儿患病突然,尤其确诊后家长担心患儿的生命危险和后遗症的发生。患儿住隔离病室,限制探视,病情变化时及时跟家长沟通,评估患儿家长的心理承受能力,帮助家长树立信心,同时帮助家长接受现实,以取得家长的支持与配合。

五、护理效果评估

(1)患者的疱疹、斑丘疹消退,自感舒适。

（2）患者未发生并发症或发生但被及时发现和处理。

（3）患者的家属学会了如何进行皮肤的护理,并对疾病的预防知识有了一定的了解。

（李钦华）

第六节　小儿急性支气管炎

急性支气管炎是小儿常见的一种呼吸道疾病。本病常继发于上呼吸道感染之后,也常为肺炎的早期表现。也有的是小儿急性传染病如麻疹、百日咳、伤寒、猩红热等疾病的早期症状或并发症。

急性支气管炎,由各种病毒和细菌或二者混合感染所引起。另外,小儿年龄小,体格弱,气温变化冷热不均,公共场所或居室空气污浊,都可诱发本病。

疾病开始时表现为上呼吸道感染症状,发热、流鼻涕、咳嗽,咳嗽逐渐加重并且有痰,起初是白色黏痰,几天后变为黄色脓痰。有的小儿嗓子呼噜呼噜作响,早晚咳嗽较重,经常因咳嗽将食物吐出。还常伴有头痛、食欲缺乏、疲乏无力、睡眠不安、腹泻等症状。

另外,有一种特殊型的支气管炎,称为急性毛细支气管炎也叫哮喘性支气管炎。主要表现为下呼吸道梗阻症状,似支气管哮喘样发作,患儿鼻翼翕动。呈喘憋状呼吸,很快出现呼吸困难,缺氧发绀。这种类型多见于2岁以内虚胖小儿,往往有湿疹或其他过敏史。

一、护理要点

（1）发热时要注意卧床休息,选用物理降温或药物降温。

（2）室内保持空气新鲜,适当通风换气,但避免对流风,以免患儿再次受凉。

（3）须经常协助患儿变换体位,轻轻拍打背部,使痰液易于排出。

二、注意事项

（1）急性支气管炎一般1周左右可治愈。有部分患儿咳嗽的时间要长些,逐渐会减轻、消失,适当的服些止咳剂即可。不过在患病的早期,对于痰多的患儿,不主张用止咳剂,以免影响排痰。痰稠咳重者可服用祛痰药。

（2）也有部分患儿发展为肺炎,就按护理肺炎患儿的方法精心护理。如果急性支气管炎发作时缺氧、发绀,必须住院治疗,若缺氧得不到及时纠正,会发生脑缺氧等并发症。其他最常见的并发症就是心力衰竭。

（3）对于哮喘重的患儿,请参考支气管哮喘的护理方法。在使用氨茶碱等缓解支气管痉挛的药物时,应在医生指导下用药,家长不可乱用。中药麻杏石甘汤或小青龙汤加减治疗急性支气管炎有一定效果,也可采取中西医结合治疗。

（李钦华）

第七节　小儿急性上呼吸道感染

一、定义

急性上呼吸道感染是小儿最常见的疾病,主要侵犯鼻咽和咽部,简称"上感"。

二、疾病相关知识

(一)流行病学

全年都可发病,以冬春季节及气候骤变时多见。而且,免疫力和年龄不同,反复感染的概率也不同,主要是空气飞沫传播。

(二)临床表现

(1)年长儿以呼吸系统症状为主,婴幼儿症状较重,以全身症状为主。

(2)局部症状:鼻塞、流涕、喷嚏、咽部不适、干咳或声音嘶哑。

(3)全身症状:发热、畏寒、头痛、咳嗽、乏力、食欲减退、睡眠不安;咽部充血。

(三)治疗

充分休息,对症治疗,控制感染,预防并发症。

(四)康复

经对症治疗后症状缓解,免疫力较短,多为1~2个月。

(五)预后

饮食精神如常者预后多良好;精神萎靡、多睡或烦躁不安、面色苍白者,应加警惕。

三、专科评估与观察要点

(一)发热

发热多为不规则热,持续时间不等。

(二)全身症状

头痛、畏寒、乏力、食欲缺乏;常伴有呕吐、腹痛、腹泻、烦躁不安,甚至高热惊厥。

(三)局部症状

局部症状主要是鼻咽部症状如出现鼻塞、流涕、喷嚏、流泪、咽部不适、发痒、咽痛,亦可伴有声音嘶哑。

四、护理问题

(一)体温过高

体温过高与上呼吸道感染有关。

(二)舒适的改变

舒适的改变与咽痛、鼻塞等有关。

（三）活动无耐力

活动无耐力与全身症状有关。

五、护理措施

（一）一般护理

注意休息，减少活动。做好呼吸道隔离，保持室内空气新鲜，但应避免空气对流。

1.发热护理

发热期绝对卧床休息，保持皮肤清洁，每 4 小时测量体温一次并准确记录，如为超高热或高热惊厥史者须 1～2 小时测量一次，退热处置 1 小时后复测体温，并随时注意有无新的症状和体征出现，以防惊厥发生和体温骤降。

2.促进舒适

保持室温 18～20 ℃，湿度 50％～60％，以减少空气对呼吸道黏膜的刺激，保持口腔鼻孔周围的清洁，及时清除鼻腔及咽喉部分泌物，以免影响呼吸。

3.保证充足的营养和水分

给予富含营养、易消化的饮食，有呼吸困难者，应少食多餐，并供给充足水分。

（二）观察病情

（1）密切观察病情变化，注意体温、脉搏、呼吸、精神状态及咳嗽的性质。

（2）观察有无皮疹、恶心、呕吐、烦躁等，以早期发现某些传染病的前驱症状，及时进行隔离。

（3）观察咽部充血、水肿、化脓情况，在疑有咽后壁脓肿时，应及时报告医师，同时应警惕脓肿破溃后脓液流入气管引起窒息。

（4）对有可能发生惊厥的患儿应加强巡视，密切注意病情变化，床边放置床栏，以防患儿坠床，备好急救物品和药品。

（三）用药护理

（1）应用解热剂后应注意多饮水，以防止大量出汗引起虚脱。

（2）高热惊厥患儿给予镇静剂时，应观察止惊的效果及药物的不良反应。

（3）使用抗生素时，应注意有无变态反应的发生。

六、健康指导

（1）小儿的居室应宽敞、整洁、舒适、采光好，经常开窗通风，保持室内空气新鲜。

（2）指导家长合理喂养小儿，加强营养，及时添加辅食，保证摄入足量的蛋白质及维生素，保证营养均衡，纠正偏食。

（3）鼓励患儿多进行户外活动，多晒太阳，预防佝偻病的发生。加强锻炼，增强体质，提高呼吸系统的抵抗力与适应环境的能力。

（4）在呼吸道感染的高发季节，家长不宜带小儿去公共场所。

（5）在气候骤变时，应及时为小儿增减衣服，既要注意保暖，避免着凉。

七、护理结局评价

（1）患儿不适感减轻或无不适感。

（2）患儿体温维持在正常范围。

（李钦华）

第八节 小 儿 肺 炎

肺炎系指不同病原体或其他因素所致的肺部炎症。以发热、咳嗽、气促、呼吸困难和肺部固定湿啰音为共同临床表现。该病是儿科常见疾病中能威胁生命的疾病之一。据联合国儿童基金会统计,全世界每年有 350 万左右<5 岁儿童死于肺炎,占<5 岁儿童总死亡率的 28%;我国每年<5 岁儿童因肺炎死亡者约 35 万,占全世界儿童肺炎死亡数的 10%。因此积极采取措施,降低小儿肺炎的死亡率,是 21 世纪世界儿童生存、保护和发展纲要规定的重要任务。

目前,小儿肺炎的分类尚未统一,常用方法有四种,各肺炎可单独存在,也可两种同时存在。①病理分类:可分为支气管肺炎、大叶性肺炎、间质性肺炎等。②病因分类:感染性肺炎如病毒性肺炎、细菌性肺炎、支原体肺炎、衣原体肺炎、真菌性肺炎、原虫性肺炎;非感染性肺炎如吸入性肺炎、坠积性肺炎等。③病程分类:急性肺炎(病程<1 个月)、迁延性肺炎(病程 1~3 个月)、慢性肺炎(病程>3 个月)。④病情分类:轻症肺炎(主要为呼吸系统表现)、重症肺炎(除呼吸系统受累外,其他系统也受累,且全身中毒症状明显)。

临床上若病因明确,则按病因分类,否则按病理分类。

一、病因与发病机制

引起肺炎的主要病原体为病毒和细菌,病毒中最常见的为呼吸道合胞病毒,其次为腺病毒、流感病毒等;细菌中以肺炎链球菌多见,其他有葡萄球菌、链球菌、革兰阴性杆菌等。低出生体重、营养不良、维生素 D 缺乏性佝偻病、先天性心脏病等患儿易患本病,且病情严重,容易迁延不愈,病死率也较高。

病原体多由呼吸道入侵,也可经血行入肺,引起支气管、肺泡、肺间质炎症,支气管因黏膜水肿而管腔变窄,肺泡壁因充血水肿而增厚,肺泡腔内充满炎症渗出物,影响了通气和气体交换;同时由于小儿呼吸系统的特点,当炎症进一步加重时,可使支气管管腔更加狭窄、甚至阻塞,造成通气和换气功能障碍,导致低氧血症及高碳酸血症。为代偿缺氧,患儿呼吸与心率加快,出现鼻翼翕动和三凹征,严重时可产生呼吸衰竭。由于病原体作用,重症常伴有毒血症,引起不同程度的感染中毒症状。缺氧、二氧化碳潴留及毒血症可导致循环系统、消化系统、神经系统的一系列症状以及水、电解质和酸碱平衡紊乱。

(一)循环系统

缺氧使肺小动脉反射性收缩,肺循环压力增高,形成肺动脉高压;同时病原体和毒素侵袭心肌,引起中毒性心肌炎。肺动脉高压和中毒性心肌炎均可诱发心力衰竭。重症患儿常出现微循环障碍、休克甚至弥散性血管内凝血。

(二)中枢神经系统

缺氧和高碳酸血症使脑血管扩张、血流减慢,血管通透性增加,致使颅内压增高。严重缺氧和脑供氧不足使脑细胞无氧代谢增加,造成乳酸堆积、ATP 生成减少和 Na-K 离子泵转运功能障碍,引起脑细胞内水、钠潴留,形成脑水肿。病原体毒素作用亦可引起脑水肿。

（三）消化系统

低氧血症和毒血症可引起胃黏膜糜烂、出血、上皮细胞坏死脱落等应激性反应，导致黏膜屏障功能破坏，使胃肠功能紊乱，严重者可引起中毒性肠麻痹和消化道出血。

（四）水、电解质和酸碱平衡紊乱

重症肺炎可出现混合性酸中毒，因为严重缺氧时体内需氧代谢障碍、酸性代谢产物增加，常可引起代谢性酸中毒；而 CO_2 潴留、H_2CO_3 增加又可导致呼吸性酸中毒。缺氧和 CO_2 潴留还可导致肾小动脉痉挛而引起水、钠潴留，重症者可造成稀释性低钠血症。

二、临床表现

（一）支气管肺炎

支气管肺炎为小儿最常见的肺炎。多见于 3 岁以下婴幼儿。

1.轻症

以呼吸系统症状为主，大多起病较急。主要表现为发热、咳嗽和气促。

（1）发热：热型不定，多为不规则热，新生儿或重度营养不良儿可不发热，甚至体温不升。

（2）咳嗽：较频，早期为刺激性干咳，以后有痰，新生儿则表现为口吐白沫。

（3）气促：多发生在发热、咳嗽之后，呼吸频率加快，每分钟可达 40～80 次，可有鼻翼翕动、点头呼吸、三凹征、唇周发绀。肺部可听到较固定的中、细湿啰音，病灶较大者可出现肺实变体征。

2.重症

重症肺炎常有全身中毒症状及循环、神经、消化系统受累的临床表现。

（1）循环系统：常见心肌炎、心力衰竭及微循环障碍。心肌炎表现为面色苍白、心动过速、心音低钝、心律不齐，心电图显示 ST 段下移和 T 波低平、倒置；心力衰竭表现为呼吸突然加快，＞60 次/分；极度烦躁不安，明显发绀，面色发灰；心率增快，＞180 次/分，心音低钝有奔马律；颈静脉怒张，肝脏迅速增大，尿少或无尿，颜面或下肢水肿等。

（2）神经系统：表现为烦躁或嗜睡，脑水肿时出现意识障碍、反复惊厥、前囟膨隆、脑膜刺激征等。

（3）消化系统：常有食欲缺乏、腹胀、呕吐、腹泻等；重症可引起中毒性肠麻痹和消化道出血，表现为严重腹胀、肠鸣音消失、便血等。

若延误诊断或病原体致病力强，可引起脓胸、脓气胸、肺大疱等并发症，多表现为体温持续不退，或退而复升，中毒症状或呼吸困难突然加重。

（二）几种不同病原体所致肺炎的特点

1.呼吸道合胞病毒性肺炎

本病由呼吸道合胞病毒感染所致，多见于 2 岁以内婴幼儿，尤以 2～6 个月婴儿多见。常于上呼吸道感染后2～3天出现干咳、低～中度发热，喘憋为突出表现，2～3 天后病情逐渐加重，出现呼吸困难和缺氧症状。肺部听诊可闻及多量哮鸣音、呼气性喘鸣，肺基底部可听到细湿啰音。喘憋严重时可合并心力衰竭、呼吸衰竭。临床上有两种类型。

（1）毛细支气管炎：有上述临床表现，但中毒症状不严重，当毛细支气管接近完全阻塞时，呼吸音可明显减低，胸部 X 线常显示不同程度的梗阻性肺气肿和支气管周围炎，有时可见小点片状阴影或肺不张。

（2）间质性肺炎：全身中毒症状较重，呼吸困难明显，肺部体征出现较早，胸部 X 线呈线条状或单条状阴影增深,或互相交叉成网状阴影,多伴有小点状致密阴影。

2.腺病毒性肺炎

本病为腺病毒引起,在我国以 3、7 两型为主,11、12 型次之。本病多见于 6 个月至 2 岁的婴幼儿。起病急骤,呈稽留高热,全身中毒症状明显,咳嗽较剧,可出现喘憋、呼吸困难、发绀等。肺部体征出现较晚,常在发热 4～5 天后出现湿啰音,以后病变融合而呈现肺实变体征。少数患儿可并发渗出性胸膜炎。胸部X线改变的出现较肺部体征为早,可见大小不等的片状阴影或融合成大病灶,并多见肺气肿,病灶吸收较缓慢,需数周至数月。

3.葡萄球菌肺炎

本病包括金黄色葡萄球菌及白色葡萄球菌所致的肺炎。多见于新生儿及婴幼儿。临床起病急,病情重,进展迅速;多呈弛张高热,婴儿可呈稽留热;中毒症状明显,面色苍白、咳嗽、呻吟、呼吸困难,皮肤常见一过性猩红热样或荨麻疹样皮疹,有时可找到化脓灶,如疖肿等。肺部体征出现较早,双肺可闻及中、细湿啰音,易并发脓胸、脓气胸等,可合并循环、神经及胃肠功能障碍。胸部X线常见浸润阴影,易变性是其特征。

4.流感嗜血杆菌肺炎

本病由流感嗜血杆菌引起。近年来,由于广泛使用广谱抗生素和免疫抑制剂,加上院内感染等因素,流感嗜血杆菌感染有上升趋势,多见于<4 岁的小儿,常并发于流感病毒或葡萄球菌感染者。临床起病较缓,病情较重,全身中毒症状明显,有发热、痉挛性咳嗽、呼吸困难、鼻翼翕动、三凹征、发绀等,体检肺部有湿啰音或肺实变体征。易并发脓胸、脑膜炎、败血症、心包炎、中耳炎等。胸部X线表现多种多样。

5.肺炎支原体肺炎

由肺炎支原体引起,多见于年长儿,婴幼儿发病率也较高。以刺激性咳嗽为突出表现,有的酷似百日咳样咳嗽,咯出黏稠痰,甚至带血丝;常有发热,热程 1～3 周。年长儿可伴有咽痛、胸闷、胸痛等症状,肺部体征不明显,常仅有呼吸音粗糙,少数闻及干湿啰音。婴幼儿起病急,呼吸困难、喘憋和双肺哮鸣音较突出。部分患儿出现全身多系统的临床表现,如心肌炎、心包炎、溶血性贫血、脑膜炎等。胸部X线检查可分为 4 种改变:①肺门阴影增浓;②支气管肺炎改变;③间质性肺炎改变;④均一的实变影。

6.衣原体肺炎

沙眼衣原体肺炎多见于 6 个月以下的婴儿,可于产时或产后感染,起病缓,先有鼻塞、流涕,后出现气促、频繁咳嗽,有的酷似百日咳样阵咳,但无回声,偶有呼吸暂停或呼气喘鸣,一般无发热。可同时患有结膜炎或有结膜炎病史。胸部X线呈弥漫性间质性改变和过度充气。肺炎衣原体肺炎多见于 5 岁以上小儿,发病隐匿,体温不高,咳嗽逐渐加重,两肺可闻及干湿啰音。X线显示单侧肺下叶浸润,少数呈广泛单侧或双侧浸润。

三、治疗要点

采取综合措施,积极控制感染,改善肺的通气功能,防止并发症。

(一)控制感染

根据不同病原体选用敏感抗生素积极控制感染,使用原则:早期、联合、足量、足疗程,重症宜静脉给药。

WHO 推荐的 4 种第 1 线抗生素:复方磺胺甲基异恶唑、青霉素、氨苄西林、阿莫西林,其中青霉素为首选药,复方磺胺甲基异恶唑不能用于新生儿。怀疑有金葡菌肺炎者,推荐用氨苄西林、氯霉素、苯唑西林或氯唑西林和庆大霉素。我国卫健委对轻症肺炎推荐使用头孢氨苄(先锋霉素Ⅳ)。大环内酯类抗生素如红霉素、交沙霉素、罗红霉素、阿奇霉素等对支原体肺炎、衣原体肺炎等均有效。除阿奇霉素外,用药时间应持续至体温正常后5~7天,临床症状基本消失后3天。支原体肺炎至少用药2~3周。应用阿奇霉素3~5天1个疗程,根据病情可再重复1个疗程,以免复发。葡萄球菌肺炎比较顽固。疗程宜长,一般于体温正常后继续用药2周,总疗程6周。

病毒感染尚无特效药物,可用利巴韦林、干扰素、聚肌胞、乳清液等,中药治疗有一定疗效。

(二)对症治疗

止咳、止喘、保持呼吸道通畅;纠正低氧血症、水电解质与酸碱平衡紊乱;对于中毒性肠麻痹者,应禁食、胃肠减压,皮下注射新斯的明。对有心力衰竭、感染性休克、脑水肿、呼吸衰竭者,采取相应的治疗措施。

(三)肾上腺皮质激素的应用

若中毒症状明显,或严重喘憋,或伴有脑水肿、中毒性脑病、感染性休克、呼吸衰竭等以及胸膜有渗出者,可应用肾上腺皮质激素,常用地塞米松,每天2~3次,每次2~5 mg,疗程3~5天。

(四)防治并发症

对并发脓胸、脓气胸者及时抽脓、抽气;对年龄小、中毒症状明显、脓液黏稠经反复穿刺抽脓不畅者,以及有张力气胸者进行胸腔闭式引流。

四、护理措施

(一)改善呼吸功能

(1)保持病室环境舒适,空气流通,温湿度适宜,尽量使患儿安静,以减少氧的消耗。不同病原体肺炎患儿应分室居住,以防交叉感染。

(2)置患儿于有利于肺扩张的体位并经常更换,或抱起患儿,以减少肺部淤血和防止肺不张。

(3)给氧:凡有低氧血症,有呼吸困难、喘憋、口唇发绀、面色灰白等情况立即给氧。婴幼儿可用面罩法给氧,年长儿可用鼻导管法。若出现呼吸衰竭,则使用人工呼吸器。

(4)正确留取标本,以指导临床用药;遵医嘱使用抗生素治疗,以消除肺部炎症,促进气体交换;注意观察治疗效果。

(二)保持呼吸道通畅

(1)及时清除患儿口鼻分泌物,经常协助患儿转换体位,同时轻拍背部,边拍边鼓励患儿咳嗽,以促使肺泡及呼吸道的分泌物借助重力和震动易于排出;病情许可的情况下可进行体位引流。

(2)给予超声雾化吸入,以稀释痰液,利于咳出;必要时予以吸痰。

(3)遵医嘱给予祛痰剂如复方甘草合剂等;对严重喘憋者遵医嘱给予支气管解痉剂。

(4)给予易消化、营养丰富的流质、半流质饮食,少食多餐,避免过饱影响呼吸;哺喂时应耐心,防止呛咳引起窒息;重症不能进食者,给予静脉营养。保证液体的摄入量,以湿润呼吸道黏膜,防止分泌物干结,利于痰液排出;同时可以防止发热导致的脱水。

(三)加强体温监测

观察体温变化并警惕高热惊厥的发生。对高热者给予降温措施。保持口腔及皮肤清洁。

（四）密切观察病情

（1）如患儿出现烦躁不安、面色苍白、气喘加剧、心率加速（＞160次/分）、肝脏在短时间内急剧增大等心力衰竭的表现，及时报告医生，给予氧气吸入并减慢输液速度，遵医嘱给予强心、利尿药物，以增强心肌收缩力，减慢心率，增加心搏出量，减轻体内水钠潴留，从而减轻心脏负荷。

（2）若患儿出现烦躁或嗜睡、惊厥、昏迷、呼吸不规则等，提示颅内压增高，立即报告医生并共同抢救。

（3）患儿腹胀明显伴低钾血症时，及时补钾；若有中毒性肠麻痹，应禁食、予以胃肠减压，遵医嘱皮下注射新斯的明，以促进肠蠕动，消除腹胀，缓解呼吸困难。

（4）如患儿病情突然加重，出现剧烈咳嗽、烦躁不安、呼吸困难、胸痛、面色发绀、患侧呼吸运动受限等，提示并发了脓胸或脓气胸，应及时配合进行胸穿或胸腔闭式引流。

（五）健康教育

向患儿家长讲解疾病的有关知识和护理要点，指导家长合理喂养，加强体格锻炼，以改善小儿呼吸功能；对易患呼吸道感染的患儿，在寒冷季节或气候骤变外出时，应注意保暖，避免着凉；定期健康检查，按时预防接种。对年长儿说明住院和注射等对疾病痊愈的重要性，鼓励患儿克服暂时的痛苦，与医护人员合作；教育患儿咳嗽时用手帕或纸捂嘴，不随地吐痰，防止病原菌污染空气而传染给他人。

（李钦华）

第九节　小儿结核病

一、疾病概述

结核病是由结核杆菌引起的慢性传染病，各个脏器均可受累，小儿以原发型肺结核最常见，严重病例可引起血行播散发生粟粒型结核或结核性脑膜炎。许多成人结核病是在儿童时期受感染的基础上发展而成。结核病已成为传染病中最常见的死因。由于耐药菌株的增多使结核病的控制受到了严重的挑战。我国政府已把结核病列为重点防治疾病，结核病是小儿时期的重要传染病。

（一）病因及发病机制

1.病原学

结核杆菌属分枝杆菌，染色具有抗酸性。对人有致病性的主要是人型结核杆菌，其次是牛型结核杆菌。结核杆菌含有类脂质、蛋白质和多糖体。结核类脂质对细菌具有保护性，使其对酸、碱、消毒剂的耐受力较强。结核蛋白质能使机体致敏，产生变态反应，引起结核病。

结核杆菌抵抗力较强，在室内阴暗潮湿处能存活半年，在阳光直接照射下2小时死亡，紫外线照射10～20分钟。使用紫外线时，应注意照射范围大小及照射距离远近而决定照射时间。结核杆菌对酸、碱和酒精等有较强的抵抗力，湿热对它杀菌力较强。在65℃30分钟，70℃10分钟，80℃5分钟，煮沸1分钟即可杀死。干热100℃需20分钟以上才能杀死，因此干热灭菌时温度要高时要长。一般说来，痰内结核杆菌消毒时间要长，因痰内黏蛋白在菌体周围形成保护层，射线和消毒剂较难穿透。因此消毒痰用5％石炭酸或20％漂白粉,消毒须经24小时处理,70％酒精接触2分钟均可杀死结核杆菌。

2.流行病学

主要传染源是开放性肺结核病人。主要传播途径为呼吸道,小儿吸入带结核菌的唾沫或尘埃后可产生肺部原发病灶。少数经消化道传染如饮用未经消毒的牛奶或污染了结核菌的食物,产生咽部或肠道原发病灶。经皮肤或胎盘传染者极少。

3.机体反应性

小儿对结核菌及其代谢产物具有较高的敏感性,机体初次感染结核杆菌后,产生细胞免疫同时出现组织高敏反应。通过细胞免疫应答使淋巴细胞致敏产生迟发型变态反应,此时如用结核菌素作皮肤试验可出现阳性反应,同时产生一些变态反应性表现。在结核病的发病中,变态反应的强弱起重要作用。小儿初次感染结核菌是否发展成为结核病,取决于结核菌的毒力、数量和机体的免疫力。

(二)临床表现

1.原发型肺结核

原发型肺结核包括原发复合征与支气管淋巴结结核,为结核菌初次侵入肺部后发生的原发感染,是小儿肺结核的主要类型。

结核杆菌由呼吸道侵入肺部后,常在右肺上叶的底部或下叶的上部近胸膜处形成原发病灶,细菌沿淋巴管到达肺门或纵隔淋巴结,形成淋巴管炎和淋巴结炎。原发病灶、淋巴管炎、淋巴结炎三者组成原发复合征。支气管淋巴结结核是指原发病灶极小或已经吸收,遗留肿大的肺门淋巴结或纵隔淋巴结。基本病理改变为渗出、增殖、坏死。

轻症可无症状,一般起病缓慢,可有低热、消瘦、盗汗、食欲缺乏、疲乏等结核中毒症状。婴幼儿及危重症患儿可急性起病,出现高热,2～3周后转为低热。支气管淋巴结高度肿大时压迫气管分叉处时可出现类似百日咳样痉咳,压迫支气管可引起哮喘,压迫喉返神经引起声音嘶哑。体检可见周围淋巴结有不同程度肿大,婴儿可伴肝脾大,而肺部体征不明显,与肺内病变不一致。部分患儿可有疱疹性结膜炎、结节性红斑和一过性关节炎等表现。

2.结核性脑膜炎患儿的护理

结核性脑膜炎简称结脑,多见于婴幼儿。是小儿结核病中最严重的类型。病死率及后遗症发生率较高。自普遍推广卡介苗和抗结核药物应用以来,本病的发病率较过去明显下降,预后大为改善。

本病多为结核杆菌经血行播散所致,为全身粟粒型结核的一部分;少数由脑内结核病灶破溃引起;偶见经脊柱、中耳及乳突结核病灶直接蔓延引起。主要病理改变为软脑膜弥漫性充血、水肿、炎性渗出,并形成结核结节,蛛网膜下腔大量炎性渗出物,尤以脑底部为重。

多起病缓慢,典型临床过程分为3期。

(1)早期(前驱期):为1～2周,主要表现是小儿性格改变,少言、精神呆滞、懒动、喜哭、易怒、烦躁不安等,可有低热、头痛、消瘦、盗汗、食欲缺乏、呕吐、便秘等。

(2)中期(脑膜刺激征期):为1～2周,因颅内压增高出现剧烈头痛、喷射性呕吐、嗜睡或惊厥。出现脑膜刺激征,颈项强直,Kerning征、Brudszinski征阳性。婴儿出现前囟饱满、颅缝裂开。可出现脑神经损害,如面神经、眼动神经、展神经瘫痪。部分患儿可有脑实质损害,出现运动障碍、语言障碍等。

(3)晚期(昏迷期):为1～3周,上述症状逐渐加重,意识渐进入昏迷状态。频繁惊厥。患儿极度消瘦,呈舟状腹。常有水、电解质代谢紊乱。最终可因颅内压急剧增高引起脑疝而死亡。后遗症可有脑积水、肢体瘫痪、失明、智力低下、尿崩症及癫痫等。

二、治疗

主要应用抗结核药物治疗。

目的:杀灭病灶中的结核菌,防止血行播散。

治疗原则:早期治疗,适宜剂量,联合用药,规律用药,坚持全程,分段治疗。

三、护理评估、诊断和措施

(一)家庭基本资料

了解患儿的健康史,有无与开放性肺结核病人密切接触,是否接种过卡介苗,患儿的居住环境,了解家长及患儿的心理状态。

(二)健康管理

1.营养缺乏

与疾病消耗有关。

(1)护理诊断:营养失调,低于机体需要量。

(2)护理措施:合理营养。采取高热量、高蛋白质、富含维生素和钙质的饮食,以增强机体抵抗力,促进病变愈合。尽量提供患儿喜爱的食品,在烹调上应做到饭菜品种多样化,注意食物色、味、形,以增加食欲。

2.活动无耐力

与疾病发展、卧床、结核杆菌感染有关。

(1)护理诊断:活动无耐力。

(2)护理措施:建立合理生活制度。保持居室空气流通,阳光充足。保证患儿有充足的睡眠时间,减少体力消耗,促进体力恢复。除严重的结核病需绝对卧床休息外,一般不过分强调。可作适当的室内外活动,呼吸新鲜空气,增强抵抗力。

3.焦虑

与疾病的发展和预后有关。

(1)护理诊断:焦虑。

(2)护理措施:做好心理护理,缓解焦虑情绪。①主动向家长解释病情,使其接受患儿的病情,介绍规范治疗和隔离的重要性,多与患儿及家长沟通,了解心理状态,鼓励树立战胜疾病的信心,配合治疗。②对活动性原发型肺结核患儿需采取呼吸道隔离措施,居室要经常通风换气,患儿不要随地吐痰,对患儿呼吸道分泌物及其污染物和餐具进行消毒。③给予家长相关的用药指导,遵医嘱应用抗结核药物,严格遵循结核用药规则。④向家长和患儿介绍肺结核的病因、传播途径及消毒隔离措施。指导家长对居室、痰液、痰杯、食具、便盆等进行消毒处理。⑤告诉家长应用抗结核药物是治愈肺结核的关键,治疗期间应坚持全程正规服药。积极防治各种急性传染病、营养不良、佝偻病等,以免加重病情。⑥指导家长密切观察抗结核药物的不良反应,特别是治疗时间较长的患儿,如发生变化应及时就诊。

(李钦华)

第十节 小儿高血压

高血压分原发性高血压和继发性高血压两类。小儿大多为后者,且以肾性高血压最常见,占75%~80%,其他继发性高血压主要见于嗜铬细胞瘤、先天性肾上腺皮质增生症、原发性醛固酮增生症、主动脉缩窄、肾动脉狭窄等。

一、临床特点

(一)症状

轻度高血压患儿常无明显症状,仅于体检时发现。血压明显增高时可有头痛、眩晕、恶心、呕吐和视力改变。继发性高血压往往有各种基础疾病的临床表现。部分患儿可出现高血压脑病,表现有呕吐、运动失调、惊厥、失语、偏瘫和昏迷。

(二)体征

血压超过下列值:足月新生儿 12.0/8.0 kPa(90/60 mmHg),早产儿 10.7/5.3 kPa(80/40 mmHg),婴幼儿 13.3/8.0 kPa(100/60 mmHg),学龄前儿童 14.7/9.3 kPa(110/70 mmHg),学龄儿童 16.0/10.7 kPa(120/80 mmHg),≥13 岁 18.7/12.0 kPa(140/90 mmHg)。任何年龄组超过 20.0/13.3 kPa(150/100 mmHg),则为重度高血压。

(三)辅助检查

(1)肾性高血压尿中可出现红细胞、蛋白。血尿素氮、肌酐增高,血电解质发生变化;先天性肾上腺皮质增生症患儿尿 17-羟类固醇,17-酮类固醇增高等;嗜铬细胞瘤患儿 24 小时尿香草苦杏仁酸(VMA)值升高。

(2)胸片、心电图、超声心动图、肾脏 B 超、静脉肾盂造影、同位素肾图及肾扫描可出现异常。

(3)肾活体病理检查可有阳性发现。

二、护理评估

(一)健康史

了解原发病情况以及高血压的程度,患儿的饮食结构,了解有无家族史。

(二)症状、体征

测量生命体征,评估患儿有无头晕、恶心、视力等改变。

(三)社会-心理因素

评估家庭支持系统对患儿的影响程度,患儿的心理状态。

(四)辅助检查

了解并分析尿、血、心电图、B 超等各种检查结果。

三、常见护理问题

(一)舒适的改变

与血压增高致头痛、头晕、恶心、呕吐有关。

（二）合作性问题

高血压危象。

（三）知识缺乏

缺乏高血压自我保健知识。

四、护理措施

（一）休息

对血压较高,症状明显者应卧床休息。

（二）饮食

应适当控制钠盐及动物脂肪的摄入,避免高胆固醇食物,多食含纤维素、蛋白质的食物,适当控制食量和总热量,以清淡、无刺激的食物为宜。

（三）严密观察病情

对有心、脑、肾并发症患儿应严密观察血压波动情况,如患儿血压急剧升高,同时出现头痛、呕吐等症状时应考虑发生高血压危象的可能,立即通知医师并让患儿卧床、吸氧,同时准备快速降压药物、脱水剂等,监测其心率、呼吸、血压、神志等。如患儿抽搐、躁动,则应注意安全。

（四）用药护理

观察各药物的疗效及不良反应,及时采取措施。

（五）心理护理

了解患儿的性格特征,有无引起精神紧张的心理-社会因素,根据患儿不同的性格特征给予指导,训练自我控制能力,同时指导家长要尽力避免各种可能导致患儿精神紧张的因素,尽可能减轻患儿的心理压力和矛盾冲突。

（六）健康教育

(1)疾病知识的宣教:对患儿及家长进行高血压有关知识和服用降压药物应注意的事项的教育,对使用后可引起直立性低血压的降压药物如钙通道阻滞剂时,应向其说明在变换体位时,动作应尽量缓慢,特别在夜间起床如厕时更应注意,以免动作过快致血压骤降,引起晕厥而发生意外。

(2)饮食与运动:协助患儿安排合理的饮食和适当的体育活动,注意改进饮食结构,减少钠、脂肪的摄入,多吃富含钾、钙的食物,并补充优质蛋白质。

(3)自我保健的教育:对患儿及家长进行高血压自我保健的教育,并协助制订个体化的自我保健计划,指导患儿及家长掌握自测血压的方法。

五、出院指导

(1)宣教有关高血压病的知识,合理安排生活,注意劳逸结合,定期测量血压。提高患儿的社会适应能力,维持心理平衡,避免各种不良刺激。

(2)注意饮食控制和调节,减少钠盐、动物脂肪的摄入。

(3)保持大便通畅。

(4)适当参与运动。

(5)定期随访血压持续升高或出现头晕、头痛、恶心等症状时,应及时就医。

(6)保持心理平衡,避免情绪激动,生气和愤怒可诱发血压的升高。

（7）指导患儿遵医嘱准时服药，不可自行改变剂量或增减药物，不可突然停药，以免造成血压突然升高。服药时出现不良反应，应及时就诊。

（李钦华）

第十一节　小儿心律失常

正常心律起源于窦房结，心激动按一定的频率、速度及顺序传导到结间传导束、房室束、左右束支及普肯耶纤维网而达心室肌。如心激动的频率、起搏点或传导不正常都可造成心律失常。

一、期前收缩

期前收缩是由心脏异位兴奋灶发放的冲动所引起，为小儿时期最常见的心律失常。异位起搏点可位于心房、房室交界或心室组织，分别引起房性、交界性及室性期前收缩，其中室性期前收缩为多见。

（一）病因

其常见于无器质性心脏病的小儿。可由疲劳、精神紧张、自主神经功能不稳定引起，但也可发生于病毒性心肌炎、先天性心脏病或风湿性心脏病。另外，拟交感胺类洋地黄、奎尼丁、锑剂中毒及缺氧、酸碱平衡失调、电解质紊乱（低血钾等）、心导管检查、心脏手术等均可引起期前收缩。健康学龄儿童1%～2%有期前收缩。

（二）症状

年长儿可诉述心悸、胸闷、不适。听诊可发现心律不齐，心搏提前，其后常有一定时间的代偿间歇，心音强弱也不一致。期前收缩常使脉律不齐，若期前收缩发生过早，可使脉搏短绌，期前收缩次数因人而异，且同一患儿在不同时期亦可有较大出入。某些患儿于运动后心率增快时期前收缩减少，但也有些反而增多，前者常提示无器质性心脏病，后者则可能同时有器质性心脏病存在。为了明确诊断，了解期前收缩的性质，必须作心电图检查。根据心电图上有无 P 波、P 波形态、P-R 的长短以及 QRS 波的形态，来判断期前收缩属于何型。

1.房性期前收缩的心电图特征

（1）P 波提前，可与前一心动的 T 波重叠，形态与窦性 P 波稍有差异，但方向一致。

（2）P-R＞0.10 秒。

（3）期前收缩后的代偿间歇往往不完全。

（4）一般 P 波、QRS-T 正常，若不继以 QRS-T 波，称为阻滞性期前收缩；若继以畸形的 QRS-T 波，为心室差异传导所致。

2.交界性期前收缩的心电图特征

（1）QRS-T 波提前，形态、时限与正常窦性基本相同。

（2）期前收缩所产生的 QRS 波前或后有逆行 P 波，P-R＜0.10 秒，R-P＜0.20 秒，有时 P 波可与 QRS 波重叠，辨认不清。

（3）代偿间歇往往不完全。

3.室性期前收缩的心电图特征

(1)QRS波提前,形态异常、宽大、QRS波>0.10秒,T波与主波方向相反。

(2)QRS波前多无P波。

(3)代偿间歇完全。

(4)有时在同一导联出现形态不一、配对时间不等的室性期前收缩,称为多源性期前收缩。

(三)治疗

必须针对基本病因治疗原发病。一般认为若期前收缩次数不多、无自觉症状者可不必用药。若期前收缩次数>10次/分,有自觉症状,或在心电图上呈多源性者,则应予以治疗。可选用普罗帕酮(心律平)口服,每次5～7 mg/kg,每6～8小时1次。亦可服用β受体阻滞剂普萘洛尔每天1 mg/kg,分2～3次;房性期前收缩若用之无效可改用洋地黄类。室性期前收缩必要时可每天应用苯妥英钠5～10 mg/kg,分3次口服;胺碘酮5～10 mg/kg,分3次口服;普鲁卡因胺50 mg/kg,分4次口服;或奎尼丁30 mg/kg,分4～5次口服。后者可引起心室内传导阻滞,需心电图随访,在住院观察下应用为妥。对洋地黄过量或低血钾引起者,除停用洋地黄外,应给予氯化钾口服或静脉滴注。

(四)预后

其预后取决于原发疾病。有些无器质性心脏病的患儿期前收缩可持续多年,不少患儿最后终于消失,个别患儿可发展为更严重的心律失常,如室性心动过速等。

二、阵发性心动过速

阵发性心动过速是异位心动过速的一种,按其发源部位分室上性(房性或房室结性)和室性两种,绝大多数病例属于室上性心动过速。

(一)室上性阵发性心动过速

室上性阵发性心动过速是由心房或房室交界处异位兴奋灶快速释放冲动所产生的一种心律失常。本病虽非常见,但属于对药物反应良好、可以完全治愈的儿科急症之一,若不及时治疗易致心力衰竭。本病可发生于任何年龄,容易反复发作,但初次发病以婴儿时期为多见,个别可发生于胎儿末期(由胎儿心电图证实)。

1.病因

其可在先天性心脏病、预激综合征、心肌炎、心内膜弹力纤维增生症等疾病基础上发生,但多数患儿无器质性心脏疾病。感染为常见的诱因,也可由疲劳、精神紧张、过度换气、心脏手术时和手术后、心导管检查等诱发。

2.临床表现

临床表现小儿常突然烦躁不安、面色青灰或灰白、皮肤湿冷、呼吸增快、脉搏细弱,常伴有干咳,有时呕吐,年长儿还可自诉心悸、心前区不适、头晕等。发作时心率突然增快,为160～300次/分,多数>200次/分,一次发作可持续数秒钟至数天。发作停止时心率突然减慢,恢复正常。此外,听诊时第一心音强度完全一致,发作时心率较固定而规则等均为本病的特征。发作持续超过24小时者,容易发生心力衰竭。若同时有感染存在,则可有发热、周围血常规白细胞增高等表现。

3.X线检查

X线检查取决于原来有无心脏器质性病变和心力衰竭,透视下见心脏搏动减弱。

4.心电图检查

心电图检查中 P 波形态异常,往往较正常时小,常与前一心动的 T 波重叠,以致无法辨认。如能见到 P 波,则 P-R 间期常为 0.08～0.13 秒。虽然根据 P 波和 P-R 间期长短可以区分房性或交界性,但临床上常有困难。QRS 波形态同窦性,发作时间持久者,可有暂时 ST 段及 T 波改变。部分患儿在发作间歇期可有预激综合征。

5.诊断

发作的突然起止提示这是心律失常,以往的发作史对诊断很有帮助。体格检查:心律绝对规律、匀齐,心音强度一致,心率往往超出一般窦性范围,再结合上述心电图特征,诊断不太困难,但需与窦性心动过速及室性心动过速鉴别。

6.治疗

其可先采用物理方法以提高迷走神经张力,如无效或当时有效但很快复发时,需用药物治疗。

(1)物理方法:①冰水毛巾敷面法。对新生儿和小婴儿效果较好。用毛巾在 4～5 ℃水中浸湿后,敷在患儿面部,可强烈兴奋迷走神经,每次 10～15 秒。如 1 次无效,可隔 3～5 分钟再用,一般不超过3次。②压迫颈动脉窦法。在甲状软骨水平扪及右侧颈动脉搏动后,用大拇指向颈椎方向压迫,以按摩为主,每次时间不超过 5～10 秒,一旦转律,便停止压迫,如无效,可用同法再试压左侧,但禁忌两侧同时压迫。③以压舌板或手指刺激患儿咽部使之产生恶心、呕吐。

(2)药物治疗:①洋地黄类药物。对病情较重,发作持续 24 小时以上,有心力衰竭表现者,宜首选洋地黄类药物。此药能增强迷走神经张力,减慢房室交界处传导,使室上性阵发性心动过速转为窦性心律,并能增强心肌收缩力,控制心力衰竭,室性心动过速或洋地黄引起室上性心动过速禁用此药。低钾、心肌炎、室上性阵发性心动过速伴房室传导阻滞或肾功能减退者慎用,常用制剂有地高辛口服、静脉注射或毛花苷 C 静脉注射,一般采用快速饱和法。②β 受体阻滞剂。可试用普萘洛尔,小儿静脉注射剂量为每次 0.05～0.15 mg/kg,以 5% 葡萄糖溶液稀释后缓慢推注,不少于 5～10 分钟,必要时每 6～8 小时重复 1 次。重度房室传导阻滞,伴有哮喘症及心力衰竭者禁用。③维拉帕米(异搏定)即戊胺安。此药为选择性钙通道阻滞剂,抑制 Ca^{2+} 进入细胞内,疗效显著。不良反应为血压下降,并能加重房室传导阻滞。剂量:每次 0.1 mg/kg,静脉滴注或缓注,每分钟不超过 1 mg。④普罗帕酮。有明显延长传导作用,能抑制旁路传导。剂量为每次 1～3 mg/kg,溶于 10 mL 葡萄糖液中,静脉缓注10～15 分钟;无效者可于 20 分钟后重复 1～2 次;有效时可改为口服维持,剂量同治疗期前收缩。⑤奎尼丁或普鲁卡因胺。此两药能延长心房肌的不应期和降低异位起搏点的自律性,恢复窦性节律。奎尼丁口服剂量开始为每天 30 mg/kg,分 4～5 次,每 2～3 小时口服 1 次,转律后改用维持量;普鲁卡因胺口服剂量为每天 50 mg/kg,分 4～6 次服;肌内注射用量每次 6 mg/kg,每 6 小时 1 次,至心动过速停止或出现中毒反应为止。

(3)其他:对个别药物疗效不佳者可考虑用直流电同步电击转复心律,或经静脉插入起搏导管至右心房行超速抑制治疗。近年来对发作频繁、药物难以满意控制的室上性阵发性心动过速采用射频消融治疗取得成功。

7.预防

发作终止后可口服地高辛维持量 1 个月,如有复发,则于发作控制后再服 1 个月。奎尼丁对预激综合征患者预防复发的效果较好,可持续用半年至 1 年,也可用普萘洛尔口服。

(二)室性心动过速

凡有连续 3 次或 3 次以上的室性期前收缩发生时,临床上称为室性心动过速,小儿时期较少见。

1.病因

室性心动过速可由心脏手术、心导管检查、严重心肌炎、先天性心脏病、感染、缺氧、电解质紊乱等原因引起,但不少病例的病因不易确定。

2.临床表现

临床表现与室上性阵发性心动过速相似,唯症状较严重。小儿烦躁不安、苍白、呼吸急促;年长儿可诉心悸、心前区痛,严重病例可有晕厥、休克、充血性心力衰竭等。发作短暂者血流动力学的改变较轻,发作持续 24 小时以上者则可发生显著的血流动力学改变,且很少有自动恢复的可能。体检发现心率增快,常＞150 次/分,节律整齐,心音可有强弱不等现象。

3.心电图检查

心电图中心室率常在 150～250 次/分。R-R 间期可略有变异,QRS 波畸形,时限增宽(0.10 秒),P 波与 QRS 波之间无固定关系,心房率较心室率缓慢,有时可见到室性融合波或心室夺获现象。

4.诊断

心电图是诊断室性心动过速的重要手段,但有时与室上性心动过速伴心室差异传导的鉴别比较困难,必须结合病史、体检、心电图特点、对治疗的反应等仔细加以区别。

5.治疗

药物治疗可应用利多卡因 0.5～1.0 mg/kg 静脉滴注或缓慢推注,必要时可每 10～30 分钟重复,总量不超过 5 mg/kg。此药能控制心动过速,但作用时间很短,剂量过大能引起惊厥、传导阻滞等毒性反应,少数患者对此药有过敏现象。普鲁卡因胺静脉滴也有效,剂量 1.4 mg/kg,以 5％葡萄糖稀释成 1％溶液,在心电图监测下以每分钟 0.5～1 mg/kg 速度滴入,如出现心率明显改变或 QRS 波增宽,应停药;此药不良反应较利多卡因大,可引起低血压,抑制心肌收缩力。美西律口服,每次 100～150 mg,每 8 小时 1 次,对某些利多卡因无效者可能有效;若无心力衰竭存在禁用洋地黄类药物。对病情危重、药物治疗无效者,可应用直流电同步电击转复心律。个别患者采用射频消融治疗获得痊愈。

6.预后

本病的预后比室上性阵发性心动过速严重。同时有心脏病存在者病死率可达 50％以上,原无心脏病者也可发展为心室颤动,甚至死亡,所以必须及时诊断,予以适当处理。

三、房室传导阻滞

心脏的传导系统包括窦房结、结间束(前、中、后束)、房室结、房室束、左右束支以及普肯耶纤维。心脏的传导阻滞可发生在传导系统的任何部位,当阻滞发生于窦房结与房室结之间,便称为房室传导阻滞。阻滞可以是部分性的(一度或二度),也可能为完全性的(三度)。

(一)一度房室传导阻滞

其在小儿中比较常见。大都由急性风湿性心肌炎引起,但也可发生于发热、心肌炎、肾炎、先天性心脏病以及个别正常小儿,在应用洋地黄时也能延长 P-R 间期。由希氏束心电图证实阻滞可发生于心房、房室交界或希氏束,其中以房室交界阻滞者最常见。一度房室传导阻滞本身对血流动力学并无不良影响,临床听诊除第一心音较低钝外,无其他特殊体征,诊断主要通过心电图检查,心电图表现为 P-R 间期延长,但小儿 P-R 间期正常值随年龄、心率不同而不同,必须加以注意。部分正常小儿静卧后在 P-R 间期延长,直立或运动后可使 P-R 间期缩短至正常,此种情况说明 P-R 间期延长与迷走神经的张力过高有关。一度房室传导阻滞应着重病因治疗,其本身无须治疗,预后较好,部分可发展为更严重的房室传导阻滞。

(二)二度房室传导阻滞

二度房室传导阻滞时窦房结的冲动不能全部传到心室,因而造成不同程度的漏搏。

1.病因

产生原因有风湿性心脏病,各种原因引起的心肌炎、严重缺氧、心脏手术后及先天性心脏病(尤其是大动脉错位)等。

2.临床表现及分型

临床表现取决于基本心脏病变以及由传导阻滞而引起的血流动力学改变。当心室率过缓时可引起胸闷、心悸,甚至产生眩晕和昏厥。听诊时除原有心脏疾病所产生的改变外,尚可发现心律不齐、脱漏搏动。心电图改变可分为两种类型:①第Ⅰ型(文氏型),R-R 间期逐步延长,终于P 波后不出现 QRS 波;在P-R间期延长的同时,R-R 间期往往逐步缩短,而且脱落的前、后两个P 波的距离,小于最短的 P-R 间期的两倍。②第Ⅱ型(莫氏Ⅱ型),此型 P-R 间期固定不变,但心室搏动呈规律地脱漏,而且常伴有 QRS 波增宽。近年来,通过希氏束心电图的研究发现第Ⅰ型比第Ⅱ型为常见,但第Ⅱ型的预后比较严重,容易发展为完全性房室传导阻滞,导致阿-斯综合征。

3.治疗

二度房室传导阻滞的治疗应针对原发疾病。当心室律过缓,心脏搏出量减少时可用阿托品、异丙肾上腺素治疗。病情轻者可以口服,后者舌下含用,情况严重时则以静脉输药为宜,有时甚至需要安装起搏器。

4.预后

预后与心脏的基本病变有关。由心肌炎引起者最后多完全恢复;当阻滞位于房室束远端,有QRS 波增宽者预后较严重,可能发展为完全性房室传导阻滞。

(三)三度房室传导阻滞

三度房室传导阻滞又称完全性房室传导阻滞,小儿较少见。完全性房室传导阻滞时心房与心室各自独立活动,彼此无关,此时心室率比心房率慢。

1.病因

病因可分为获得性和先天性两种。获得性者以心脏手术后引起的最为常见,尤其是发生于大型室间隔缺损,法洛四联症、主动脉瓣狭窄等心脏病的手术后;其次则为心肌炎,如病毒性或白喉引起的心肌炎。此外,新生儿低血钙与酸中毒也可引起暂时性三度房室传导阻滞。先天性房室传导阻滞中约有 50% 患儿的心脏无形态学改变,部分患儿合并先天性心脏病或心内膜弹力纤维增生症等。

2.临床表现

临床表现不一,部分小儿并无主诉,获得性者和伴有先天性心脏病者病情较重。患儿因心搏出量减少而自觉乏力、眩晕、活动时气短。最严重的表现为阿-斯综合征发作,小儿检查时脉率缓慢而规则,婴儿<80 次/分,儿童<60 次/分,运动后仅有轻度或中度增加;脉搏多有力,颈静脉可

有显著搏动,此搏动与心室收缩无关;第一心音强弱不一,有时可闻及第三心音或第四心音;绝大多数患儿心底部可听到Ⅰ~Ⅱ级喷射性杂音,为心脏每次搏出量增加引起的半月瓣相对狭窄所致。由于经过房室瓣的血量也增加,所以可闻及舒张中期杂音。可有心力衰竭及其他先天性、获得性心脏病的体征。在不伴有其他心脏疾病的三度房室传导阻滞患儿中,X线检查可发现60%有心脏增大。

3.诊断

心电图是重要的诊断方法。由于心房与心室都以其本身的节律活动,所以P波与QRS波之间彼此无关。心房率较心室率快,R-R间期基本规则。心室波形有两种形式:①QRS波的形态、时限正常,表示阻滞在房室束之上,以先天性者居多数;②QRS波有切迹,时限延长,说明起搏点在心室内或者伴有束支传导阻滞,常为外科手术所引起。

4.治疗

凡有低心排血量症状或阿-斯综合征表现者需进行治疗。少数患者无症状,心室率又不太缓慢,可以不必治疗,但需随访观察。纠正缺氧与酸中毒可改善传导功能。由心肌炎或手术暂时性损伤引起者,肾上腺皮质激素可消除局部水肿,恢复传导功能。起搏点位于希氏束近端者,应用阿托品可使心率增快。人工心脏起搏器是一种有效的治疗方法,可分为临时性与永久性两种。对急性获得性三度房室传导阻滞者临时性起搏效果很好;对三度房室传导阻滞持续存在,并有阿-斯综合征发作者需应用埋藏式永久性心脏起搏器。有心力衰竭者,尤其是应用人工心脏起搏器后尚有心力衰竭者,需继续应用洋地黄制剂。

5.预后

非手术引起的获得性者,可能完全恢复,手术引起者预后较差。先天性三度房室传导阻滞,尤其是不伴有其他先天性心脏病者,则预后较好。

四、心律失常的护理

(一)护理评估

1.健康史

(1)了解既往史,对患者情绪、心慌气急、头晕等表现进行评估。

(2)应注意评估可能存在的诱发心律失常的因素:如情绪激动、紧张、疲劳、消化不良、饱餐、用力过猛、洋地黄、奎尼丁、普鲁卡因胺、麻醉药等毒性作用及低血钾、心脏手术或心导管检查。

2.身体状况

(1)主要表现:①窦性心律失常。窦性心动过速患儿可无症状或有心悸感;窦性心动过缓,心率过慢时可引起头晕、乏力、胸痛等。②期前收缩。患儿可无症状,亦可有心悸或心跳暂停感,尤其频发室早可致心悸不适、胸闷、乏力、头晕,甚至晕厥,室早持续时间过长,可因此诱发或加重心绞痛、心力衰竭。③异位性心动过速。室上性阵发性心动过速在器质性心脏病的患儿,大多有心悸、胸闷、乏力,而心脏病患者发作时可出现头晕、黑矇、晕厥、血压下降、心力衰竭。室性阵发性心动过速发作时多有晕厥、呼吸困难、低血压,甚至晕厥、抽搐、心绞痛等。④心房颤动。多有心悸、胸闷、乏力,严重者发生心力衰竭、休克、晕厥及心绞痛发作。⑤心室颤动。室颤一旦发生,患者立即出现阿-斯综合征,表现为意识丧失、抽搐、心跳呼吸停止。

(2)症状、体征。护士应重点检查脉搏频率及节律是否正常,结合心脏听诊可发现:①期前收缩时心律不规则,期前收缩后有较长的代偿间歇,第一心音增强,第二心音减弱,桡动脉触诊有脉搏缺如。②室上性阵发性心动过速心律规则,第一心音强度一致;室性阵发性心动过速心律可略不规则,第一心音强度不一致。③心房颤动时心音强弱不等、心律绝对不规则、脉搏短绌、脉率＜心率。④心室颤动患者神志丧失、大动脉摸不到搏动,继以呼吸停止、瞳孔散大、发绀。⑤一度房室传导阻滞,听诊时第一心音减弱;二度Ⅰ型者听诊有心搏脱漏,二度Ⅱ型者听诊心律可慢而整齐或不齐;三度房室传导阻滞时,听诊心律慢而不规则,第一心音强弱不等,收缩压增高,脉压增宽。

3.社会-心理因素

患儿可由于心律失常引起的胸闷、乏力、心悸等而紧张不安。期前收缩患儿易过于注意自己脉搏,思虑过度;房颤患儿可因血栓脱落导致栓塞,使患者致残而忧伤、焦虑;心动过速发作时病情重,患儿有恐惧感;严重房室传导阻滞患者不能自理生活,需使用人工起搏器者对手术及自我护理缺乏认识,因而情绪低落、信心不足。

(二)护理诊断与合作性问题

1.心排血量减少

患儿出现心慌、呼吸困难、血压下降,这与严重心律失常有关。

2.焦虑

患儿因发生心绞痛、晕厥、抽搐而产生情绪紧张、恐惧感,其与严重心律失常致心跳不规则、与停跳感有关。

3.活动无耐力

此与心律失常导致心排血量减少有关。

4.并发症

并发症有晕厥、心绞痛,与严重心律失常导致心排血量降低,脑和心肌血供减少有关。

5.潜在并发症

其包括心搏骤停,与心室颤动、缓慢心律失常或心室停搏、持续性室性心动过速使心脏射血功能突然中止有关。

(三)预期目标

(1)血压稳定,呼吸平稳,心慌、乏力减轻或消失。

(2)忧虑恐惧情绪减轻或消除。

(3)保健意识增强,病情稳定。

(四)护理措施

1.减轻心脏负荷,缓解不适

(1)对功能性心律失常患儿,应鼓励其正常生活,注意劳逸结合。频发期前收缩、室性阵发性心动过速或二度Ⅱ型及三度房室传导阻滞患儿,应绝对卧床休息,为患儿创造良好的安静休息环境,协助做好生活护理,关心患儿,减少和避免任何不良刺激,促进身心休息。

(2)遵医嘱给予抗心律失常药物治疗。

(3)患儿心悸、呼吸困难、血压下降、发生晕厥时,及时做好对症护理。

(4)终止室上性阵发性心动过速发作者,尚可试用兴奋迷走神经的方法:①用压舌板刺激腭垂,诱发恶心呕吐;②深吸气后屏气,再用力作呼气动作;③颈动脉窦按摩,患者取仰卧位,先按摩右侧5～10秒,如无效再按摩左侧,不可两侧同时进行,按摩同时听诊心率,当心率减慢,立即停止。④压迫眼球,患者平卧,闭眼并眼球向下,用拇指在一侧眼眶下压迫眼球,每次10秒,青光眼或高度近视者禁忌。

(5)嘱患者当心律失常发作导致胸闷、心悸、头晕等不适时采取高枕卧位、半卧位或其他舒适体位,尽量避免左侧卧位,因左侧卧位时患者常能感受到心脏的搏动而使不适感加重。

(6)伴有气促、发绀等缺氧指征时,给予氧气持续吸入。

(7)评估患儿活动受限的原因和体力活动类型,与患者及家属共同制订活动计划,告诉患儿限制最大活动量的指征。对无器质性心脏病的良好心律失常患儿,鼓励其正常工作和生活,建立健康的生活方式,避免过度劳累。

(8)保持环境安静、限制探视,保证患者充分的休息睡眠。给予高蛋白、高维生素、低钠饮食,多吃新鲜蔬菜和水果,少量多餐,避免刺激性食物。

(9)监测生命体征,皮肤颜色及温度、尿量有无改变;监测心律、心率、心电图,判断心律失常的类型;评估患者有无头晕、晕厥、气急、疲劳、胸痛、烦躁不安等表现;严密心电监护,发现频发、多源性、二度Ⅱ型房室传导阻滞,尤其是室性阵发性心动过速、三度房室传导阻滞等,应立即报告医师,协助采取积极的处理措施;监测血气分析结果、电解质及酸碱平衡情况;密切观察患者的意识状态、脉率及心率、血压等。一旦发生如意识突然丧失、抽搐、大动脉搏动消失、呼吸停止等猝死表现,立即进行抢救,如心脏按压、人工呼吸、非同步直流电复律或配合临时起搏等。

2.调整情绪

患儿焦虑、烦躁和恐惧情绪不仅加重心脏负荷,更易诱发心律失常,故须给予必要的解释和安慰。说明心律失常的可治性,稳定的情绪和平静的心态对心律失常的治疗是必不可少的,以消除思想顾虑和悲观情绪,使其乐于接受和配合各种治疗。了解患儿思想动态和生活上的困难,进一步给予帮助,增加患儿的安全感。

3.协助完成各项检查及治疗

(1)心电监护:对严重心律失常患儿必须进行心电监护,护理人员应熟悉监护仪的性能、使用方法和观察结果。特别要密切注意有无引起猝死的危险征兆:①潜藏着引起猝死危险的心律失常,如频发性、多源性、成联律的室性期前收缩,室上性阵发性心动过速,心房颤动,二度Ⅱ型房室传导阻滞。②随时有猝死危险的严重心律失常,如室性阵发性心动过速、心室颤动、三度房室传导阻滞等。一旦发现应立即报告医师,紧急处理。

(2)特殊检查护理:心律失常的心脏电学检查除常规心电图、动态心电图记录外,其他如经食管心脏调搏术、记录心室晚电位等。护士应了解这些检查具有无创性、安全可靠、易操作、有实用性。向患者解释其作用目的和注意事项,鼓励患儿消除顾虑配合检查。

(3)特殊治疗的护理配合:电复律为利用适当强度的高压直流电刺激,使全部心肌纤维瞬间同时除极,消除异位心律,转变为窦性心律,与抗心律失常药物联合应用,效果更为满意。人工心脏起搏器已广泛应用于临床,它能按一定的频率发放脉冲电流刺激心脏,引起心脏兴奋和收缩;安置起搏器后可能发生感染、出血、皮肤压迫坏死等不良反应,护士应熟悉起搏器性能并做好相应护理。介入性导管消融术是使用高频电磁波的射频电流直接作用于病灶区,治疗快速心律失常,不需开胸及全麻;安全有效,可告知患儿大致过程、需要配合的事项及疗效,避免患儿因精神紧张而影响配合。术前准备除一般基本要求外,需注意检查患者足背动脉搏动情况,以便与术中、术后搏动情况相对照;术中、术后加强心电监护和仔细观察患者有无心慌、气急、恶心、胸痛等症状,及时发现心脏穿孔和心包压塞等严重并发症的早期征象;术后注意预防股动脉穿刺处出血,局部压迫止血20分钟,再以压力绷带包扎,观察15分钟,然后用沙袋压迫12小时,术侧肢体伸直制动,并观察足背动脉和足温情况,利于早期发现栓塞症状并及时作溶栓处理,常规应用抗生素和清洁伤口,预防感染,卧床 24 小时后如无并发症可下地活动。

五、健康教育

(1)积极防治原发疾病,避免各种诱发因素如发热、疼痛、寒冷、饮食不当、睡眠不足等。应用某些药物后产生不良反应及时就医。

(2)适当休息与活动。无器质性心脏病者应积极参加体育锻炼,调整自主神经功能;器质性心脏病者可根据心功能情况适当活动,注意劳逸结合。

(3)教会患儿及家属检查脉搏和听心律的方法,每天至少 1 次,每次 1 分钟以上。向患儿及家属讲解心律失常的常见病因、诱因及防治知识。

(4)指导患儿正确选择食谱。饱食、刺激性饮料均可诱发心律失常,应选择低脂、易消化、清淡、富营养、少量多餐饮食。合并心力衰竭及使用利尿剂时应限制钠盐摄入及多进含钾的食物,嘱患者多食纤维素丰富的食物,保持大便通畅,心动过缓患儿避免排便时屏气,以免兴奋迷走神经而加重心动过缓,以减轻心脏负荷和防止低钾血症诱发心律失常,保持大便通畅。嘱患者注意劳逸结合、生活规律;保持乐观、稳定的情绪。

(5)让患儿认识服药的重要性,按医嘱继续服用抗心律失常药物,不可自行减量或撤换药物,如有不良反应及时就医。

(6)教给患儿自测脉搏的方法,以利于自我病情监测;教会家属心肺复苏术以备急用;定期随访,经常复查心电图,及早发现病情变化。

(李钦华)

第十二节　小儿心包炎

心包炎可分感染和非感染性两类,且多为其他疾病(婴儿常见于败血症、肺炎、脓胸,学龄儿童多见于结核病、风湿病)的一种表现。

一、临床特点

(一)症状

较大儿童常有心前区刺痛,平卧时加重,坐位或前倾位可减轻,疼痛可向肩背及腹部放射;婴儿则表现为烦躁不安。同时有原发病的症状表现,常有呼吸困难、咳嗽、发热等。

(二)体征

早期可听到心包摩擦音,多在胸骨左缘第 3～4 肋间最清晰,但多为一过性。有心包积液时心音遥远、低钝,出现奇脉。当心包积液达一定量时,心包舒张受限,出现颈静脉怒张、肝脏增大、肝颈反流征阳性、下肢水肿、心动过速、脉压变小。

(三)辅助检查

1.X 线检查

心影呈烧瓶样增大而肺血大多正常。

2.心电图

窦性心动过速,低电压,广泛 ST 段、T 波改变。

3.超声心动图

能提示心包积液的部位、量。

4.实验室检查

血沉增快,CRP 增高,血常规白细胞、中性粒细胞增高。

二、护理评估

(一)病史

了解患儿近期有无感染性疾病以及有无结核、风湿热病史。

(二)症状、体征

评估患儿有无发热、胸痛,胸痛与体位的关系,评估有无心包压塞症状,如呼吸困难、心率加快、颈静脉怒张、肝大、水肿、心音遥远及奇脉。听诊心脏,注意有无心包摩擦音。

(三)社会-心理因素

评估家长对疾病的了解程度和态度。

(四)辅助检查

了解并分析胸片、心电图、超声心动图等检查结果。

三、常见护理问题

(一)疼痛

与心包炎性渗出有关。

(二)体温异常

与炎症有关。

(三)气体交换受损

与心包积液、心脏受压有关。

(四)合作性问题

急性心包压塞。

四、护理措施

(一)休息与卧位

患儿应卧床休息,宜取半卧位。

(二)饮食

给予高热量、高蛋白、高维生素、易消化的半流质或软食,限制钠盐摄入,少食易产气的食物,如薯类,多食芹菜、海带等富含纤维素的食物,以防止肠内产气过多引起腹胀及便秘而导致膈肌上抬。

(三)高热护理

及时做好降温处理,测定并及时记录体温。

(四)吸氧

胸闷、气急严重者给予氧气吸入。

（五）对症护理

有心包积液者,护理人员应做好患儿的解释工作,协助医师进行心包穿刺,操作过程中仔细观察生命体征的变化,记录抽出液体性质和量,穿刺完毕后局部加压数分钟后无菌包扎,送回病床后继续观察有无渗液、渗血,必要时局部沙袋加压。

（六）病情观察

(1)呼吸困难为急性心包炎和慢性缩窄性心包炎最主要突出症状,应密切观察呼吸频率和节律。

(2)当患儿出现静脉压升高,面色苍白、发绀,烦躁不安,肝脏在短期内增大,应及时报告医师并做好心包穿刺准备。

（七）心理护理

对患儿疼痛的描述予以肯定,并设法分散和减轻其不适感觉。

（八）健康教育

(1)向家长讲解舒适的体位、安静休息和充足的营养供给是治疗本病的良好措施。

(2)若需要进行心包穿刺时,应向家长说明必须配合和注意的事宜。

五、出院指导

(1)遵医嘱及时、准确使用药物并定期随访。

(2)由于心包炎患儿机体抵抗力减弱,出院后仍应坚持休息半年左右,并加强营养,以利心功能的恢复。

（李钦华）

第十三节　小儿病毒性心肌炎

一、概述

病毒性心肌炎是由多种病毒侵犯心脏,引起局灶性或弥漫性心肌间质炎性渗出和心肌纤维变性、坏死或溶解的疾病,有的可伴有心包或心内膜炎症改变,可导致心肌损伤、心功能障碍、心律失常和周身症状。可发生于任何年龄,近年来发生率有增多的趋势,是儿科常见的心脏疾病之一。据全国九省市"病毒性心肌炎协作组"调查,其发病率占住院病儿总数的5.97%,占门诊患者总数的0.14%。

（一）病因

近年来由于病毒学及免疫病理学的迅速发展,通过大量动物实验及临床观察,证明多种病毒皆可引起心肌炎。其中柯萨奇病毒B6(1~6型)最常见,其他如柯萨奇病毒A、ECHO病毒、脊髓灰质炎病毒、流感及副流感病毒、腮腺炎病毒、水痘病毒、单纯疱疹病毒、带状疱疹病毒及肝炎病毒等也可能致病。由于柯萨奇病毒具有高度亲心肌性和流行性,据报道在很多原因不明的心肌炎和心包炎中,约39%是由柯萨奇病毒B所致。

尽管罹患病毒感染的机会很多,而多数不发生心肌炎,在一定条件下才发病。例如,当机体由于继发细菌感染（特别是链球菌感染）、发热、缺氧、营养不良、接受类固醇或放射治疗等，而抵抗力低下时，可诱发发病。

病毒性心肌炎的发病原理至今未完全了解，目前提出病毒学说、免疫学说、生化机制等几种学说。

（二）病理

病毒性心肌炎病理改变轻重不等。轻者常以局灶性病变为主，而重者则多呈弥漫性病变。局灶性病变的心肌外观正常，而弥漫性者则心肌苍白、松软，心脏呈不同程度的扩大、增重。镜检可见病变部位的心肌纤维变性或断裂，心肌细胞溶解、水肿、坏死。间质有不同程度水肿以及淋巴细胞、单核细胞和少数多核细胞浸润。病变以左室及室间隔最显著，可波及心包、心内膜及传导系统。

慢性病例心脏扩大，心肌间质炎症浸润及心肌纤维化并有瘢痕组织形成，心内膜呈弥漫性或局限性增厚，血管内皮肿胀等变化。

二、临床表现

病情轻重悬殊。轻症可无明显自觉症状，仅有心电图改变。重型可出现严重的心律失常、充血性心力衰竭、心源性休克，甚至个别患者因此而死亡。大约有 1/3 以上病例在发病前 1～3 周或发病同时呼吸道或消化道病毒感染，同时伴有发热、咳嗽、咽痛、周身不适、腹泻、皮疹等症状，继而出现心脏症状如年长儿常诉心悸、气短、胸部及心前区不适或疼痛、疲乏感等。发病初期常有腹痛、食欲缺乏、恶心、呕吐、头晕、头痛等表现。3 个月以内婴儿有拒乳、苍白、发绀、四肢凉、两眼凝视等症状。心力衰竭者，呼吸急促、突然腹痛、发绀、水肿等；心源性休克者，烦躁不安，面色苍白、皮肤发花、四肢厥冷或末梢发绀等；发生窦性停搏或心室纤颤时可突然死亡；高度房室传导阻滞在心室自身节律未建立前，由于脑缺氧而引起抽搐、昏迷称心脑综合征。如病情拖延至慢性期。常表现为进行性充血心力衰竭、全心扩大，可伴有各种心律失常。

体格检查：多数心尖区第一音低钝。一般无器质性杂音，仅在胸前或心尖区闻及Ⅰ～Ⅱ级吹风样收缩期杂音。有时可闻及奔马律或心包摩擦音。心律失常多见如阵发性心动过速、异位搏动、心房颤动、心室扑动、停搏等。严重者心脏扩大，脉细数，颈静脉怒张，肝大和压痛，肺部啰音等；或面色苍白、四肢厥冷、皮肤发花、指（趾）发绀、血压下降等。

三、辅助检查

（一）实验室检查

（1）白细胞总数（10.0～20.0）×10^9/L 之间，中性粒细胞偏高。血沉、抗链"O"大多数正常。

（2）血清肌酸磷酸激酶、乳酸脱氢酶及其同工酶、谷草转氨酶在病程早期可增高。超氧化歧化酶急性期降低。

（3）若从心包、心肌或心内膜分离到病毒，或用免疫荧光抗体检查找到心肌中有特异的病毒抗原，电镜检查心肌发现有病毒颗粒，可以确定诊断；咽洗液、粪便、血液、心包液中分离出病毒，同时结合恢复期血清中同型病毒中和抗体滴度较第 1 份血清升高或下降 4 倍以上，则有助于病原诊断。

（4）补体结合抗体的测定以及用分子杂交法或聚合酶链反应检测心肌细胞内的病毒核酸也有助于病原诊断。部分病毒性心肌炎患者可有抗心肌抗体出现，一般于短期内恢复，如持续提

225

高,表示心肌炎病变处于活动期。

(二)心电图检查

心电图在急性期有多变与易变的特点,对可疑病例应反复检查,以助诊断。其主要变化为ST-T改变,各种心律失常和传导阻滞。恢复期以各种类型的期前收缩为多见。少数为慢性期病儿可有房室肥厚的改变。

(三)X线检查

心影正常或不同程度的增大,多数为轻度增大。若反复迁延不愈或合并心力衰竭,心脏扩大明显。后者可见心搏动减弱,伴肺淤血、肺水肿或胸腔少量积液。有心包炎时,有积液征。

(四)心内膜心肌活检

心导管法心内膜心肌活检,在成人患者中早已开展,小儿患者仅是近年才有报道,为心肌炎诊断提供了病理学依据。据报道:原因不明的心律失常、充血性心力衰竭患者,经心内膜心肌活检证明约40%为心肌炎;临床表现和组织学相关性较差。原因是EMB取材很小且局限,以及取材时不一定是最佳机会;心内膜心肌活检本身可导致心肌细胞收缩,而出现一些病理性伪迹。因此,对于心内膜心肌活检病理无心肌炎表现者不一定代表心脏无心肌炎,此时临床医师不能忽视临床诊断。此项检查一般医院尚难开展,不作为常规检查项目。

四、诊断与鉴别诊断

(一)诊断要点

1.病原学诊断依据

(1)确诊指标:自患儿心内膜、心肌、心包(活检、病理)或心包穿刺液检查,发现以下之一者可确诊心肌炎由病毒引起。①分离到病毒。②用病毒核酸探针查到病毒核酸。③特异性病毒抗体阳性。

(2)参考依据:有以下之一者结合临床表现可考虑心肌炎系病毒引起。①自患儿粪便、咽拭子或血液中分离到病毒,且恢复期血清同抗体滴度较第一份血清升高或降低4倍以上。②病程早期患儿血中特异性IgM抗体阳性。③用病毒核酸探针自患儿血中查到病毒核酸。

2.临床诊断依据

(1)心功能不全、心源性休克或心脑综合征。

(2)心脏扩大(X线、超声心动图检查具有表现之一)。

(3)心电图改变以R波为主的2个或2个以上主要导联(Ⅰ、Ⅱ、aVF、V_5)的ST-T改变持续4天以上伴动态变化,窦房传导阻滞,房室传导阻滞,完全性右或左束支阻滞,成联律、多形、多源、成对或并行性期前收缩,非房室结及房室折返引起的异位性心动过速,低电压(新生儿除外)及异常Q波。

(4)CK-MB升高或心肌肌钙蛋白(cTnI或cTnT)阳性。

3.确诊依据

(1)具备临床诊断依据2项,可临床诊断为心肌炎。发病同时或发病前1～3周有病毒感染的证据支持诊断者。

(2)同时具备病原学确诊依据之一,可确诊为病毒性心肌炎,具备病原学参考依据之一,可临床诊断为病毒性心肌炎。

(3)凡不具备确诊依据,应给予必要的治疗或随诊,根据病情变化,确诊或除外心肌炎。

（4）应除外风湿性心肌炎、中毒性心肌炎、先天性心脏病、结缔组织病以及代谢性疾病的心肌损害、甲状腺功能亢进症、原发性心肌病、原发性心内膜弹力纤维增生症、先天性房室传导阻滞、心脏自主神经功能异常、β受体功能亢进及药物引起的心电图改变。

4.临床分期

（1）急性期：新发病，症状及检查阳性发现明显且多变，一般病程在半年以内。

（2）迁延期：临床症状反复出现，客观检查指标迁延不愈，病程多在半年以上。

（3）慢性期：进行性心脏增大，反复心力衰竭或心律失常，病情时轻时重，病程在1年以上。

（二）鉴别诊断

在考虑九省市心肌炎协作组制订的心肌炎诊断标准时，应首先除外其他疾病，包括风湿性心肌炎、中毒性心肌炎，结核性心包炎、先天性心脏病、结缔组织病或代谢性疾病或代谢性疾病的心肌损害（包括维生素 B_1 缺乏症）、原发性心肌病、先天性房室传导阻滞、高原性心脏病、克山病、川崎病、良性期前收缩和神经功能紊乱、电解质紊乱及药物等引起的心电图改变。

五、治疗、预防、预后

本症尚无特殊治疗。应结合患儿病情采取有效的综合措施，可使大部患儿痊愈或好转。

（一）一般治疗

1.休息

急性期至少应卧床休息至热退 3～4 周，有心功能不全或心脏扩大者，更应强调绝对卧床休息，以减轻心脏负荷及减少心肌耗氧量。

2.抗生素

虽对引起心肌炎的病毒无直接作用，但因细菌感染是病毒性心肌炎的重要条件因子，故在开始治疗时，均主张适当使用抗生素。一般应用青霉素肌内注射 1～2 周，以清除链球菌和其他敏感细菌。

3.保护心肌

大剂量维生素 C，具有增加冠状血管血流量、心肌糖原、心肌收缩力、改善心功能、清除自由基、修复心肌损伤的作用。剂量为 $100 \sim 200$ mg/（kg·d），溶于 $10\% \sim 25\%$ 葡萄糖液 10～30 mL内静脉注射，每天1次，15～30 天为 1 个疗程；抢救心源性休克时，第一天可用 3～4 次。

至于极化液、能量合剂及 ATP 等均因难进入心肌细胞内，故疗效差，近年来多推荐：①辅酶 Q_{10} 1 mg/（kg·d），口服，可连用 1～3 个月。②1,6-二磷酸果糖 0.7～1.6 mL/kg 静脉注射，最大量不超过2.5 mL/kg（75 mg/mL），静脉注射速度 10 mL/min，每天 1 次，10～15 天为 1 个疗程。

（二）激素治疗

肾上腺皮质激素可用于抢救危重病例及其他治疗无效的病例。口服泼尼松 1～1.5 mg/（kg·d），用3～4 周，症状缓解后逐渐减量停药。对反复发作或病情迁延者，依据近年来对本病发病机制研究的进展，可考虑较长期的激素治疗，疗程不少于半年，对于急重抢救病例可采用大剂量，如地塞米松0.3～0.6 mg/（kg·d）或氢化可的松 15～20 mg/（kg·d），静脉滴注。

（三）免疫治疗

动物及临床研究均发现丙种球蛋白对心肌有保护作用。从 1990 年开始，在美国波士顿及洛杉矶儿童医院已将静脉注射丙种球蛋白作为病毒性心肌炎治疗的常规用药。

(四)抗病毒治疗

动物试验中联合应用利巴韦林和干扰素可提高生存率,目前欧洲正在进行干扰素治疗心肌炎的临床试验,其疗效尚待确定。环孢霉素 A、环磷酰胺目前尚无肯定疗效。

(五)控制心力衰竭

心肌炎患者对洋地黄耐受性差,易出现中毒而发生心律失常,故应选用快速作用的洋地黄制剂如毛花苷 C(西地兰)或地高辛。病重者用地高辛静脉滴注,一般病例用地高辛口服,饱和量用常规的 1/2～2/3 量,心力衰竭不重,发展不快者,可用每天口服维持量法。利尿剂应早用和少用,同时注意补钾,否则易导致心律失常。注意供氧,保持安静。若烦躁不安,可给镇静剂。发生急性左心功能不全时,除短期内并用毛花苷 C(西地兰)、利尿剂、镇静剂、氧气吸入外,应给予血管扩张剂如酚妥拉明 0.5～1 mg/kg 加入 10%葡萄糖液 50～100 mL 内快速静脉滴注。紧急情况下,可先用半量以 10%葡萄糖液稀释静脉缓慢注射,然后将其余半量静脉滴注。

(六)抢救心源性休克

镇静、吸氧、大剂量维生素 C、扩容、激素、升压药、改善心功能及心肌代谢等。

近年来,应用血管扩张剂硝普钠取得良好疗效,常用剂量 5～10 mg,溶于 5%葡萄糖 100 mL 中,开始 0.2 μg/(kg·min)滴注,以后每隔 5 分钟增加 0.1 μg/kg,直到获得疗效或血压降低,最大剂量不超过每分钟 4～5 μg/kg。

(七)纠正严重心律失常

心律失常的纠正在于心肌病变的吸收或修复。一般轻度心律失常如期前收缩、一度房室传导阻滞等,多不用药物纠正,而主要是针对心肌炎本身进行综合治疗。若发生严重心律失常如快速心律失常、严重传导阻滞都应迅速及时纠正,否则威胁生命。

六、护理

(一)护理诊断

(1)活动无耐力:与心肌功能受损,组织器官供血不足有关。

(2)舒适的改变——胸闷:与心肌炎症有关。

(3)潜在并发症:心力衰竭、心律失常、心源性休克。

(二)护理目标

(1)患儿活动量得到适当控制休息得到保证。

(2)患儿胸闷缓解或消失。

(3)患儿无并发症发生或有并发症时能被及时发现和适当处理。

(三)护理措施

1.休息

(1)急性期卧床休息至热退后 3～4 周,以后根据心功能恢复情况逐渐增加活动量。

(2)有心功能不全者或心脏扩大者应绝对卧床休息。

(3)总的休息时间不少于 3～6 个月。

(4)创造良好的休息环境,合理安排患儿的休息时间。保证患儿的睡眠时间。

(5)主动提供服务,满足患儿的生活需要。

2.胸闷的观察与护理

(1)观察患儿的胸闷情况,注意诱发和缓解因素,必要时给予吸氧。

（2）遵医嘱给予心肌营养药,促进心肌恢复正常。

（3）保证休息,减少活动。

（4）控制输液速度和输液总量,减轻心肌负担。

3.并发症的观察与护理

（1）密切注意心率、心律、呼吸、血压和面色改变,有心力衰竭时给予吸氧、镇静、强心等处理,应用洋地黄制剂时要密切观察患儿有无洋地黄中毒表现,如出现新的心律失常、心动过缓等。

（2）注意有无心律失常的发生,警惕危险性心律失常的发生,如频发室早、多源室早、二度以上房室传导阻滞房颤、室颤等。一旦发生,需及时通知医师并给予相应处理。如高度房室传导阻滞者给异丙肾上腺素和阿托品提升心率。

（3）警惕心源性休克,注意血压、脉搏、尿量、面色等变化,一旦出现心源性休克,立即取平卧位,配合医师给予大剂量维生素C或肾上腺皮质激素治疗。

（四）康复与健康指导

（1）讲解病毒性心肌炎的病因、病理、发病机制、临床特点及诊断、治疗措施。

（2）强调休息的重要性,指导患儿控制活动量,建立合理的休息制度。

（3）讲解本病的预防知识,如预防上呼吸道感染和肠道感染等。

（4）有高度房室传导阻滞者讲解安装心脏起搏器的必要性。

七、展望

近年来,由于对心肌炎的病原学进一步了解和诊断方法的改进,心肌炎已成为常见心脏病之一,对人类健康构成了不同程度的威胁,因而对此病的诊治研究也正日益受到重视。其中,胸闷、心悸常可提示心脏波及,心脏扩大、心律失常或心力衰竭为心脏明显受损的表现,心电图 ST-T 改变与异位心律或传导阻滞反映心肌病变的存在。但对于怀疑为病毒性心肌炎的患儿,提倡进行心脏活检以行病理学检查。

但分离病毒检查或特异性荧光抗体检查存在以下几个问题。

（1）患儿不宜接受。

（2）炎性组织在心肌中呈灶状分布,由于活检标本小而致病灶标本不一定取到。

（3）提取 RNA 的质量和检测方法的敏感性不同。

（4）心脏上有病毒存在,而血液中不一定有抗原或抗体检出;心脏上无病毒存在,而心脏中有抗原或抗体检出;即使二者构成阳性反应也不足以证实有病毒性心肌炎存在;只有当感染某种病毒并引起相应的心脏损害时,心脏和血液检查呈阳性反应才有意义。在检查血液中抗原或抗体时,也会因检测试剂、检查方法、操作技术的不同而使结果迥异。

因此,病毒性心肌炎的确诊相当困难。由于抗病毒药物的疗效不显著,目前建议采用中西医结合疗法。有人用黄芪、牛磺酸及一般抗心律失常等药物为主的中西医结合方法治疗病毒感染性心肌炎,取得了比较满意的效果,如中药黄芪除具有抗病毒、调节免疫、保护心肌的作用,还可拮抗病毒感染心肌细胞对L型钙通道的增加,抑制内向钠钙交换电流,改善部分心电活动,清除氧自由基,而广泛应用于临床。牛磺酸是心肌游离氨基酸的重要成分,也可通过抑制病毒复制,抑制病毒感染心肌细胞引起的钙电流增加,使受感染而降低的最大钙电流膜电压及外向钾电流趋于正常,使心肌细胞钙内流减少,在病毒性心肌炎动物模型及临床病毒性心肌炎患者中,具有保护心肌、改善临床症状等作用。

（李钦华）

第十四节 小儿原发性心肌病

原发性心肌病是指病因不明,病变局限于心肌的一组疾病。依据临床和病理改变可分为扩张性心肌病、肥厚性心肌病、限制性心肌病,以前两类常见。临床上以缓慢进展的心脏增大、心律失常及心功能不全为主要表现,病因尚不清楚,可能与遗传因素、免疫因素及感染因素有关,个别柯萨奇病毒所致心肌炎可转化为心肌病。本病预后不良,常并发心力衰竭而死亡。

一、临床特点

(一)扩张性心肌病

扩张性心肌病(DCM)又称充血型心肌病(CCM),主要表现为慢性充血性心力衰竭。

1.症状与体征

较大儿童表现为乏力、食欲减退、不爱活动、腹痛,活动后呼吸困难及心动过速,尿少、水肿。婴儿出现喂养困难、体重不增、吮奶时呼吸困难、多汗、烦躁不安、食量减少。约10%患儿会发生晕厥。体检时心率、呼吸加快,脉搏细弱,血压正常或偏低,有的可有奔马律,可闻及 2～3/6 级收缩期杂音,肝脏增大,下肢水肿。

2.辅助检查

(1)X 线检查:心脏增大,并以左心室为主或普遍性增大,呈球形。心搏减弱,肺淤血明显。

(2)心电图:左心肥厚,各种心律失常以及非特异性 ST-T 改变。

(3)超声心电图:左心房、左心室明显扩大,左心室流出道增宽,心室壁活动减弱。

(二)肥厚性心肌病

肥厚性心肌病(HCM)是一种遗传性疾病,其特征为心室肥厚,心腔无扩大。临床表现具有多变性。

1.症状与体征

婴儿常见症状有呼吸困难,心动过速,喂养困难。较重者发生心力衰竭,伴随青紫。儿童多无明显症状,常因心脏杂音而首次就诊。少数儿童有呼吸加快、乏力、心绞痛、晕厥,并可于活动后发生猝死。体检有的可听到奔马律,有的在胸骨左缘下端及心尖部可听到(1～3)/6 级收缩期杂音。

2.辅助检查

(1)X 线检查:左心室轻到中度增大。

(2)心电图:左心室肥厚伴劳损,可有 ST-T 改变及病理性 Q 波及各种心律失常。

(3)超声心动图:室间隔非对称性肥厚,室间隔厚度与左心室后壁厚度之比大于或等于 1.3。左心室流出道狭窄。

(三)限制性心肌病

限制性心肌病(restrictive cardiomyopathy,RCM)又称闭塞性心肌病,常见于儿童及青少年,预后不良。

1.症状与体征

起病缓慢,表现为原因不明的心力衰竭。右心病变主要表现为静脉压升高、颈静脉怒张、肝大、腹水及下肢水肿,很像缩窄性心包炎。左心病变有呼吸困难、咳嗽、咯血、胸痛,有时伴有肺动脉高压的表现。

2.辅助检查

(1)X线检查:心影扩大,肺血减少。

(2)心电图:心房肥大、房性期前收缩、心房颤动、ST-T改变、P-R间期延长及低电压。

(3)超声心动图:左、右心房明显扩大(左房尤为明显),左、右心室腔正常或变小。

二、护理评估

(一)健康史

询问患儿发病前有无感染的病史及其家族史。

(二)症状、体征

测量生命体征,评估心率、心律、呼吸、血压、心功能。

(三)社会-心理因素

了解患儿及其家长对疾病的性质、预后的认识程度和心理需求。

(四)辅助检查

了解分析X线、心电图、超声等各种检查结果。

三、常见护理问题

(一)心排血量减少

与心室扩大、肥厚致心肌收缩力减弱有关。

(二)体液过多

与肾灌注量减少、水钠潴留、尿量排出减少有关。

(三)有感染的危险

与机体抵抗力降低有关。

(四)合作性问题

猝死。

四、护理措施

(一)限制活动

卧床休息,让患儿保持稳定、愉悦的心情。

(二)饮食护理

低盐饮食,增加维生素、蛋白质、微量元素的摄入,对服用利尿剂者应鼓励多进食含钾丰富的食物,如香蕉、橘子等。

(三)供氧

根据缺氧程度可给予鼻导管或面罩吸氧。

(四)密切观察病情

监测患儿血压、脉搏、呼吸、心律、尿量及意识状态。注意观察心力衰竭的早期表现,有无心律失常及栓塞症状。

（五）用药护理

应用强心药、利尿剂、扩血管药物时要观察其疗效及不良反应,尤其是扩张性心肌病因其对洋地黄耐受性差,故尤应警惕发生中毒。

（六）预防诱因

心力衰竭者应避免过度劳累。饮食清淡,忌暴饮暴食,预防便秘,以免用力大便诱发心力衰竭。控制输液速度,保持病室安静、整洁、舒适,保证充足睡眠,保持室内空气新鲜和温度适宜,防止呼吸道感染。

（七）健康教育

(1)向家长解释该病病程长及本病预后等情况,需要长期调整生活及精神状况。

(2)合理安排活动与休息时间。

(3)当患儿出现心悸、呼吸困难时应立即停止活动,并取平卧位,必要时予以吸氧。

五、出院指导

(1)调整情绪,促进身心健康。

(2)饮食要易消化、低盐、高维生素、少量多餐。

(3)扩张性心肌病患儿应避免劳累,宜长期卧床休息,减轻与延缓心脏扩大,促进心功能的恢复;肥厚性心肌病患儿要避免剧烈运动,情绪激动,突然用力或提取重物致猝死。

(4)本病进展缓慢,应定期复查及指导合理用药。

(5)避免感染居室空气清新,经常通风,不去人群集中的公共场所,注意气候变化,及时增减衣服,避免受凉而引发感冒。

（李钦华）

第十五节 小儿充血性心力衰竭

慢性心功能不全亦称充血性心力衰竭(CHF),是指心脏在充足的回心血量的前提下,心搏出量不能满足周身循环和组织代谢的需要,而出现的一种病理生理状态。小儿时期以 1 岁内发病率最高,其中尤以先天性心脏病引起者最多见。病毒性或中毒性心肌炎、心内膜弹力纤维增生症、心糖原累积病等亦为重要原因。儿童时期以风湿性心脏病和急性肾炎所致的心功能不全最常见。本病只要能积极治疗病因,大部分能得到根治,但如多次发作则预后极差。

一、临床特点

（一）症状与体征

(1)安静时心率加快,婴儿大于 180 次/分,幼儿大于 160 次/分,不能用发热或缺氧解释者。

(2)呼吸困难,青紫突然加重,安静时呼吸大于 60 次/分。

(3)肝脏肿大超过肋下 2 cm,或在短时间内较前增大 1.5 cm 以上,而不能以横膈下移等原因解释者。

(4)心音明显低钝或出现奔马律。

(5)突然烦躁不安、面色苍白或发灰,而不能用原有疾病解释者。

(6)尿少、下肢水肿,已排除营养不良、肾炎、B族维生素缺乏等疾病造成者。

(二)心功能分级与心力衰竭分度

Ⅰ级:患儿体力活动不受限制。

Ⅱ级:较重劳动时患儿出现症状。

Ⅲ级:轻微劳动时即有明显症状,活动明显受限。

Ⅳ级:在休息状态亦往往有呼吸困难或肝脏肿大,完全丧失活动能力。

Ⅰ级无心力衰竭,Ⅱ级、Ⅲ级、Ⅳ级分别为Ⅰ、Ⅱ、Ⅲ度心力衰竭。

(三)辅助检查

(1)X线检查:心影多呈普遍性扩大,搏动减弱,肺纹理增多,肺部淤血。

(2)心电图:左、右心室肥厚劳损。

(3)超声心电图:可见心房和心室腔扩大,M型超声显示心室收缩时间延长,射血分数降低。

二、护理评估

(一)健康史

询问患儿的基础疾病及发病的过程(诱因,症状出现的时间、程度等)。

(二)症状、体征

测量生命体征,观察患儿面色,听诊心率、心律,评估患儿左、右心力衰的程度和心功能级别。

(三)社会-心理因素

评估家长及年长儿对疾病的了解程度及心理活动类型。

(四)辅助检查

了解X线、心电图、超声心动图、血气分析等检查的结果。

三、常见护理问题

(一)心排血量减少

与心肌收缩力降低有关。

(二)气体交换受损

与肺循环淤血有关。

(三)体液过多

与心功能降低,微循环淤血、肾灌注不足、排尿减少有关。

(四)恐惧

与疾病的危险程度及环境改变有关。

四、护理措施

(一)休息

病室安静舒适,宜取半坐卧位或怀抱,使横膈下降,有利于呼吸运动。休息以心力衰竭程度而定,Ⅰ度心力衰竭可起床活动,增加休息时间;Ⅱ度心力衰竭应限制活动。延长卧床休息时间;Ⅲ度心力衰竭须绝对卧床休息,婴儿避免剧烈哭闹,以免加重心脏负担。

(二)饮食

以高维生素、高热量、少油、富含钾、镁及适量纤维素的食物,少量多餐,避免刺激性食物。轻者可给少盐饮食,指每天饮食中钠盐不超过 1.0 g。重者无盐饮食,即在食物烹调时不加食盐或其他含盐食物。保持大便通畅。

(三)吸氧

有呼吸困难、发绀、低氧血症者给予供氧,有急性肺水肿时,可用 20%～30%乙醇替代湿化瓶中的水间歇吸入,每次 10～20 分钟,间隔 15～30 分钟,重复 1～2 次。

(四)病情观察

(1)及时发现:早期心力衰竭临床表现,如发现患儿心率加快、乏力、尿量减少、心尖部闻及奔马律,应及时与医师联系,一旦出现急性肺水肿征兆,应及时抢救。

(2)心电监护:监测心率、心律、呼吸、血压。

(3)控制输液速度和浓度:静脉输液以小于 5 mL/(kg·h)速度为宜。

(4)记录 24 小时出入液量,按时测量体重。

(五)合理用药,观察药物作用

(1)服用洋地黄类药物前要两人核对姓名、药物、剂量、用法、时间,并测心率,如新生儿小于 120 次/分,婴儿小于 100 次/分,幼儿小于 80 次/分,学龄儿童小于 60 次/分应停用并报告医师。

(2)观察洋地黄药物的毒性反应,服药期间如有恶心、呕吐、食欲减退、心率减慢、心律失常、嗜睡及色视等,报告医师及时停用洋地黄类药物。

(3)如用洋地黄同时需应用钙剂,应间隔 4～6 小时。

(六)心理护理

根据患儿的心理特点采用相应的对策,主动与患儿沟通,给予安慰鼓励,取得合作,避免患儿抗拒哭闹,加重心脏负担。

(七)健康教育

(1)宣教有关疾病的防治与急救知识。

(2)鼓励患儿积极治疗原发病,避免诱因,如感染、劳累、情绪激动等。

(3)用药知识:洋地黄制剂使用期间不能用钙剂。若遇患儿出现胃肠道反应、头晕、色视等应立即告诉经管护士。应用利尿剂期间应补充含钾丰富的食物,如香蕉、橘子、绿叶蔬菜等。

五、出院指导

(1)根据病情不同适当安排休息,避免情绪激动和过度活动。

(2)注意营养以高维生素、高热量、低盐易消化的食物,少量多餐,耐心喂养,小婴儿选择大小适宜的奶嘴。

(3)根据气候变化及时增减衣服,防止受凉感冒。

(4)使用洋地黄制剂、血管扩张剂、利尿剂时,应向家长详细介绍所用药物名称、剂量、给药时间和方法,并使其掌握疗效和不良反应。出现不良反应时应及时就医。

(5)定期复查。

(李钦华)

第十六节 小儿急性阑尾炎

急性阑尾炎是儿童常见的急腹症,可发生于任何年龄,新生儿及婴幼儿阑尾炎也有报道。临床表现多变易被误诊,若能正确处理,绝大多数患儿可以治愈,但如延误诊断治疗,可引起严重并发症,甚至造成死亡。

一、临床特点

(一)腹痛

多起于脐周或上腹部,呈阵发性加剧,数小时后腹痛转移至右下腹,右下腹压痛是急性阑尾炎最重要的体征,压痛点常在脐与右髂前上棘连线中、外 1/3 交界处,也称麦氏点,需反复 3 次测得阳性体征才能确诊。盆腔阑尾炎、腹膜后阑尾炎及肥胖小儿压痛不明显。穿孔时腹痛突然加剧。

(二)呕吐

早期常伴有呕吐,吐出胃内容物。

(三)发热

早期体温正常,数小时后渐发热,一般在 38 ℃左右,阑尾穿孔后呈弛张型高热。

(四)局部肌紧张及反跳痛

肌紧张和反跳痛是壁腹膜受到炎性刺激的一种防御反应,提示阑尾炎已到化脓、坏疽阶段。右下腹甚至全腹肌紧张及反跳痛,提示伴有腹膜炎。阑尾坏疽或穿孔引起腹膜炎时,患儿行走时喜弯腰,卧床时爱要双腿卷曲。阑尾脓肿时除高热外,炎症刺激直肠可引起里急后重、腹泻等直肠刺激症状。并发弥散性腹膜炎时可出现腹胀。

(五)腹部肿块

腹壁薄的消瘦患儿可在右下腹触及索条状的炎性肥厚的阑尾。阑尾脓肿时可在右下腹触及一包块。

(六)直肠指检

阑尾脓肿时直肠前壁触及一痛性肿块,右侧尤为明显。

(七)辅助检查

血常规:多数有白细胞总数及中性粒细胞比例升高。外周血 C 反应蛋白(CRP)测定 >8 mg/L。腹部 B 超:有时可见水肿的阑尾、腹腔渗出液、阑尾脓肿包块。

二、护理评估

(一)健康史

了解患儿有无慢性阑尾炎史及胃肠道疾病史,询问腹痛出现的时间、部位,有无呕吐、发热等。

(二)症状、体征

评估腹部疼痛的部位、性质、程度及伴随症状,有无反跳痛及阵发性加剧,麦氏点有无压痛,有无恶心、呕吐及发热。

(三)社会-心理因素

评估患儿及家长对突然患病并需立即进行急诊手术的认知程度及心理反应。

(四)辅助检查

根据血常规、C反应蛋白、腹部B超结果评估疾病的严重程度。

三、常见护理问题

(1)疼痛与阑尾的炎性刺激及手术创伤有关。

(2)体温过高与阑尾的急性炎症有关。

(3)体液不足与禁食、呕吐、高热及术中失血、失液有关。

(4)合作性问题:感染、粘连性肠梗阻。

四、护理措施

(一)术前

(1)监测体温、心率、血压,评估疼痛的部位、程度、性质、持续时间及伴随症状。

(2)患儿取半卧位,在诊断未明确前禁用止痛剂,以免掩盖病情。

(3)开放静脉通路,遵医嘱及时补液、应用抗生素,并做好各项术前准备。

(4)与患儿及家长进行交谈,消除或减轻对疾病和手术恐惧、紧张、焦虑的心情。

(二)术后

(1)术后麻醉清醒、血压稳定后取半卧位,以促进腹部肌肉放松,有助于减轻疼痛,同时使腹膜炎性渗出物流至盆腔,使炎症局限。

(2)咳嗽、深呼吸时用手轻按压伤口。遵医嘱准确使用止痛剂后需观察止痛药物的效果。

(3)指导家长多安抚患儿,讲故事、唱儿歌,以分散患儿注意力。

(4)监测体温,体温>39 ℃时给物理降温或药物降温,并观察降温的效果。

(5)监测血压、心率、尿量,评估黏膜和皮肤弹性,观察有无口渴。

(6)肠蠕动恢复后,开始进少量水,若无呕吐再进流质饮食、软食,并逐渐过渡到普通饮食。

(7)保持伤口敷料清洁、干燥,观察伤口有无红肿、渗出,疼痛有无加重。

(8)观察肠蠕动恢复情况及腹部体征有无变化,鼓励并协助患儿床上活动,术后24小时后视病情鼓励早期下床活动,以防止肠粘连。若患儿术后体温升高或体温一度下降后又趋上升,并伴有腹痛、里急后重、大便伴脓液或黏液,应考虑为盆腔脓肿的可能。

(三)健康教育

(1)患儿及家长对手术易产生恐惧、忧虑,并担心手术预后,护理人员应热情接待患儿,耐心讲解疾病的发生、发展过程及主要治疗手段等,以减轻患儿及家长的顾虑,积极配合医护人员。

(2)在术前准备阶段,认真向患儿及家长讲解术前各项准备的内容如备皮、皮试、禁食、禁水、术前用药的目的、注意事项,以取得患儿及家长配合。

(3)术后康复过程中,护理人员应始终将各项术后护理的目的、方法向患儿及家长说明,共同实施护理措施,以取得良好的康复效果。

五、出院指导

(1)饮食适当:增加营养,指导家长注意饮食卫生,给易消化的食物如稀饭、面条、肉末、鱼、蛋、新鲜蔬菜、水果等,饮食要定时定量,避免过饱。

(2)伤口护理:保持伤口的清洁干燥,勤换内衣,伤口发痒时忌用手抓,以防破损、发炎。

(3)鼓励适度的活动,以促进伤口愈合,预防肠粘连,但应避免剧烈活动,以防止伤口裂开。

(4)注意个人卫生,保持室内通风、清洁,防止感冒、腹泻等疾病的发生。

(5)如患儿出现腹痛、腹胀、发热、呕吐或伤口红、肿、痛等情况需及时去医院就诊。

(李钦华)

第十七节　小儿肠套叠

肠套叠是指肠管的一部分及其相邻的肠系膜套入邻近肠腔内的一种肠梗阻。以4月龄至2岁以内小儿多见,冬春季发病率较高。

一、临床特点

(1)表现为阵发性哭闹,20～30分钟腹痛发作一次,发作时脸色发白、拒奶、手足乱动、呈异常痛苦的表情。

(2)在阵发性哭闹开始不久,即出现呕吐,开始时呕吐物为奶汁或其他食物,呕吐次数增多后可含有胆汁。

(3)血便:血便是肠套叠的重要症状,一般多在套叠后8～12小时排血便,多为果酱色黏液血便。

(4)腹部肿块:在右侧腹或右上腹季肋下可触及一腊肠样肿块,但腹胀明显时肿块不明显。

(5)右下腹空虚感:右下腹空虚感是因回盲部套叠使结肠上移,故右下腹较左侧空虚,不饱满。

(6)肛门指诊:指套上染有果酱样血便,若套叠在直肠,可触到子宫颈样套叠头部。

(7)其他:晚期患儿一般情况差,精神萎靡,反应迟钝,嗜睡甚至休克。若伴有肠穿孔则情况更差,腹胀明显,有压痛、肠鸣音减弱、腹壁水肿,发红。

(8)辅助检查。①空气灌肠:对高度怀疑肠套者,可选此检查,确诊后,可直接行空气灌肠整复。②腹部B超:套叠肠管肿块的横切面似靶心样同心圆。③腹部立位片:腹部见多个液平面的肠梗阻征象。

二、护理评估

(一)健康史

了解患儿发病前有无感冒、突然饮食改变及腹泻、高热等症状。询问以前有无肠套史。

(二)症状、体征

询问腹痛性质、程度、时间、发作规律和伴随症状及诱发因素,有无腹部肿块及血便。评估呕吐情况,有无发热及脱水症状。

(三)社会-心理因素

评估家长对小儿喂养的认知水平和对疾病的了解程度,以及对预后是否担心。

(四)辅助检查

分析辅助检查结果,了解腹部B超、腹部X线立位片等结果。

三、常见护理问题

(1)体温过高与肠道内毒素吸收有关。

(2)体液不足与呕吐、禁食、胃肠减压、高热、术中失血失液有关。

(3)舒适的改变与腹痛、腹胀有关。

(4)合作性问题:肠坏死、切口感染、粘连性肠梗阻。

四、护理措施

(一)术前

(1)监测生命体征,严密观察患儿精神、意识状态、有无脱水症状及腹痛性质、部位、程度,观察呕吐次数、量及性质。呕吐时头侧向一边,防止窒息,及时清除呕吐物。

(2)开放静脉通路,遵医嘱使用抗生素,纠正水、电解质紊乱。

(3)术前做好禁食、备皮、皮试等准备,禁用止痛剂,以免掩盖病情。

(二)术后

(1)术后患儿回病房,去枕平卧4～6小时,头侧向一边,保持呼吸道通畅,麻醉清醒后可取平卧位或半卧位。

(2)监测血压、心率、尿量,评估皮肤弹性和黏膜湿润情况。

(3)监测体温变化,由于肠套整复后毒素的吸收,应特别注意高热的发生,观察热型及伴随症状,及早控制体温,防止高热惊厥。出汗过多时,及时更换衣服,以免受凉。发热患儿每4小时一次监测体温,给予物理降温或药物降温,并观察降温效果,保持室内通风。

(4)观察肠套叠整复术后有无阵发性哭闹、呕吐、便血,以防再次肠套叠。

(5)禁食期间,做好口腔护理,根据医嘱补充水分和电解质溶液。

(6)密切观察腹部症状,有无呕吐、腹胀、肛门排气,观察排便情况并记录、保持胃肠减压引流通畅,观察引流液量、颜色、性质。

(7)肠蠕动恢复后,饮食以少量多餐为宜,逐步过渡,避免进食产气、胀气的食物,并观察进食后有无恶心、呕吐、腹胀情况。

(8)观察伤口有无渗血、渗液、红肿,保持伤口敷料清洁、干燥,防止大小便污染伤口。

(9)指导家长多安抚患儿、分散注意力,避免哭闹。

(三)健康教育

(1)陌生的环境,对疾病相关知识的缺乏及担心手术预后,患儿及家长易产生恐惧、焦虑,护理人员应热情、耐心介绍疾病的发生、发展过程及主要的治疗方法、手术目的及必要性,排除顾虑,给予心理支持,使其积极配合治疗。

(2)认真做好各项术前准备,向患儿及家长讲解备皮、禁食、皮试、术前用药的目的及注意事项,取得家长的理解和配合。

(3)术后康复过程中,指导家长加强饮食管理,防止再次发生肠套叠。

(四)出院指导

(1)饮食:合理喂养,添加辅食应由稀到稠,从少量到多量,从一种到多种,循序渐进。注意饮食卫生,预防腹泻,以免再次发生肠套叠。

(2)伤口护理:保持伤口清洁、干燥,勤换内衣,伤口未愈合前禁止沐浴,忌用手抓伤口。

(3)适当活动,避免上下举逗孩子。

(4)如患儿出现阵发性哭闹、呕吐、便血或腹痛、腹胀,伤口红肿等情况及时去医院就诊。

(李钦华)

第十八节 小 儿 贫 血

一、概述

贫血是指单位体积的外周血中红细胞、血红蛋白和血细胞比容低于正常或其中一项明显低于正常。贫血本身不是一种疾病而是多种疾病的伴随症状。世界卫生组织指出:6个月～6岁儿童 Hb<110 g/L;6～14 岁儿童 Hb<120 g/L 为诊断儿童贫血的标准。小儿血液病学会暂定6个月以下婴儿贫血标准:新生儿 Hb<145 g/L;1～4 个 Hb<90 g/L;4～6 个月 Hb<100 g/L者为贫血。贫血是儿童时期特别是婴幼儿时期的常见病,不但影响小儿生长发育,而且是一些感染性疾病的诱因。

临床上多根据红细胞和血红蛋白的数量分为轻、中、重、极重度贫血,见表 7-3。

表 7-3 贫血的分类

	轻度	中度	重度	极重度
Hb(g/L)	120～90	90～60	60～30	<30
RBC(×10^12/L)	1～3	3～2	2～1	<1

根据病因分为造血原料缺乏性贫血、红细胞生成不良性贫血、溶血性贫血和失血性贫血。

形态上根据红细胞平均容积(MCV)、红细胞平均血红蛋白量(MCH)、红细胞平均血红蛋白浓度(MCHC)的测定结果分类(表 7-4)。

表 7-4 贫血的形态分类

贫血类型	MCV(fl)	MCH(pg)	MCHC(%)	疾病
大细胞性	>94	>32	32～38	巨幼红细胞贫血
正常细胞	80～94	28～32	32～38	急性失血
单纯小细胞性	<80	<28	32～38	遗传性球形红细胞增多症
小细胞低色素性	<80	<28	<28	缺铁性贫血

二、护理评估

(一)临床症状评估与观察

1.询问患儿的病史及喂养史

起病的急和缓;发病年龄;喂养史,是否有偏食、挑食,是否未及时添加辅食;既往史,有无消化系统疾病如消化道溃疡和畸形、慢性、肾病、反复鼻出血、钩虫病等疾病。

2.评估患儿有无贫血表现

(1)一般表现：皮肤黏膜苍白,以口唇、结膜、甲床最明显。年长儿可诉全身无力、头晕、耳鸣、眼前发黑等。病程长者可出现易疲乏、毛发枯黄、营养低下及体格发育迟缓等。

(2)造血器官反应:尤其是婴幼儿常出现骨髓外造血,导致肝、脾、淋巴结增大,且年龄越小、病程越长、贫血越严重增大越明显,末梢血出现有核红细胞、幼稚粒细胞。

(3)呼吸循环系统:心悸、血压增高、呼吸加快。重度失代偿时,可出现心脏扩大和充血性心力衰竭。

(4)消化系统:胃肠道蠕动和消化酶的分泌功能均受影响,可出现腹胀、便秘、食欲减退、恶心等。

(5)神经系统:表现为精神不振、注意力不集中、头痛、眩晕或耳鸣等。

3.评估不同贫血的表现特点

(1)缺铁性贫血:发生隐匿。皮肤、黏膜苍白。易疲乏,活动后气短。消化系统可出现食欲缺乏、恶心、腹泻、口腔炎、舌乳头萎缩等,少数有异嗜癖;神经系统可出现萎靡不振或易激惹、注意力不易集中、记忆力减退、学习成绩下降等,循环系统可出现心率增快,重者出现心脏扩大及心前区收缩期杂音,甚至发生心力衰竭;其他如细胞免疫功能降低;因上皮组织异常而出现指甲扁平、反甲等。

(2)巨幼细胞性贫血:神经精神症状主要是表情呆滞、对周围反应迟钝、嗜睡、少哭不笑,智力、动作发育落后甚至出现倒退现象;维生素 B_1 缺乏可出现乏力、手足对称性麻木、感觉障碍、下肢步态不稳、行走困难,年幼儿表现为精神异常、无欲状。

(3)溶血性贫血:①急性溶血,起病急骤,常伴发热、寒战、恶心、腹痛及腰背痛、苍白、黄疸、血红蛋白尿或胆红素尿。重者可发生心力衰竭、急性。肾衰竭甚至休克。②慢性溶血,贫血多为轻至中度,有时重度,但一般情况下能耐受。多伴轻度黄疸,肝脾轻中度大,血管外溶血多以脾大为主,血管内溶血肝脾肿大不明显,部分免疫性溶血肝大明显。③慢性溶血因感染等诱因而呈急性发作时,为溶血"危象"。细小病毒 B19 感染而表现贫血加重、网织红细胞减少、骨髓红系增生受抑制的现象是"再生障碍危象"。贫血突然加重伴黄疸、网织红细胞增高为"溶血危象"。红细胞葡萄糖-6-磷酸脱氢酶(G-6-PD)缺乏症常在服药、吃蚕豆、感染及接触樟脑丸等诱因作用下发生溶血,除贫血表现外,有黄疸、血红蛋白尿,严重者可出现少尿、无尿、酸中毒和急性肾衰竭。

遗传性球形红细胞增多症以不同程度贫血、间发性黄疸、脾肿大、球形红细胞增多及红细胞渗透脆性增加为特征。地中海贫血多表现为慢性进行性溶血性贫血,严重者出现地中海贫血特殊面容,即头颅变大、额部隆起、颧骨增高、鼻梁塌陷、两眼距增宽。

(二)辅助检查评估

1.血常规

根据红细胞和血红蛋白可判断贫血程度,根据红细胞大小、形态及染色情况判断疾病,如红细胞较小、染色浅、中央淡染区扩大,多提示缺铁性贫血;红细胞大、中央淡染区不明显多提示巨幼细胞性贫血;红细胞大小不等、染色浅并有异形、靶形,多提示地中海贫血等。

2.骨髓细胞学检查

除再生障碍性贫血表现为增生低下外,其他贫血表现为增生活跃。缺铁性贫血为早幼红及中幼红细胞比例增高,染色质颗粒致密,血红蛋白形成差。粒细胞和巨核细胞系正常。巨幼细胞性贫血骨髓增生活跃,红细胞明显增多,有巨幼变,核浆发育不平衡。

3.血生化检查

缺铁性贫血患儿血清铁降低＜50 μg/d,总铁结合力增高＞360 μg/d,转铁蛋白饱和度降低＜15％,铁蛋白减低＜15 g/L。巨幼细胞性贫血患儿血清叶酸水平减低＜2.5 ng/mL,维生素 B_2 ＜100 pg/mL。

4.特殊检查

红细胞脆性试验示脆性增高考虑遗传性球形红细胞增多症,减低则见于地中海贫血;红细胞酶活力测定对溶血性贫血有诊断意义等。

三、护理问题

(1)营养失调:低于机体需要量,与铁摄入不足、吸收障碍、需求增加、丢失过多有关。

(2)活动无耐力,与缺铁性贫血引起全身组织缺血、缺氧有关。

(3)有感染的危险,与机体免疫功能下降有关。

(4)潜在并发症:心力衰竭。

四、护理目标

(1)患儿食欲增加,偏食得到纠正,体重增加,血清铁恢复正常。

(2)患儿活动量增加,活动时无明显心悸、气促、无力等不适感觉。

(3)患儿(或家长)能说出预防感染的重要性,减少或避免感染的发生。

(4)患儿住院期间不发生心力衰竭或发生时能及时发现、处理。

(5)患儿住院期间不发生药物不良反应或发生时能及时发现、处理。

五、护理措施

(一)合理安排患儿饮食

(1)改变不良的喂养方式,提倡合理的母乳喂养,及时添加含铁或维生素 B_{12} 及叶酸丰富的辅食,如动物肝脏、瘦肉、血、蛋黄、黄豆、海产品、黑木耳、绿叶蔬菜等,改善饮食结构。

(2)培养良好的饮食习惯,纠正偏食,采取措施为患儿提供色香味形俱全的膳食,增加患儿食欲。

(3)G-6-PD 患儿应注意避免食用蚕豆及其制品,忌服有氧化作用药物。

(二)用药的护理

1.缺铁性贫血者补充铁剂的护理

(1)口服铁剂会刺激胃肠道,引起恶心等胃部不适,应从小剂量开始,逐渐增加至全量,在两餐之间服用,避免空腹服用以减少对胃的刺激;忌与影响铁吸收的食品如茶、咖啡、牛乳、谷类、钙片、植酸盐等同时服用,也应避免同时服用抗酸药物及 H_2 受体拮抗剂。与稀盐酸和/或维生素C、果糖等同服,可促进铁吸收;为避免牙齿及舌质被染黑,服用铁剂时可用吸管将药液吸至舌根部咽下;服药后漱口;告知患儿及家长服用铁剂期间,患儿的粪便会变成黑色,是由于铁与肠内的硫化氢作用生成黑色的硫化铁所致,是正常现象,不必顾虑。

(2)如果需要肌内注射铁剂,应深部肌内注射,抽药和给药必须使用不同的针头,以防铁剂渗入皮下组织,造成注射部位的疼痛及皮肤着色或局部炎症。首次注射右旋糖酐铁后应观察 1 小时,警惕发生过敏现象。

（3）应用铁剂的疗效判断：用药3～4天后，网织红细胞开始上升，7～10天达高峰，1～2周后血红蛋白逐渐上升，常于治疗3～4周达到正常。此时不能停药，应在血红蛋白恢复正常后再继续用药6～8周以增加铁储存。

2.巨幼细胞贫血者补充维生素B_{12}和叶酸的护理

（1）应用维生素B_2和叶酸时应同时口服维生素C，恢复期加服铁剂。单纯维生素B_2缺乏时，不宜加用叶酸，以免加重神经、精神症状。

（2）药物疗效观察：用维生素B_2治疗2～4天后患儿精神好转，网织红细胞增加，6～7天时可达高峰，2周左右降至正常，随后红细胞、血红蛋白上升，一般1～2个月恢复正常。神经系统的症状恢复较慢。口服叶酸后1～2天食欲好转，网织红细胞增加，4～7天达高峰，随后红细胞、血红蛋白增加，一般2～6周恢复正常。

（三）合理安排患儿的休息和活动

轻、中度贫血患儿，让其规律生活，安排患儿进行适合自身状态、力所能及的活动限制危险性、活动量大的活动，防止出现意外；严重贫血者应卧床休息减少氧耗，减轻心脏负担，定时测量心率，观察有无心悸、呼吸困难等表现，必要时吸氧。

（四）预防感染

居室应阳光充足、空气新鲜，温、湿度要适宜，根据气温变化及时增减衣服，尽量不到人群集中的公共场所；鼓励患儿多饮水，保持口腔清洁，必要时每天进行2次口腔护理，预防舌炎、口腔炎。注意保持皮肤的清洁，勤换内衣裤。观察皮肤、黏膜、呼吸系统等有无感染迹象，及时给予治疗护理。

（五）防止心力衰竭

密切观察患儿的生命体征，注意心率、呼吸、面色、尿量等变化，若出现心悸、气促、肝脏增大等心力衰竭的症状和体征，应及时通知医生，并按心力衰竭患儿进行护理如卧床休息、取半卧位、酌情吸氧等。重症贫血患儿输血、输液时要根据病情严格控制输液速度，以防心力衰竭。

（六）对于急性溶血性贫血的患儿

要建立并保持静脉通道的通畅。全日液体应使用输液泵均匀、准确泵入。严格记录24小时液体出入量，密切观察患儿尿量及尿色变化，并详细记录。

（七）健康教育

（1）加强预防宣教，强调孕妇及哺乳期妇女预防，婴儿应提倡母乳喂养，并及时添加辅食，早产儿从2个月开始补充铁剂，足月儿从4个月开始补充。宣教科学喂养的方法，及时添加辅食，改善饮食习惯。注意饮食的搭配，用铁锅炒菜，选用富含铁的动物性饮食与富含维生素C的蔬菜搭配以利铁的吸收。黄绿色蔬菜、蛋黄、肉类、动物内脏及紫菜中都含有大量的铁，可以根据孩子的消化能力及饮食习惯进行烹饪。

（2）做好宣教，掌握口服铁剂、补充叶酸、维生素B_{12}的方法及注意事项。

（3）解除思想压力，对患儿要多给予关怀、疏导、理解和鼓励，对有异食癖的患儿，应正确对待，不可过多责备。

（4）及时治疗各种慢性失血性疾病。避免服用可诱发疾病的各种食品和药品。

（李钦华）

第十九节　小儿血友病

一、概述

血友病是一种 X 染色体连锁的遗传性出血性疾病,其遗传基因定位于 X 染色体上,由女性传递,男性发病。病理机制为凝血因子基因缺陷导致其水平和功能减低而使血液不能正常地凝固,临床主要表现为自发性关节和组织出血,以及出血所致的畸形。根据患儿所缺乏凝血因子的种类,可分为血友病 A(也称血友病甲,Ⅷ因子缺乏)、血友病 B(也称血友病乙,Ⅳ因子缺乏)。临床上所见的血友病 A 约 70% 有家族史,约 30% 无家族史,其发病可能因基因突变所致。血友病可发生于全世界所有种族或地区人群,患病率为(5～10)/10 万,我国有 7 万～10 万病例。其中血友病 A 最多见,占 80%～85%,血友病 B 占 15%～20%。

虽然血友病目前还是不可治愈的遗传性疾病,但通过及时或预防性补充因子、防治出血并发症和其他综合关怀的治疗原则,可使患儿获得接近正常人的生活质量与生存期。

二、护理评估

(一)临床症状评估与观察

1.询问患儿病史及家族史

多数患儿有全身各部位的自发性出血史或损伤后出血不止。可询问患儿是否有自幼轻微外伤时较难止血史,或反复膝/肘等关节出血肿痛史,结合母亲家族中男性成员异常出血疾病史(30% 患儿可无家族遗传史)。询问有无外伤、碰撞等诱发因素。

2.评估患儿的出血情况

自发性出血或轻微损伤、手术时出血不只是血友病的表现特征。出血可发生在任何部位,以关节、软组织、肌肉、皮肤黏膜和血尿最为常见。危及生命的出血为中枢神经系统、咽喉和胸腹内脏的出血。

(1)评估有无关节出血情况:关节出血是血友病最主要典型特征,各关节出血频度因其承重及活动强度依次是膝、肘、踝、肩、腕和髋关节。关节出血急性期开始时患儿往往有关节轻微不适、酸胀等"先兆"症状,然后逐渐出现关节疼痛、肿胀发热及活动受限。一般关节出血可量自限性或经补充凝血因子治疗后停止,关节腔内出血经数天或数周逐渐吸收。

(2)评估有无肌肉出血:肌肉及软组织出血是仅次于关节出血的常见出血部位。重型血友病可自发出血,而轻型和中型血友病只有在外伤的情况下才发生肌肉出血。出血部位常见于屈伸的肌肉群,尤其是髂腰肌、腓肠肌、前臂肌等。肌肉出血常引起肌肉肿痛,甚至剧烈的疼痛,可引起肌肉保护性痉挛、相连关节屈曲及活动受限。

(3)评估有无泌尿系统出血:血友病患儿还可出现泌尿系统出血,一般年龄多大于 5 岁。出血部位包括肾、输尿管和膀胱。血尿分为镜下血尿和肉眼血尿,有一定的自限性。肉眼血尿呈洗肉水样,甚至鲜红色,有的患儿可伴有腰背痛、尿痛、尿频等症状。根据排尿过程中血尿出现的不同时间,分为初始血尿、终末血尿和全程血尿。初始血尿仅在排尿开始时出现,表示前尿道有出血;终末血尿是排尿终末时出现的血尿,提示后尿道、膀胱颈部或膀胱三角区有出血;全程血尿:排尿全过程中都有尿血,提示病变在膀胱、输尿管或肾脏。

(4)评估有无口腔出血:患儿主要以口腔创口出血不止为主要表现,亦可有因口腔渗血吞咽到胃部引起胃部不适及黑粪等表现,出血时间由数小时到数天不等。出血原因主要为外伤及牙源性出血两种。

(5)评估有无鼻腔出血:鼻出血多为一侧,也有的为双侧,量多少不定,轻者仅为从鼻孔滴血;重者出血如注。出血量超过 500 mL,会出现头昏、口渴、乏力、面色苍白;出血量超过 100 mL者,可出现胸闷、心慌、脉速无力、血压下降、出冷汗等休克症状。

(6)评估患儿是否出现假肿瘤:血友病假肿瘤又称血友病性血囊肿,发生率低,但愈后很差。假肿瘤是在骨膜下或肌腱筋膜下形成的囊性血肿,由于囊内反复出血而体积渐大,并出现压迫及腐蚀破坏周围组织,常见部位是大腿和骨盆。

(7)评估患儿出血后是否经过止血处理,其方法及效果如何,既往检查、治疗经过和疗效。

(二)辅助检查评估

1.活化部分凝血酶时间(APTT)

APTT 是内源性凝血系统较为敏感的筛选试验,APTT 延长。

2.硅化凝血时间(SCT)和活化凝血时间(ACT)

SCT 和 ACT 是内源性凝血系统敏感的筛选试验,两者均延长。

(三)体格检查评估

(1)评估发生出血的部位、范围、出血的持续时间、出血量及性状,以便估计出血量、速度及性质。

(2)评估有无关节畸形及关节畸形程度。

三、护理问题

(一)组织完整性受损,出血

与凝血因子缺乏有关。

(二)疼痛

与关节、肌肉出血有关。

(三)躯体移动障碍

与治疗性制动、关节畸形有关。

(四)潜在并发症

颅内出血与凝血因子缺乏有关。

四、护理目标

(1)患儿出血情况停止或减轻。

(2)患儿主诉疼痛减轻,表现为发松和舒适感。

(3)患儿表现为最佳的躯体活动,表现为活动范围正常。

(4)患儿住院期间不发生颅内出血或发生时能及时发现并处理。

(5)患儿或家属能够辨识出血的征象,说出疾病过程及治疗、护理、预防的方法。

五、护理措施

（一）急性出血的观察与处理

1.关节、肌肉出血

常采用 RICE 法。

（1）"R"，休息。即关节、肌肉出血时，根据出血的程度，患侧应该休息 12～24 小时或更长，可用夹板制动，或使用辅助器械如拐杖、轮椅等帮助肢体休息。夹板可以用石膏或热塑料来制作。

（2）"I"，冰敷。对活动性出血的关节或肌肉采用冰敷以帮助控制肿胀、减轻疼痛、减少炎症的发生。冰敷时间一般 10 到 15 分钟，每两小时一次。

"RICE"中的"I"也代表固定。用石膏托或夹板来固定关节以保持其静止。固定的时间不能过长，一般为 2～3 天；固定关节不可过紧，固定后注意观察远端肢体血运情况，是否出现肿胀、发暗和变冷。

（3）"C"，加压。施压于出血部位可以帮助收缩血管和减缓出血，可以用弹性绷带对出血的关节进行压迫。在受伤部位用十字形（或 8 字形）包扎。包扎后注意观察远端手指、脚趾有无发冷、发麻或肤色改变。如果有上述症状发生，应松开绷带，重新包扎。

（4）"E"，抬高。将受伤的肢体放在高于心脏的位置有助于降低血管内压力、减缓出血。可以用枕头垫高孩子出血的手臂或小腿。

2.鼻出血

首先应让患儿采取坐位或半卧位，以降低鼻部的血压。前额部或鼻部冷敷，冷的刺激可使鼻内小血管收缩而有利于止血。指导孩子对流到咽部的血尽量不要吞咽，以免刺激胃部引起恶心呕吐。常用止血方法如下。

（1）指压法：用拇指、示指捏紧两侧鼻翼 5～10 分钟，压迫鼻中隔前下方达到止血目的。

（2）冷敷法：用冷水袋或湿毛巾在额部、颈部或后颈部冷敷，收缩血管，减少出血。

（3）收敛法：用 1％麻黄碱或肾上腺素棉片塞入前鼻腔，收缩血管止血。

（4）填塞法：上述方法无效或出血量较大时，请专科医生作后鼻孔填塞。

3.口腔出血

（1）口腔软组织损伤：配合医生采用细针线严密分层缝合，局部加压包扎，严禁创口放置引流。

（2）腭部黏膜损伤：可采用黏膜创口缝合，创缘周围碘酚棉球止血，然后在整个腭部覆盖碘仿纱条，牙间结扎丝固定。

（3）自发性牙龈出血：先对出血处牙齿进行牙周清洁，冲洗牙周后，用注射器将六氨基己酸液、凝血酶、肾上腺素的混合液注入牙周袋或牙龈沟内，再压迫牙龈止血，止血后用塞治剂外敷压迫保护创面。

（二）输注凝血因子的护理

血友病患儿发生出血是由于缺乏因子Ⅷ（FⅧ）或因子Ⅸ（FⅨ）所致，故替代疗法，即静脉输注含有 FⅧ 或 FⅨ 的制剂，将血浆中 FⅧ 或 FⅨ 的含量提高到止血所需的水平仍是现今治疗和预防血友病患者出血的最有效的措施。

1.配置药液

(1)将稀释液和浓缩剂置于室温下,如急需可用温水浸泡,但不能高于 37 ℃。

(2)取下稀释液和浓缩剂瓶塑胶帽,消毒。

(3)取下双头针的一端的针帽,将该末端插入稀释液瓶的瓶塞中心。再取下双头针另一端的针帽,插入因子浓缩剂瓶的瓶塞中心。为了减少泡沫的产生,插入时应将稀释液瓶倒置过来,注意要让稀释液瓶子在浓缩剂瓶子的上方,针头插入的角度要能使稀释液顺着浓缩剂瓶的瓶壁流下,可调整稀释液瓶塞上的针头以保证所有的稀释液都能进入装有因子冻干粉的瓶子内。

(4)拔出双针头。

(5)不要剧烈摇晃瓶体,可轻轻地旋转瓶体使得所有干粉都溶解。

(6)浓缩剂应现用现配,如遇特殊情况需冷藏,时间不要超过 2 小时。

2.推注药液

(1)取出带滤过器的专用针头,去除保护帽。缓慢抽吸配置好的药液,排尽针管的空气。

(2)另外取 10 mL 注射器 1 支,抽吸生理盐水,排空空气连接静脉穿刺针(头皮针),静脉穿刺。

(3)推注少量生理盐水,确保静脉穿刺成功后,更换已抽吸好药液的注射器,缓慢给药。推注药物完毕后,再推少量的生理盐水,将头皮针内的药液推入,避免浪费。

(4)拔出针头,避免血管和组织不必要损伤。压迫静脉穿刺点 2~5 分钟。

3.观察药物的不良反应

输注因子浓缩剂可能会产生变态反应,如麻疹、皮肤瘙痒、鼻塞、胸痛、头晕、气短、发热、头痛、心悸、轻度寒战、恶心和输液部位的疼痛。对于有变态反应病史者,可预防性地给予抗组胺药物。

(三)消除出血的诱发因素

大多数患儿在出血发生之前都可能存在一些诱发因素,如跌、摔、挫、扭伤等外力可引起出血。要加强看护,避免意外伤害,教育孩子了解和认识这些危险因素,并在日常生活中注意排除,选择适宜活动,避免参加各种剧烈运动,就可能成少和避免出血的发生。尽量避免有创性操作,注意避免深部肌内注射。

(四)血友病儿童预防注射的方法

血友病儿童应从出生开始按时进行预防接种以抵抗传染性疾病。在注射时应选用小号的注射器针头,在三角肌进行皮下注射。预防注射一般不会引起进行性出血,如发现注射处有肿、痛及发热感,可先用局部冰敷以减轻肿痛。按压穿刺部位 5~10 分钟,或弹力绷带包扎 24 小时,以减少出血。如注射部位发生血肿,应立即与专业医生联系。

(五)饮食指导

血友病儿童饮食应以清淡易消化为主,少食或忌食辛辣刺激性食品,多饮水,多吃富含维生素 C 的蔬菜和水果,保持排便通畅。注意营养搭配,尽量避免过热食物,以免损伤牙龈或烫伤黏膜;避免食用坚硬、油炸食品,如麻花、锅巴等;小儿食用肉、鱼、虾制品应尽量去骨、刺、皮,以防硬物刺伤口腔黏膜,导致口腔出血。

六、健康教育

(1)护士应主动对年长患儿及患儿家长传授血友病相关知识,教会家长如何判断出血的程度、范围,基本的止血方法,讲解预防及恢复期的注意事项。

(2)指导患儿家长保持环境的舒适、安全。加强看护,避免外伤发生,教育孩子不玩利器。告诉家长洗澡是检查孩子是否出血的最好时机。

(3)培养患儿养成良好生活习惯,避免挖鼻子,如有鼻腔血痂让其自行脱落,不能硬性擦掉。气候干燥时可采用液状石蜡涂抹鼻腔,或用温湿毛巾捂住鼻子保持鼻腔湿润。保持口腔清洁卫生,以免因牙周疾病引起出血。不使用牙签,使用软毛牙刷刷牙,进餐后清水漱口,婴幼儿由家长帮助完成口腔护理,可购买指套式婴儿牙刷或用纱布、清洁软布裹在手指上每天早晚擦拭牙齿,喂奶后再喂少许温开水,以便及时清除牙面堆积的污垢和食物残渣,减少龋齿和牙周疾病的发生,防止造成牙周刺伤。

(4)合理饮食,加强营养,避免进食过热、过硬或带刺食物。

(5)终身禁用抗凝药物及抑制血小板功能的药物,如阿司匹林、吲哚美辛(消炎痛)、保泰松、双嘧达莫等。

(6)就医时应将本病病史告知医生,并告知可联系的血友病医生电话以便沟通。

(7)出血超过10~30分钟或反复出血,应立即注射因子,并应请求专业医生或护士帮助。

(李钦华)

第八章

眼 科 护 理

第一节 泪 囊 炎

一、新生儿泪囊炎

(一)概述

新生儿泪囊炎也是儿童常见眼病之一。其是由于鼻泪管下端先天残膜未开放造成泪道阻塞,致使泪液滞留于泪囊之内,伴发细菌感染引起的。常见致病菌为葡萄球菌、链球菌、假白喉杆菌等。

(二)诊断

1.症状

出生后数周或数天发现患儿溢泪并伴有黏液脓性分泌物。

2.体征

内眦部有黏液脓性分泌物,局部结膜充血,下睑皮肤浸渍或粗糙,可伴有湿疹。指压泪囊区有脓性分泌物从泪小点返出。

3.辅助检查

分泌物行革兰染色,血琼脂培养以确定感染细菌类型。

(三)鉴别诊断

1.累及内眦部眼眶蜂窝织炎

挤压泪囊区无分泌物自泪小点溢出。

2.急性筛窦炎

鼻骨表面疼痛、肿胀,发红区可蔓延至内眦部。

3.急性额窦炎

炎症主要累及上睑,前额部有触痛。

(四)治疗

1.按摩

用示指沿泪囊上方向下方挤压,挤压后滴抗生素滴眼液,2~4 次/天。

2.滴眼液或眼膏

有黏液脓性分泌物时,滴抗生素滴眼液或眼膏,2～4 次/天。

3.泪道探通术

对 2～4 个月的患儿可以施行泪道探通手术,探通后滴抗生素眼药 1 周。

4.泪道插管手术

对大于 5 个月或者存在反复泪道探通手术失败的患儿可以考虑行泪道插管手术治疗。

5.抗感染治疗

继发急性泪囊炎或眼眶蜂窝织炎时,须及时全身及局部抗感染治疗。

二、急性泪囊炎

(一)概述

急性泪囊炎是儿童比较少见但十分严重的泪道疾病。其常继发于新生儿泪囊炎、先天性泪囊突出、泪囊憩室及先天性骨性鼻泪管发育异常等。常见致病菌为葡萄球菌、链球菌等。

(二)诊断

1.症状

内眦部红肿,疼痛,患眼流泪并伴有黏液脓性分泌物。

2.体征

内眦部充血肿胀,患眼局部结膜充血,可伴有全身症状如发热等。

3.辅助检查

分泌物行革兰染色、血琼脂培养以确定感染细菌类型。

(三)鉴别诊断

1.累及内眦部眼眶蜂窝织炎

挤压泪囊区无分泌物自泪小点溢出。

2.急性筛窦炎

鼻骨表面疼痛、肿胀,发红区可蔓延至内眦部。

3.急性额窦炎

炎症主要累及上睑,前额部有触痛。

(四)治疗

(1)全身及局部应用广谱抗生素治疗。根据眼部分泌物细菌培养加药敏实验结果调整用药。

(2)局部脓肿形成,可以先尝试经上、下泪小点引流脓液。如果上述方法无效,则只能行经皮肤的切开引流。

(3)炎症控制后尽快行进一步影像学检查如 CT 等,明确发病原因。根据不同的发病原因行进一步的病因治疗。

三、护理措施

(一)慢性期护理重点

1.指导正确滴眼药

每次滴眼药前,先用手指按压泪囊区或行泪道冲洗,排空泪囊内的分泌物后,再滴抗生素眼药水,每天 4～6 次。

2.冲洗泪道

选用生理盐水加抗生素行泪道冲洗,每周 1~2 次。

(二)急性期护理重点

(1)指导正确热敷和超短波物理治疗,以缓解疼痛,注意防止烫伤。

(2)按医嘱应用有效抗生素,注意观察药物的不良反应。

(3)急性期切忌泪道冲洗或泪道探通,以免感染扩散,引起眶蜂窝织炎。

(4)脓肿未形成前,切忌挤压,以免脓肿扩散,待脓肿局限后切开排脓或行鼻内镜下开窗引流术。

(三)新生儿泪囊炎护理重点

指导患儿父母泪囊局部按摩方法,置患儿立位或侧卧位,用一手拇指自下睑眶下线内侧与眼球之间向下压迫,压迫数次后滴用抗生素眼水,每天进行 3~4 次,坚持数周,促使鼻泪管下端开放。操作时应注意不能让分泌物进入婴儿气管内。如果保守治疗无效,按医嘱做好泪道探通手术准备。

(四)经皮肤径路泪囊鼻腔吻合术护理

1.术前护理

(1)术前 3 天滴用抗生素眼药水并行泪道冲洗。

(2)术前 1 天用 1% 麻黄碱液滴鼻以收缩鼻黏膜,利于引流及预防感染。

(3)向患儿家属解释手术目的、意义、注意点。泪囊鼻腔吻合术是通过人造骨孔使泪囊和中鼻道吻合,使泪液经吻合孔流入中鼻道。

2.术后护理

(1)术后患儿置半坐卧位:术后 24 小时内可行面颊部冷敷,以减少出血及疼痛。

(2)做好鼻腔护理:术后第 2 天开始给予 1% 麻黄碱液、雷诺考特喷雾剂等喷鼻,以收敛鼻腔黏膜,利于引流,达到消炎、止血、改善鼻腔通气功能的目的。注意鼻腔填塞物的正确位置,嘱患儿勿牵拉填塞物、勿用力擤鼻及挖鼻腔,以防止填塞物松动或脱落而引起出血。

(3)做好泪道护理:术后患儿眼部滴用抗生素眼液,滴眼时,患儿面部处于水平稍偏健眼位置,有利于药液聚集在患眼内眦部,从而被虹吸入泪道,增强伤口局部药物浓度,促进局部炎症的消退。

(4)术后嘱患儿注意保暖、防止感冒。术后当天进温凉饮食,多吃水果蔬菜,加强营养,忌食酸辣刺激性食物,禁烟、酒,忌喝浓茶、咖啡。

(五)鼻内镜下泪囊鼻腔吻合术护理

(1)加强并发症的观察和护理:术后短时间内鼻腔或口腔的少许血丝不需处理;若有大量鲜血顺前鼻流出、或吐出血性分泌物,色鲜红,则可能为伤口活动性出血,应及时通知医师给予处理。

(2)术后 3~5 天起,每天在鼻内镜下对手术侧腔道进行彻底清理,以减少腔道内结痂、黏膜炎症,加快愈合。

(3)术后应用抗菌药物加地塞米松进行泪道冲洗,每天 1 次,连续 1 周。冲洗时注意动作轻柔,应顺着泪道方向缓慢进针。如植入人工泪管,嘱患儿不要用力揉眼、牵拉泪管,以免人工泪管脱落。

(4)教会患儿家属正确滴鼻药和眼药方法,嘱家属带患儿定期随访,坚持复诊。在内镜下彻底清理鼻腔凝血块、分泌物和结痂等；按时冲洗泪道，冲刷泪道内分泌物，避免泪道再次堵塞。

（马玉红）

第二节　睑　缘　炎

睑缘炎是眼睑缘皮肤、睫毛的毛囊及其腺体的亚急性或慢性炎症，常由细菌感染所致。

一、护理评估

了解患者全身的健康状况，如营养、睡眠，有无文眼线等；注意屈光不正和慢性结膜炎病史。临床上将睑缘炎分为鳞屑性睑缘炎、溃疡性睑缘炎和眦部睑缘炎，主要表现为眼睑红、肿、热、痛、痒等症状。

（一）鳞屑性睑缘炎

睑缘、睫毛根部覆盖着头皮屑样的鳞屑，鳞屑脱落后下面露出充血的睑缘，但无溃疡，睫毛脱落后能再生，眼睛干痒、刺痛及烧灼感等。

（二）溃疡性睑缘炎

睑缘皮脂腺分泌较多，睫毛因皮脂腺结痂而凝成束状，睑缘有许多脓痂，清除痂皮后，可见到小脓疱和出血性小溃疡，睫毛易脱落而不易再生，严重者可形成睫毛秃。有时睑缘溃疡结疤收缩而出现倒睫，睫毛刺激角膜，常因角膜溃疡而影响视力。

（三）眦部睑缘炎

眦部睑缘炎主要发生于外眦部，外眦部睑缘和外眦部有痒及刺激症状，局部皮肤充血、肿胀，并有浸渍糜烂，邻近结膜常伴有慢性炎症。

二、治疗要点

局部保持清洁，去除诱因，使用抗生素眼水和眼药膏。眦部睑缘炎可选用 $0.25\%\sim0.5\%$ 硫酸锌滴眼液，并适当服用维生素 B_2。

三、护理诊断和问题

（一）舒适改变

眼部干痒、刺痛与睑缘炎症病变有关。

（二）潜在并发症

潜在并发症包括角膜溃疡、慢性结膜炎、泪小点外翻。

四、护理目标

（1）患儿不适症状得到缓解。

（2）及时控制炎症，预防并发症发生。

五、护理措施

(1)首先应去除病因,增强营养,增加抵抗力,纠正用不洁手揉眼的不良习惯。如有屈光不正,应配戴眼镜矫正。

(2)观察患儿眼部分泌物情况,指导患儿家属清洁睑缘方法可用生理盐水棉签清洁,拭去鳞屑或脓痂脓液。

(3)指导眼部用药方法先清洁睑缘,再涂拭抗生素药膏,可用涂有抗生素药膏的棉签在睑缘按摩,增强药效。炎症消退后,应持续治疗至少 2 周,以免复发。

(4)外出配戴眼镜,避免烟尘风沙刺激。

(5)注意饮食调理,避免辛辣食物。

(马玉红)

第三节 睑 腺 炎

睑腺炎又称麦粒肿,是眼睑腺体的急性化脓性炎症。临床上分为内、外睑腺炎。其中睑板腺感染称内睑腺炎,睫毛毛囊或其附属皮脂腺、汗腺感染称外睑腺炎。

一、护理评估

患侧眼睑可出现红、肿、热、痛等急性炎症表现,常伴同侧耳前淋巴结肿大。外睑腺炎的炎症反应集中于睫毛根部的睑缘处,红肿范围较弥散,脓点常溃破于皮肤面。内睑腺炎的炎症浸润常局限于睑板腺内,有硬结,疼痛和压痛程度均较外睑腺炎剧烈,病程较长,脓点常溃破于睑结膜面。

二、治疗要点

早期局部热敷,用抗生素眼药水或眼药膏,脓肿形成后切开引流。

三、护理诊断和问题

(一)眼痛

眼痛与睑腺炎症有关。

(二)知识缺乏

缺乏睑腺炎的相关知识。

四、护理目标

(1)患儿疼痛减轻。

(2)患儿家长获取睑腺炎相关的预防与护理知识。

五、护理措施

(一)疼痛护理

仔细观察患儿对疼痛的反应,耐心听取患儿对疼痛的主诉,解释疼痛的原因,给予支持与安慰,指导放松技巧。

(二)热敷指导

早期睑腺炎给予局部热敷,每次 10～15 分钟,每天 3～4 次。热敷可以促进血液循环,有助于炎症消散和疼痛减轻。热敷时注意温度,以防烫伤。常用方法有汽热敷法、干热敷法、湿热敷法等。

(三)药物护理

指导正确地滴用抗生素眼药水或涂用眼药膏的方法。

(四)脓肿护理

脓肿未形成时不宜切开,更不能挤压排脓。因为眼睑和面部的静脉无瓣膜,挤压脓肿可使感染扩散,导致眼睑蜂窝织炎,甚至引发海绵窦脓毒栓或败血症而危及生命。

脓肿形成后,如未溃破或引流排脓不畅者,应切开引流。外睑腺炎应在皮肤面切开,切口与睑缘平行;内睑腺炎则在结膜面切开,切口与睑缘垂直。

(五)健康教育

指导家庭护理,养成良好的卫生习惯,不用脏手或不洁手帕揉眼。告知患儿及家属治疗原发病的重要性,如有慢性结膜炎、睑缘炎或屈光不正者,应及时治疗或矫正。

(马玉红)

第四节　视神经炎

一、概述

视神经炎泛指视神经的炎性脱髓鞘、感染、非特异性炎症等疾病,能够阻碍视神经传导功能,引起视功能一系列改变的视神经病变。临床上常分为视神经乳头炎和球后视神经炎。球后视神经炎一般可分为急性和慢性,后者为多见。

病因:①局部炎症;②病毒感染;③全身感染;④营养和代谢性疾病;⑤中毒;⑥特发性,多发性硬化、糖尿病、甲状腺功能障碍与本病关系密切。

病理:早期白细胞渗出,慢性期以淋巴细胞和浆细胞为主。中等度损伤形成少量瘢痕,而严重损伤则神经纤维被神经胶质细胞增生代替,引起视神经萎缩。

二、诊断思路

(一)病史要点

视神经乳头炎症常突然发病,视力障碍严重,多累及双眼,多见儿童或青壮年,经治疗一般预后较好,我国 40 岁以下者约占 80%。临床表现:视力急剧下降(<0.1)。眼痛:早期前额部疼痛,

眼球转动痛。

球后视神经炎突然发病,视力突然减退,甚至无光感。多单眼发病,眶深部痛或眼球转动痛。因球后视神经受累部位不同有以下几种类型:①轴性球后视神经炎,病变主要侵犯乳头黄斑束纤维,表现为视力下降严重,视野改变为中心暗点。②球后视神经周围炎,病变主要侵犯球后视神经鞘膜。梅毒多见,表现为视野向心性缩小。③横断性视神经炎,病变累及整个视神经横断面,表现为无光感(黑矇)。

(二)查体要点

1.视神经乳头炎

瞳孔不同程度散大,直接对光反应迟钝或消失,间接对光发射存在,单眼患者出现相对性传入性瞳孔障碍,称 Marcus-Gunn 瞳孔。眼底:视盘潮红,乳头表面毛细血管扩张,边缘不清,轻度隆起($<2\sim3$ D),筛板模糊,生理凹陷消失,可出现少量出血点。视盘周围视网膜水肿呈放射状条纹,乳头表面或边缘有小出血,静脉怒张弯曲或有白鞘。

2.球后视神经炎

瞳孔中等大或极度散大。直接对光反应消失,间接对光反应存在。眼底:早期无变化,$3\sim4$ 周时视神经色泽改变,颜色变淡。"两不见"症状:患者看不见,医师早期检查无异常。

(三)辅助检查

1.必做检查

(1)视野检查:视神经乳头炎表现为巨大而浓密的中心暗点、重者有周边视野缩小,色觉改变(红绿色觉异常)。球后视神经炎表现为中心、旁中心暗点或哑铃状暗点。

(2)头颅眼眶 CT:排除颅内病变。

(3)FFA:动脉期见视盘表层辐射状毛细血管扩张,同时见很多微动脉瘤,早期荧光素渗漏,视盘成强荧光染色。

2.选做检查

视觉电生理检查,了解视神经功能。VEP 可表现为不同程度的振幅降低,潜伏期延长。病变侵犯视盘黄斑束纤维,主要表现为振幅降低;病变侵犯球后视神经鞘膜,主要表现为潜伏期延长。

(四)诊断步骤

诊断步骤如图 8-1 所示。

(五)鉴别诊断

视神经乳头炎需与以下疾病鉴别。

1.视盘水肿

常双眼,视盘肿胀明显,隆起高达 $6\sim9$ D,但视功能多正常,或有阵发性黑矇史。视野早期生理盲点扩大而周边视野正常。常伴有其他全身症状,如头痛、呕吐等。

2.缺血性视神经病变

发病年龄多在 50 岁以上,突然发生无痛性、非进行性视力减退,早期视盘轻度肿胀,后期局限性苍白。视野检查:弓形暗点或扇形暗点与生理盲点相连。FFA 示视盘早期低荧光或充盈缺损,晚期视盘强荧光。

3.视盘血管炎

该病多见于年轻女性,视力轻度减退,视盘充血潮红,轻度隆起($<2\sim3$ D),乳头表面或边缘

有小出血。视野可为生理盲点扩大。FFA 显示乳头表面毛细血管扩张渗漏明显。激素治疗效果好。

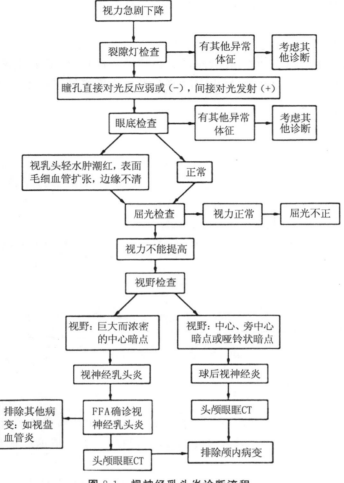

图 8-1 视神经乳头炎诊断流程

4.假性视盘炎

常双侧,乳头边界不清,色稍红,隆起轻,多不超过1～2屈光度,无出血渗出,终身不变。视力正常,视野正常。FFA 正常。

球后视神经炎需与头颅或邻近组织肿瘤鉴别,其症状与体征均与球后视神经炎相似,头颅CT 或 MRI 提示颅内占位。

三、治疗与护理措施

(一)经典治疗

(1)积极寻找病因,针对病因治疗。

(2)大剂量糖皮质激素冲击治疗:视神经炎本身是一种自限性疾病,糖皮质激素治疗在短期内能促进视力的恢复,并延缓多发性硬化的发生,采用静脉大剂量、短期疗程。但在长期效果上没有明显的疗效,对最终的视力没有帮助。因此适用于重型病例。

（3）配合抗生素。

（4）血管扩张药：局部及全身应用。

（5）改善微循环及神经营养药：B族维生素、ATP、辅酶A、肌苷等。

（6）中医中药。

（二）新型治疗

球后视神经炎，由于视神经肿胀，长时间可导致神经变性坏死，考虑开放视神经管治疗。如为蝶窦、筛窦炎症导致球后视神经炎，视力下降严重可考虑蝶窦筛窦手术。神经内科治疗，如多发性硬化，脱髓鞘性疾病等。

（三）治疗流程

治疗流程如图8-2所示。

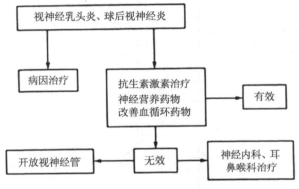

图8-2　视神经炎治疗流程

四、预后评价

大多数视神经乳头炎病例经过积极治疗都可恢复正常，而且病程较短，预后良好，视盘颜色变淡或苍白。少数重症患者治疗效果缓慢或无效，病程较久，炎症消退后视盘苍白萎缩，视力障碍，预后欠佳。

家族性球后视神经炎病例预后较差，多发生于青春期后男性，女性则多为遗传基因携带者。

五、最新进展和展望

视神经炎的基础研究取得了很大的成绩，如研究表明*HLA-DRB1 * 15*基因可能是部分视神经炎患者的遗传易感基因。

很多家族性视神经炎都有特异性基因位点改变，因此基因治疗是目前研究的热点，基因治疗技术已开始应用到视神经炎的动物实验模型中。基因治疗可能会为那些严重的进行性视神经脱髓鞘的患者带来益处。

随着脂肪抑制和DTI等磁共振成像新技术的应用，以及钆喷替酸葡甲胺（Gd-DTPA）增强检查等，能更好地显示活体组织内的细微结构，是显示视神经炎的较好检查技术。功能性成像已开始用于评价视神经炎累及的视神经功能及追踪视神经恢复的情况。

（马玉红）

第五节　角　膜　炎

角膜炎是我国常见的致盲眼病之一。角膜炎的分类尚未统一,根据病因可分为感染性角膜炎、免疫性角膜炎、外伤性角膜炎、营养不良性角膜炎,其中感染性角膜炎最为常见,其病原体包括细菌、真菌、病毒、棘阿米巴、衣原体等,以细菌和真菌感染最为多见。角膜炎最常见的症状是眼痛、畏光、流泪、眼睑痉挛,伴视力下降,甚至摧毁眼球。其典型体征为睫状充血、角膜浸润、角膜溃疡的形成。

角膜炎病理变化过程基本相同,可以分为如下四期。①浸润期:致病因子侵入角膜,引起角膜边缘血管网充血,随即炎性渗出液及炎症细胞进入,导致病变角膜出现水肿和局限性灰白色的浸润灶,如炎症及时得到控制,角膜仍能恢复透明。②溃疡形成期:浸润期的炎症向周围或深层扩张,可导致角膜上皮和基质坏死、脱落形成角膜溃疡,甚至角膜穿孔,房水从角膜穿破口涌出,导致虹膜脱出、角膜瘘、眼内感染、眼球萎缩等严重并发症。③溃疡消退期:炎症控制、患者自身免疫力增加,阻止致病因子对角膜的损害,溃疡边缘浸润减轻,可有新生血管长入。④愈合期:溃疡区上皮再生,由成纤维细胞产生的瘢痕组织修复,留有角膜薄翳、角膜斑翳、角膜白斑。

一、细菌性角膜炎

(一)概述

细菌性角膜炎是由细菌感染引起的角膜炎症的总称,是临床常见的角膜炎之一。

(二)病因与发病机制

本病常由于角膜外伤后被感染所致,常见的致病菌有表皮葡萄球菌、金黄色葡萄球菌、肺炎双球菌、链球菌、铜绿假单胞菌(绿脓杆菌)等。眼局部因素(如慢性泪囊炎、倒睫、戴角膜接触镜等)和导致全身抵抗力低下因素(如长期使用糖皮质激素和免疫抑制剂、营养不良、糖尿病等)也可诱发感染。

(三)护理评估

1.健康史

(1)了解患者有无角膜外伤史、角膜异物剔除史、慢性泪囊炎、眼睑异常、倒睫病史,或长期佩戴角膜接触镜等。

(2)有无营养不良、糖尿病病史,是否长期使用糖皮质激素或免疫抑制剂,以及此次发病以来的用药史。

2.症状与体征

(1)发病急,常在角膜外伤后 24～48 小时发病,有明显的畏光、流泪、疼痛、视力下降等症状,伴有较多的脓性分泌物。

(2)眼睑肿胀,结膜混合充血或睫状充血,球结膜水肿,角膜中央或偏中央有灰白色浸润,逐渐扩大,进而组织坏死脱落形成角膜溃疡。并发虹膜睫状体炎,表现为角膜后沉着物,瞳孔缩小、虹膜后粘连及前房积脓,是因毒素渗入前房所致。

(3)革兰阳性球菌角膜感染表现为圆形或椭圆形局灶性脓肿,边界清楚,基质处出现灰白色浸润。革兰阴性球菌角膜感染多表现为快速发展的角膜液化坏死,其中铜绿假单胞菌角膜感染者发病迅猛,剧烈眼痛,严重充血水肿,角膜溃疡浸润灶及分泌物略带黄绿色,前房严重积脓,感染如未控制,可导致角膜坏死穿孔、眼球内容物脱出或全眼球炎。

3.心理-社会状况评估

(1)通过与患者及其家属的交流,了解患者及其家属对细菌性角膜炎的认识程度及有无紧张、焦虑、悲哀等心理表现。

(2)评估患者视力对工作、学习、生活等能力的影响。

(3)了解患者的用眼卫生和个人卫生习惯。

4.辅助检查

了解角膜溃疡刮片镜检和细胞培养是否发现相关病原体。

(四)护理诊断

1.疼痛

疼痛与角膜炎症刺激有关。

2.感知紊乱

感知紊乱与角膜炎症引起的角膜混浊导致的视力下降有关。

3.潜在并发症

角膜溃疡、穿孔、眼内炎等。

4.知识缺乏

缺乏细菌性角膜炎相关的防治知识。

(五)护理措施

1.心理护理

向患者介绍角膜炎的病变特点、转归过程及角膜炎的防治知识,鼓励患者表达自己的感受,解释疼痛原因,帮助患者转移注意力,及时给予安慰理解,消除其紧张、焦虑、自卑的心理,正确认识疾病,树立战胜疾病的信心,争取患者对治疗的配合。

2.指导患者用药

根据医嘱积极抗感染治疗,急性期选择高浓度的抗生素滴眼液,每 15～30 分钟滴眼一次。严重病例,可在开始 30 分钟内每 5 分钟滴药一次。同时全身应用抗生素,随着病情的控制逐渐减少滴眼次数,白天使用滴眼液,睡前涂眼药膏。进行球结膜下注射时,先向患者解释清楚,并在充分麻醉后进行,以免加重局部疼痛。

3.保证充分休息、睡眠

要提供安静、舒适、安全的环境,病房要适当遮光,避免强光刺激,减少眼球转动,外出应佩戴有色眼镜或眼垫遮盖。指导促进睡眠的自我护理方法,如睡前热水泡脚、喝热牛奶、听轻音乐等,避免情绪波动。患者活动空间不留障碍物,将常用物品固定摆放方便患者使用,教会患者使用传呼系统,鼓励其寻求帮助。厕所必须安置方便设施,如坐便器、扶手等,并教会患者如何使用,避免跌倒。

4.严格执行消毒隔离制度

换药、上药均要无菌操作,药品及器械应专人专眼专用,避免交叉感染。

5.严密观察

为预防角膜溃疡穿孔,护理时要特别注意如下几点:①治疗操作时。禁翻转眼睑,勿加压眼球。②清淡饮食,多食易消化、富含维生素、粗纤维的食物,保持大便通畅,避免便秘,以防增加腹压。③告知患者勿用手擦眼球,勿用力闭眼、咳嗽及打喷嚏。④球结膜下注射时,避免在同一部位反复注射,尽量避开溃疡面。⑤深部角膜溃疡、后弹力层膨出者,可用绷带加压包扎患眼,配合局部及全身应用降低眼压的药物,嘱患者减少头部活动,避免低头,可蹲位取物。⑥按医嘱使用散瞳剂,防止虹膜后粘连而导致眼压升高。⑦可用眼罩保护患眼,避免外物撞击。⑧严密观察患者的视力、角膜刺激征、结膜充血及角膜病灶和分泌物的变化,注意有无角膜穿孔的症状,例如,角膜穿孔时,房水从穿孔处急剧涌出,虹膜被冲至穿孔处,可出现眼压下降、前房变浅或消失、疼痛减轻等症状。

6.健康教育

(1)帮助患者了解疾病的相关知识,树立治疗信心,保持良好的心理状况。

(2)养成良好的卫生习惯,不用手或不洁手帕揉眼。

(3)注意劳逸结合,生活规律,保持充足的休息和睡眠,戒烟酒,避免摄入刺激性食物(如咖啡、浓茶等)。

(4)注意保护眼睛,避免角膜受伤,外出要戴防护眼镜。

(5)指导患者遵医嘱坚持用药,定期随访。

二、真菌性角膜炎

(一)概述

真菌性角膜炎为致病真菌引起的感染性角膜病。近年来,随着广谱抗生素和糖皮质激素的广泛应用,其发病率有升高趋势,是致盲率极高的角膜疾病。

(二)病因与发病机制

其常见的致病菌有镰刀菌和曲霉菌,还有念珠菌属、青霉菌属、酵母菌等。它常发生于植物引起的角膜外伤后,有的则发生于长期应用广谱抗生素、糖皮质激素和机体抵抗力下降者。

(三)护理评估

1.健康史

(1)多见于青壮年男性农民,有农作物枝叶或谷物皮壳擦伤眼史。

(2)有长期使用抗生素及糖皮质激素史。

2.症状与体征

疼痛、畏光、流泪等刺激性症状均较细菌性角膜炎为轻,病程进展相对缓慢,呈亚急性,有轻度视力下降。体征较重,眼部充血明显,角膜病灶呈灰白色或黄白色,表面微隆起,外观干燥而欠光滑,似牙膏样或苔垢样。溃疡周围抗体与真菌作用,形成灰白色环形浸润即"免疫环"。有时在角膜病灶旁可见"伪足""卫星状"浸润病灶,角膜后可有纤维脓性沉着物。前房积脓为黄白色的黏稠脓液。由于真菌穿透力强,易发生眼内炎。

3.心理-社会状况评估

了解患者职业,评估该病对患者的工作学习及家庭经济有无影响。评估患者对真菌性角膜炎的认识度,有无紧张、焦虑、悲哀等心理表现。

4.辅助检查

(1)角膜刮片革兰染色和 Giemsa 染色可发现真菌菌丝,是早期诊断真菌最常见的方法。

(2)共聚焦显微镜检查角膜感染灶,可直接发现真菌病原体(菌体和菌丝)。

(3)病变区角膜组织活检,可提高培养和分离真菌的阳性率。

(四)护理诊断

1.疼痛

慢性眼痛与角膜真菌感染刺激有关。

2.焦虑

焦虑与病情反复及担心预后不良有关。

3.感知紊乱

感知紊乱与角膜真菌感染引起的角膜混浊导致的视力下降有关。

4.潜在并发症

角膜溃疡、穿孔、眼内炎等。

5.知识缺乏

缺乏真菌性角膜炎防治知识。

(五)护理措施

(1)由植物引起的角膜外伤史者,长期应用广谱抗生素及糖皮质激素滴眼液或眼药膏者,应严密观察病情,注意真菌性角膜炎的发生。

(2)遵医嘱应用抗真菌药物,同时要观察药物的不良反应,禁用糖皮质激素。

(3)对于药物不能控制或有角膜溃疡穿孔危险者,可行角膜移植手术。

(4)真菌性角膜炎病程长,易引起患者情绪障碍,应对患者做好解释疏导工作,并告知患者真菌复发的表现,如患眼出现畏光、流泪、眼痛、视力下降等,应立即就诊。

三、单纯疱疹病毒性角膜炎

(一)概述

单纯疱疹病毒性角膜炎是指由单纯疱疹病毒所致的严重的感染性角膜病,其发病率及致盲率均占角膜病首位。其特点是复发性强、角膜知觉减退。

(二)病因与发病机制

本病多为单纯疱疹病毒原发感染后的复发,多发生在上呼吸道感染或发热性疾病以后。原发感染常发生于幼儿,单纯疱疹病毒感染三叉神经末梢和三叉神经支配的区域(头、面部皮肤和黏膜),并在三叉神经节长期潜伏下来。当机体抵抗力下降时,潜伏的病毒被激活,可沿三叉神经至角膜组织引起单纯疱疹病毒性角膜炎。

(三)护理评估

1.健康史

(1)了解患者有无上呼吸道感染史,全身或局部有无使用糖皮质激素、免疫抑制剂。

(2)评估有无复发诱因存在,如过度疲劳、日光暴晒、月经来潮、发热、熬夜、饮酒、角膜外伤等。

(3)了解有无疾病反复发作史。

2.症状与体征

(1)原发感染常见于幼儿,有发热、耳前淋巴结肿大、唇部皮肤疱疹,呈自限性。眼部表现为急性滤泡性或假膜性结膜炎、眼睑皮肤疱疹,可有树枝状角膜炎。

(2)复发感染常在诱因存在下引起角膜感染复发,多为单侧。患眼可有轻微眼痛、畏光、流泪、眼痉挛,若中央角膜受损,则视力明显下降,并有典型的角膜浸润灶形态。①树枝状和地图状角膜炎:最常见的类型。初起时患眼角膜上皮呈小点状浸润,排列成行或成簇,继而形成小水疱,水疱破裂互相融合,形成树枝状表浅溃疡,称为树枝状角膜炎。随病情进展,炎症逐渐向角膜病灶四周及基质层扩展,可形成不规则的地图状角膜溃疡,称为地图状角膜炎。②盘状角膜炎:炎症浸润角膜中央深部基质层,呈盘状水肿、增厚,边界清楚,后弹力层皱褶。伴发前葡萄膜炎时,可见角膜内皮出现沉积物。③坏死性角膜基质炎:角膜基质层内出现单个或多个黄白色浸润灶、溃疡甚至穿孔,常可诱发基质层新生血管。疱疹病毒在眼前段组织内复制,可引起前葡萄膜炎、小梁网炎。炎症波及角膜内皮时,可诱发角膜内皮炎。

3.心理-社会状况评估

注意评估患者的情绪状况、性别、年龄、职业、经济、文化、教育背景。

4.辅助检查

角膜上皮刮片可见多核巨细胞、病毒包涵体或活化性淋巴细胞,角膜病灶分离培养出单纯疱疹病毒;酶联免疫法发现病毒抗原;分子生物学方法如 PCR 查到病毒核酸,有助于病原学的诊断。

(四)护理诊断

1.疼痛

急性眼痛与角膜炎症反应有关。

2.焦虑

焦虑与病程长、病情反复发作、担心预后不良有关。

3.感知紊乱

感知紊乱与角膜透明度受损导致视力下降有关。

4.潜在并发症

角膜溃疡、穿孔、眼内炎等。

5.知识缺乏

缺乏单纯疱疹病毒性角膜炎的防治知识。

(五)护理措施

(1)严密观察患者病情,注意角膜炎症的进展。

(2)指导患者据医嘱正确用药:①急性期每1～2小时滴眼一次,睡前涂眼药膏。注意观察眼睛局部药物的毒性作用,如出现点状角膜上皮病变和基质水肿。②使用糖皮质激素滴眼液者,要告知患者按医嘱及时用药。停用时要逐渐减量,不能随意增加使用次数和停用,并告知其危害性。注意观察激素的并发症,如出现细菌、真菌的继发感染,出现角膜溶解,出现青光眼等。③用散瞳药的患者,外出可戴有色眼镜,以减少光线刺激,并加强生活护理。④使用阿昔洛韦者要定期检查肝、肾功能。

(3)鼓励患者参加体育锻炼,增强体质,预防感冒,以降低复发率。

(4)药物治疗无效、反复发作、角膜溃疡面积较大者,有穿孔危险,可行治疗性角膜移植术。

(马玉红)

第六节 结膜疾病

结膜表面大部分暴露于外界环境中,容易受各种病原微生物的侵袭和物理、化学因素的刺激。正常情况下,结膜组织具有一定的防御能力。当全身或局部的防御能力减弱或致病因素过强时,将使结膜组织发生急性或慢性的炎症,统称为结膜炎。结膜炎是最常见的眼病之一,根据病因可分为细菌性、病毒性、衣原体性、真菌性和变态反应性结膜炎,细菌和病毒感染性结膜炎是最常见的结膜炎。

一、急性细菌性结膜炎

(一)概述

急性细菌性结膜炎是指由细菌所致的急性结膜炎症的总称,临床上最常见的是急性卡他性结膜炎和淋球菌性结膜炎,两者均具有传染性及流行性,通常为自限性,病程在 2 周左右,一般不引起角膜并发症,预后良好。

(二)病因与发病机制

1.急性卡他性结膜炎

急性卡他性结膜炎以革兰阳性球菌感染为主的急性结膜炎症,俗称"红眼病"。常见致病菌为肺炎双球菌、Koch-Weeks杆菌和葡萄球菌等。本病多于春、秋季流行,通过面巾、面盆、手或患者用过的其他用具接触传染。

2.淋球菌性结膜炎

本病主要由淋球菌感染所致,是一种传染性极强、破坏性很大的超急性化脓性结膜炎。由于接触患有淋病的尿道、阴道分泌物或患眼分泌物而引起感染。成人主要为淋球菌性尿道炎的自身感染,新生儿则在通过患有淋球菌性阴道炎的母体产道时被感染。

(三)护理评估

1.健康史

(1)了解患者有无与本病患者接触史,或有无淋球菌性尿道炎史,或患儿母亲有无淋球菌性阴道炎史。成人淋球菌性结膜炎潜伏期为 10 小时至 3 天,新生儿则在出生后 2~3 天发病。

(2)了解患者眼部周围组织的情况。

2.症状与体征

(1)起病急,潜伏期短,常累及双眼。自觉眼睛刺痒、异物感、灼热感、畏光、流泪。

(2)急性卡他性结膜炎眼睑肿胀、结膜充血,以睑部及穹隆部结膜最为显著,重者出现眼睑及结膜水肿,结膜表面覆盖一层伪膜,易擦掉。眼分泌物增多,多呈黏液或脓性,常发生晨起睁眼困难,上、下睑睫毛被粘住。Koch-Weeks 杆菌或肺炎双球菌所致者可发生结膜下出血斑点。

(3)淋球菌性结膜炎病情发展迅速,单眼或双眼先后发病,眼痛流泪、畏光,眼睑及结膜高度水肿、充血,而致睁眼困难,或肿胀的球结膜掩盖角膜周边或突出于睑裂。睑结膜可见小出血点及薄层伪膜。初期分泌物为浆液性或血水样,不久转为黄色脓性,量多而不断溢出,故又称脓漏眼。淋球菌侵犯角膜,严重影响视力。重者耳前淋巴结肿痛,引起淋巴结病变的仅有的细菌性结膜炎。

细菌培养可见相应的细菌,即肺炎双球菌、Koch-Weeks杆菌、淋球菌等。

3.心理-社会状况评估

急性结膜炎起病急,症状重,结膜充血、水肿明显且有大量分泌物流出,影响外观,患者容易产生焦虑情绪,同时实行接触性隔离,患者容易产生孤独情绪。护士应评价患者的心理状态、对疾病的认识程度及理解、接受能力。

4.辅助检查

(1)早期结膜刮片及结膜囊分泌物涂片中有大量多形核白细胞和细菌,提示细菌性感染,必要时还可作细菌培养及药物敏感试验。

(2)革兰染色,显微镜下可见上皮细胞和中性粒细胞内或外的革兰阴性双球菌,提示淋球菌性结膜炎。

(四)护理诊断

1.疼痛

疼痛与结膜炎症累及角膜有关。

2.潜在并发症

角膜炎症、溃疡和穿孔、眼内炎、眼睑脓肿、脑膜炎等。

3.知识缺乏

缺乏急性结膜炎的预防知识。

(五)护理措施

(1)向患者解释本病的发病原因、病程进展和疾病预后,解除患者的忧虑,使其树立战胜疾病的信心,配合治疗。

(2)结膜囊冲洗:以清除分泌物,保持清洁。常用的冲洗液有生理盐水、3%硼酸溶液。淋球菌性结膜炎用1:5 000的青霉素溶液冲洗。冲洗时使患者取患侧卧位,以免冲洗液流入健眼。冲洗动作轻柔,以免损伤角膜。如有假膜形成,应先除去假膜再冲洗。

(3)遵医嘱留取结膜分泌物送检细菌培养及药物敏感试验。

(4)药物护理:常用滴眼液有0.25%氯霉素、0.5%新霉素、0.1%利福平,每1～2小时滴眼1次,夜间涂眼药膏。淋球菌感染则局部和全身用药并重,遵医嘱使用阿托品软膏散瞳。

(5)为减轻不适感,建议佩戴太阳镜。炎症较重者,为减轻充血、灼热等不适症状,可用冷敷。禁忌包扎患眼,因包盖患眼,使分泌物排出不畅,不利于结膜囊清洁,反而有利于细菌的生长繁殖,加剧炎症。健眼可用眼罩保护。

(6)严密观察角膜刺激征或角膜溃疡症状。对淋球菌性结膜炎还要注意观察患者有无全身并发症的发生。

(7)传染性结膜炎急性感染期应实行接触性隔离。①注意洗手和个人卫生,勿用手拭眼,勿进入公共场所和游泳池,以免交叉感染。接触患者前后的手要立即彻底冲洗与消毒。②向患者及其家属传授结膜炎预防知识,提倡一人一巾一盆。淋球菌性尿道炎患者,要注意便后立即洗手。③双眼患病者实行一人一瓶滴眼液。单眼患病者,实行一眼一瓶滴眼液。做眼部检查时,应先查健眼,后查患眼。④接触过眼分泌物和病眼的仪器、用具等都要及时消毒隔离,用过的敷料要烧毁。⑤患有淋球菌性尿道炎的孕妇须在产前治愈。未愈者,婴儿出生后,立即用1%硝酸银液或0.5%四环素或红霉素眼药膏涂眼,以预防新生儿淋球菌性结膜炎。

二、病毒性结膜炎

(一)概述

病毒性结膜炎是一种常见的急性传染性眼病,由多种病毒引起,传染性强,好发于夏、秋季,在世界各地引起过多次大流行,通常有自限性。临床上以流行性角结膜炎、流行性出血性结膜炎最常见。

(二)病因与发病机制

1.流行性角结膜炎

流行性角结膜由 8 型、19 型、29 型和 37 型腺病毒引起。

2.流行性出血性结膜炎

流行性出血性结膜炎由 70 型肠道病毒引起。

(三)护理评估

1.健康史

(1)了解患者有无与病毒性结膜炎接触史,或其工作、生活环境中有无病毒性结膜炎流行史。

(2)了解患者发病时间,评估其潜伏期。

2.症状与体征

(1)潜伏期长短不一。流行性角结膜炎约 7 天;流行性出血性结膜炎约在 24 小时内发病,多为双眼。

(2)流行性角结膜炎的症状与急性卡他性结膜炎相似,自觉异物感、疼痛、畏光、流泪及水样分泌物。眼睑充血水肿;睑结膜滤泡增生,可有假膜形成。

(3)流行性出血性结膜炎症状较急性卡他性结膜炎重,常见球结膜点状、片状出血,分泌物为水样。耳前淋巴结肿大、压痛。角膜常被侵犯,发生浅层点状角膜炎。

(4)部分患者可有头痛、发热、咽痛等上呼吸道感染症状。

3.心理-社会状况评估

因患者被实行接触性隔离,容易产生焦虑情绪。护士应评价患者的心理状态、对疾病的认识程度和理解、接受能力等。

4.辅助检查

分泌物涂片镜检可见单核细胞增多,并可分离到病毒。

(四)护理诊断

1.疼痛

眼痛与病毒侵犯角膜有关。

2.知识缺乏

缺乏有关结膜炎的防治知识。

(五)护理措施

(1)加强心理疏导,告知患者治疗方法、预后及接触性隔离的必要性,消除其焦虑情绪。

(2)药物护理:抗病毒滴眼液用 0.5% 利巴韦林、1% 碘苷、3% 阿昔洛韦等配制,每小时滴眼 1 次;合并角膜炎、混合感染者,可配合使用抗生素滴眼液;角膜基质浸润者可酌情使用糖皮质激素,如0.02%氟美童等。

(3)生理盐水冲洗结膜囊,眼局部冷敷以减轻充血和疼痛,注意消毒隔离。

(4)做好传染性眼病的消毒隔离和健康教育,防止疾病的传播。

三、沙眼

(一)概述

沙眼是由沙眼衣原体引起的一种慢性传染性结膜角膜炎,因其睑结膜面粗糙不平,形似沙粒,故名沙眼。其并发症常损害视力,甚至失明。

(二)病因与发病机制

沙眼是由 A 抗原型沙眼衣原体、B 抗原型沙眼衣原体、C 抗原型沙眼衣原体或 Ba 抗原型沙眼衣原体感染结膜角膜所致的,通过直接接触眼分泌物或污染物传播。

(三)护理评估

1.健康史

(1)沙眼多发生于儿童及青少年时期,男女老幼皆可罹患。其发病率和严重程度与环境卫生、生活条件及个人卫生有密切关系。沙眼在流行地区常有重复感染。

(2)其潜伏期为 5～14 天,常为双眼急性或亚急性发病。急性期过后 1～2 个月转为慢性期,急性期可不留瘢痕而愈。在慢性期,结膜病变被结缔组织所代替而形成瘢痕。

2.症状与体征

(1)急性期有异物感、刺痒感、畏光、流泪、少量黏性分泌物。体征:眼睑红肿、结膜明显充血、乳头增生。

(2)慢性期症状不明显,仅有眼痒、异物感、干燥和烧灼感。体征:结膜充血减轻,乳头增生和滤泡形成,角膜缘滤泡发生瘢痕化改变称为 Herbet 小凹,若有角膜并发症,可出现不同程度的视力障碍及角膜炎症。慢性期可见沙眼的特有体征,即角膜血管翳(角巩膜缘血管扩张并伸入角膜)和睑结膜瘢痕。

(3)晚期并发症:发生睑内翻及倒睫、上睑下垂、睑球粘连、慢性泪囊炎、结膜角膜干燥症和角膜混浊。

3.心理-社会状况评估

(1)注意评估患者生活或工作的环境卫生、生活居住条件和个人生活习惯。

(2)评估患者的文化层次、对疾病的认识程度、心理特点。

4.辅助检查

结膜刮片行 Giemsa 染色可找到沙眼包涵体;应用荧光抗体染色法或酶联免疫法,可测定沙眼衣原体抗原,是确诊的依据。

(四)护理诊断

1.疼痛

异物感、刺痛与结膜炎症有关。

2.潜在并发症

倒睫、睑内翻、上睑下垂、睑球粘连、慢性泪囊炎等。

3.知识缺乏

缺乏沙眼预防及治疗知识。

(五)护理措施

(1)遵医嘱按时滴用抗生素滴眼液,每天 4～6 次,晚上涂抗生素眼药膏,教会患者及其家属正确使用滴眼液和涂眼药膏的方法,注意随访观察药物疗效。

(2)遵医嘱全身治疗急性沙眼或严重的沙眼,可口服阿奇霉素、多西环素、红霉素和螺旋霉素等。

(3)积极治疗并发症,介绍并发症及后遗症的治疗方法。如倒睫可选电解术,睑内翻可行手术矫正,角膜混浊可行角膜移植术,参照外眼手术护理常规和角膜移植护理常规,向患者解释手术目的、方法,使患者缓解紧张心理,积极配合治疗。

(4)健康教育:①向患者宣传沙眼并发症的危害性,做到早发现、早诊断、早治疗,尽量在疾病早期治愈。②沙眼病程长,容易反复,向患者说明坚持长期用药的重要性,一般要用药6～12周,重症者需要用药半年以上。③指导患者及其家属做好消毒隔离,预防交叉感染,接触患者分泌物的物品通常选用煮沸和75％乙醇消毒法。④培养良好的卫生习惯,不与他人共用毛巾、脸盆、手帕,注意揉眼卫生,防止交叉感染。⑤选择公共卫生条件好的地方理发、游泳、洗澡等。

四、翼状胬肉

(一)概述

翼状胬肉是指睑裂区增殖的球结膜及结膜下组织侵袭到角膜上,呈三角形,尖端指向角膜,形似翼状。翼状胬肉通常双眼患病,多见于鼻侧。

(二)病因与发病机制

其病因尚不十分明确,一般认为与结膜慢性炎症、风沙、粉尘等长期刺激使结膜组织变性、肥厚及增生有关;也可能与长期紫外线照射导致角膜缘干细胞损害有关,故多见于户外工作者,如渔民、农民、勘探工人等。

(三)护理评估

1.健康史

(1)了解患者的发病时间。

(2)评估患者的视力情况。

2.症状与体征

(1)小的翼状胬肉一般无症状,偶有异物感,若侵及瞳孔可影响视力。

(2)初起时,球结膜充血肥厚,结膜下有三角形变性增厚的膜样组织,表面有血管走行。常发生于鼻侧,也可发生于颞侧,或鼻侧、颞侧同时存在。

(3)三角形翼状胬肉的尖端为头部,角膜缘处为颈部,球结膜上处为体部。进行性翼状胬肉的头部前端角膜灰白色浸润,颈部及体部肥厚充血。静止性翼状胬肉的头部前方角膜透明,颈部及体部较薄且不充血。

3.心理-社会状况评估

(1)注意评估患者的年龄、职业、生活或工作的环境卫生、生活居住条件和个人生活习惯。

(2)评估患者的文化层次、对疾病的认识程度、心理特点。

4.辅助检查

裂隙灯检查以确定损害范围和角膜完整性及厚度变化。

(四)护理诊断

1.自我形象混乱

自我形象混乱与翼状胬肉生长在睑裂、影响美观有关。

2.知识缺乏

缺乏翼状胬肉的防治知识。

(五)护理措施

(1)静止性翼状胬肉不侵入瞳孔区者一般不予手术,以免手术刺激可能促进其发展,积极防治眼部慢性炎症,避免接触有关致病因素,户外活动时戴防风尘及防紫外线眼镜;避免风尘、阳光的刺激。

(2)进行性翼状胬肉未侵及瞳孔区不影响视力时局部可用糖皮质激素滴眼液滴眼或结膜下注射。小而无须治疗者,应做好病情解释工作,并嘱患者定期复查。

(3)手术治疗患者,参照外眼手术护理。术前3天滴抗生素滴眼液。介绍手术过程和配合方法,消除患者的紧张心理,使其积极配合手术。

(4)术后嘱患者注意眼部卫生,一般于7~10天后拆除缝线。定期复查,观察患者是否有胬肉复发,复发率可高达20%~30%。

(5)为预防术后复发,可应用X射线照射、丝裂霉素C等。

(马玉红)

第七节　屈光不正和弱视

临床上将眼的屈光状态分为两类,即屈光正常(正视眼)、屈光不正(非正视眼)。在眼的调节松弛状态下,外界平行光线进入眼内经眼的屈光系统屈折后,不能聚焦在视网膜黄斑中心凹上称为屈光不正。屈光不正包括近视、远视和散光。外界光线经过眼的屈光系统折射在视网膜上,形成清晰的物像称为眼的屈光作用。眼的屈光作用的大小称为屈光力。单位是屈光度,简写为D。

一、近视

(一)概述

近视眼是指在眼的调节松弛状态下,平行光线经过眼的屈光系统屈折后,聚焦在视网膜之前,在视网膜上形成一个弥散环,导致看远处目标模糊不清。近视眼按度数可分为三类:轻度小于-3.00 D,中度为-3.00 D~-6.00 D,高度大于-6.00 D。

(二)病因与发病机制

1.遗传因素

高度近视可能为常染色体隐性遗传。中低度近视可能为多因子遗传,既服从遗传规律又有环境因素参与,而以环境因素为主。其中高度近视比低度近视与遗传因素的关系更密切。

2.发育因素

婴幼儿时期眼球较小,为生理性远视,随着年龄增长,眼球各屈光成分协调生长,逐步变为正视。若眼轴过度发育,即成为轴性近视。

3.环境因素

青少年学生与近距离工作者中以近视眼较多,主要与长时间近距离阅读、用眼卫生不当有关。此外,营养成分的失调和使用工具不符合学生的人体工程力学要求、大气污染、微量元素的不足等也是形成近视的诱发因素。

（三）护理评估

1.健康史

注意询问患者有无视疲劳、眼外斜视及近视家族史等。了解患者佩戴眼镜史及用眼卫生情况、发现近视的时间及进展程度。

2.症状与体征

（1）视力：近视最突出的症状是远视力减退、近视力正常。

（2）视力疲劳：近视初期常有远视力波动，注视远处物体时喜眯眼，容易产生视疲劳。低度近视者常见，但较远视者轻。

（3）视疲劳外斜视：视疲劳重者可发展为外斜视，是调节与集合平衡失调的结果。为使调节与集合间固有的不平衡能够维持暂时的平衡，故容易产生视疲劳。看近时不用或少用调节，造成平衡紊乱即产生眼位变化。斜视眼为近视度数较高的眼。

（4）眼球前后径变长多见于高度近视属轴性近视。

（5）眼底高度近视可引起眼底退行性变化和眼球突出，出现豹纹状眼底、近视弧形斑、脉络膜萎缩甚至巩膜后葡萄肿、黄斑出血等变化。周边部视网膜可出现格子样变性和产生视网膜裂孔，增加视网膜脱离的危险。

（6）并发症：如玻璃体异常（液化、混浊、后脱离）、视网膜脱离、青光眼、白内障等，以高度近视者多见。

3.心理-社会状况评估

有部分患者由于佩戴眼镜影响外观而表现为不愿意配合。需要评估患者的学习、生活和工作环境及对近视的认识程度。

4.辅助检查

常用屈光检查方法：客观验光法、主觉验光法、睫状肌麻痹验光法。对于高度近视患者有眼底改变者应进行荧光素眼底血管造影或吲哚青绿血管造影。

（四）护理诊断

1.视力下降

视力下降与屈光介质屈光力过强有关。

2.知识缺乏

缺乏近视眼及其并发症的防治知识。

3.潜在并发症

视网膜脱离、术后伤口感染、上皮瓣移位、角膜混浊、高眼压等。

（五）护理措施

1.用眼卫生指导

（1）避免长时间连续用眼，一般持续用眼 1 小时应休息 5～10 分钟。

（2）保持良好的学习、工作姿势：不躺在床上、车厢内阅读，不在太阳直射下或光线昏暗处阅读。双眼平视或轻度向下注视荧光屏，眼睛与电脑荧光屏距离在 60 cm 以上。

（3）高度近视患者避免剧烈运动如打篮球、跳水等，防止视网膜脱落。

（4）饮食以富含蛋白质、维生素的食物为主，如新鲜水果、蔬菜、动物肝脏、鱼等。

（5）定期检查视力，建议半年复查一次，根据屈光检查结果及时调整眼镜度数。

2.配镜矫正护理

向患者及其家长解释近视视力矫正的重要性及可能的并发症,纠正"戴眼镜会加深近视度数"的错误认知。建议在睫状肌麻痹状态下验光,可取得较为准确的矫正度数。

(1)佩戴框架眼镜护理:框架眼镜是最常用和最好的方法,配镜前须先经准确验光确定近视度数,镜片选择以获得最佳视力的最低度数的凹透镜为宜。指导患者和其家属学会眼镜护理:①坚持双手摘戴眼镜,单手摘戴若力度过大会使镜架变形。②戴眼镜的位置正确,将镜片的光学中心对准眼球中心部位,才能发挥眼镜的正确功能。③镜架沾上灰尘时,用流水冲洗,再用眼镜专用布或软纸拭干。④参加剧烈运动时不要戴眼镜,以免眼镜受到碰撞。

(2)佩戴角膜接触镜护理:①根据不同材料的角膜接触镜的不同特点予以护理指导,软镜验配简单佩戴舒适;角膜塑形镜(OK镜)睡眠时佩戴,起床后取出;硬性透氧性接触镜(RGP)验配较复杂,必须严格按规范验配,佩戴前须向患者详细交代注意事项,使患者充分了解其重要性,以提高患者的依从性。初次戴镜通常第1天戴5～6小时,然后每天延长1～2小时,1周左右每天可佩戴12～16小时,期间必须定期复查。②养成良好的卫生习惯,取、戴前均应仔细洗手,定期更换镜片。③避免超时佩戴和过夜佩戴。④戴镜后刺激症状强烈,应摘下重新清洗后再戴,如有异物感、灼痛感马上停戴。⑤游泳时不能戴镜片。

3.屈光手术护理

目前屈光手术治疗的方法如下。

(1)角膜屈光手术,分为非激光手术与激光手术。非激光手术包括放射状角膜切开术表层角膜镜片术、角膜基质环植入术。激光手术包括准分子激光角膜切削术(PRK)、激光角膜原位磨镶术(LASIK)、准分子激光角膜上皮瓣原位磨镶术(LASEK)。

角膜屈光手术前护理:按手术常规做好术前准备。①佩戴隐形眼镜者,手术前眼部检查须在停戴48～72小时后进行,长期佩戴者须停戴1～2周,佩戴硬镜者须停戴4～6周。②冲洗结膜囊和泪道,如发现感染灶要先治疗后再行手术。按医嘱滴用抗生素滴眼液。③注意充分休息,以免眼调节痉挛。④全面的眼部检查,包括视力、屈光度、眼前段、眼底、瞳孔直径、眼压、角膜地形图、角膜厚度和眼轴测量等。⑤告诉患者术后短时间内视力可能不稳定,会有逐步适应的过程。

角膜屈光手术后护理:①3天内避免洗头,洗脸洗头时,不要将水溅入眼内。②1周内不要揉眼睛,最好避免看书报等,外出佩戴太阳镜,避免碰伤,近期避免剧烈运动和游泳。③进清淡饮食,避免刺激性食物。④遵医嘱用药和复查,如出现眼前黑点、暗影飘动、突然视力下降,应立即门诊复查。

(2)眼内屈光手术:目前已开展的手术治疗方法有白内障摘除和人工晶体植入术、透明晶状体摘除及人工晶体植入术、晶状体眼人工晶体植入术。

(3)巩膜屈光手术如后巩膜加固术、巩膜扩张术等。巩膜屈光手术后注意观察眼球运动障碍、出血、复视、植入物排斥等并发症。

二、远视

(一)概述

远视眼是指在眼的调节松弛状态下,平行光线经眼的屈光系统屈折后,焦点聚在视网膜后面者。远视眼按度数可分为三类:轻度小于+3.00 D,中度为-5.00 D～+3.00 D,高度大于5.00 D。远视按屈光成分分为轴性远视和屈光性远视。

(二)病因与发病机制

1.轴性远视

眼的屈光力正常,眼球前后径较正常眼短,为远视中最常见的原因。初生婴儿有 2~3D 远视,在生长发育过程中,慢慢减少,约到成年应成为正视或接近正视。如因发育原因,眼轴不能达到正常长度,即成为轴性远视。

2.屈光性远视

眼球前后径正常,由于眼的屈光力较弱所致。原因:一是屈光间质的屈光指数降低;二是角膜或晶状体弯曲度降低,如扁平角膜;三是晶状体全脱位或无晶状体眼。

(三)护理评估

1.健康史

注意询问患者有无远视家族史,了解患者佩戴眼镜史及用眼卫生情况、发现远视的时间及进展程度。

2.症状与体征

(1)视疲劳:远视最突出的临床症状,表现为视物模糊、头痛、眼球眼眶胀痛、畏光、流泪等。闭目休息后,症状减轻或消失。尤其以长时间近距离工作时明显,这是由于眼调节过度而产生,多见于高度远视和 35 岁以上患者。

(2)视力障碍:轻度远视青少年,由于其调节力强,远近视力可无影响;远视程度较高,或因年龄增加而调节力减弱者,远视力好,近视力差;高度远视者,远近视力均差,极度使用调节仍不能代偿;远视程度较重的幼儿,常因过度使用调节,伴过度集合,易诱发内斜视。看近处小目标时,内斜加重,称为调节性内斜视。若内斜持续存在,可产生斜视性弱视。

(3)眼底:高度远视眼眼球小,视盘较正常小而色红,边界较模糊,稍隆起,类似视盘炎,但矫正视力正常,视野无改变,长期观察眼底像不变,称为假性视盘炎。

3.心理-社会状况评估

轻度远视眼者不易发现,常在体检时才被发现;部分患者由于佩戴眼镜影响外观而表现为不愿意配合。需评估远视对患者学习、生活和工作环境的影响及患者对远视的认知程度。

4.辅助检查

屈光检查方法:客观验光法、主觉验光法、睫状肌麻痹验光法。

(四)护理诊断

1.知识缺乏

缺乏正确佩戴眼镜的知识。

2.舒适改变

舒适改变与过度调节引起的眼球眼眶胀痛、视疲劳有关。

3.视力下降

视力下降与眼球屈光力弱或眼轴过短有关。

(五)护理措施

(1)向患者及其家属介绍远视眼的防治知识:①轻度远视无症状者不需矫正,如有视疲劳和内斜视,虽然远视度数低也应戴镜;中度远视或中年以上患者应戴镜矫正以提高视力,消除视疲劳和防止内斜视发生。②原则上远视眼的屈光检查应在睫状肌麻痹状态下进行,用凸透镜矫正。每半年进行视力复查,根据屈光检查结果及时调整眼镜度数。12 周岁以下者或检查中调节能力强者应采用睫状肌麻痹剂散瞳验光配镜。③保持身心健康,生活有规律,锻炼身体,增强体质,保持合理的饮食习惯,避免偏食。

(2)观察患者视力及屈光度的改变,有无眼位改变。

三、散光

(一)概述

散光是指由于眼球各屈光面在各径线(子午线)的屈光力不等,平行光线进入眼内不能在视网膜上形成清晰物像的一种屈光不正现象。

(二)病因与发病机制

本病最常见的病因是由于角膜和晶状体各径线的曲率半径大小不一致,通常以水平及垂直两个主径线的曲率半径差别最大。发病还可能与遗传、发育、环境、饮食、角膜瘢痕等因素有关。

根据屈光径线的规则性,可分为规则散光和不规则散光两种类型。

(1)规则散光是指屈光度最大和最小的两条主子午线方向互相垂直,用柱镜片可以矫正,是最常见的散光类型。规则散光可分为顺规散光、逆规散光和斜向散光。根据各子午线的屈光状态,规则散光也可分为五种:单纯远视散光、单纯近视散光、复性远视散光、复性近视散光和混合散光。

(2)不规则散光是指最大和最小屈光力的主子午线互相不垂直,如圆锥角膜及角膜瘢痕等,用柱镜片无法矫正。

(三)护理评估

1.健康史

了解患者发现散光的年龄及佩戴眼镜史。

2.症状与体征

(1)视疲劳:头痛、眼胀、流泪、看近物不能持久,单眼复视,视力不稳定,看书错行等。

(2)视力:散光对视力影响取决于散光的度数和轴向。散光度数越高或斜轴散光对视力影响越大,逆规散光比顺规散光对视力影响大。低度散光者视力影响不大,高度散光者远、近视力均下降。

(3)眯眼:以针孔或裂隙作用来减少散光。散光者看远看近均眯眼,而近视者仅在看远时眯眼。

(4)散光性弱视:幼年时期的高度散光易引起弱视。

(5)代偿头位:利用头位倾斜和斜颈等自我调节,以求得较清晰的视力。

(6)眼底:眼底检查有时可见视盘呈垂直椭圆形,边缘模糊,用检眼镜不能很清晰地看清眼底。

3.心理-社会状况评估

评估患者的情绪和心理状态。评估患者的年龄、性别、学习、生活和工作环境,以及对散光的认知程度。

4.辅助检查

屈光检查方法有客观验光法、主觉验光法、睫状肌麻痹验光法。

(四)护理诊断

1.知识缺乏

缺乏散光的相关知识。

2.舒适改变

舒适改变与散光引起的眼酸胀、视疲劳有关。

3.视力下降

视力下降与眼球各屈光面在各子午线的屈光力不等有关。

(五)护理措施

(1)向患者及其家属宣传散光的相关知识,若出现视物模糊、视疲劳、发现散光应及时矫正,防止弱视发生。规则散光可戴柱镜矫正,如不能适应全部矫正可先以较低度数矫正,再逐渐增加度数。不规则散光可试用硬性透氧性角膜接触镜(RGP)矫正,佩戴时需要一定时间的适应期。手术方法包括准分子激光屈光性角膜手术和散光性角膜切开术。

(2)护理要点:①避免用眼过度导致视疲劳。②高度散光常伴有弱视,在矫正散光的同时进行弱视治疗。③定期检查视力,青少年一般每半年检查一次,及时发现视力及屈光度的改变,及时调整眼镜度数。④保持身心健康,生活有规律,锻炼身体,增强体质,保持合理的饮食习惯,避免偏食。⑤注意眼镜和角膜接触镜的护理和保养。

(马玉红)

第八节 睑板腺囊肿

睑板腺囊肿是睑板腺特发性慢性非化脓性炎症,通常称为霰粒肿。

一、护理评估

睑板腺囊肿通常自觉症状不明显,较小的囊肿经仔细触摸才能发现,较大的囊肿可使眼睑皮肤隆起,表现为皮下圆形肿块,大小不一,触之不痛,与皮肤不粘连。如继发感染,临床表现与内睑腺炎相似。

二、治疗要点

较大囊肿可给予热敷、或向囊肿腔内注射抗生素和糖皮质激素,如囊肿仍不消退,可行睑板腺囊肿刮除。继发感染者,先抗感染治疗,待炎症控制后再行睑板腺囊肿刮除。

三、护理诊断和问题

(一)有感染的危险
感染主要与睑板腺囊肿有关。

(二)知识缺乏
缺乏睑板腺囊肿防治知识。

四、护理目标

(1)无继发感染。

(2)患儿及家属获取睑腺炎相关的预防与护理知识。

五、护理措施

（一）热敷护理

小而无症状的睑板腺囊肿，注意观察病情变化，指导热敷护理。

（二）配合护理

1.术前准备

术前准备主要包括滴抗生素眼液、查凝血功能、清洁面部皮肤、局部麻醉准备等。

2.手术切口准备

外睑腺炎在皮肤面切开，切口与睑缘平行；内睑腺炎则在结膜面切开，切口与睑缘垂直。

3.局部观察

术后用手掌压迫眼部 10～15 分钟，观察局部有无出血等。

4.病理检查

反复发作的睑板腺囊肿，应将标本送病理检查，以排除睑板腺癌。

（三）术后硬结护理

术后硬结可局部热敷，能自行吸收。如不能吸收者行手术切除。

（四）药物护理

介绍术后用药，按时换药和门诊随访。一般术后次日眼部换药，涂抗生素眼药膏，并用眼垫遮盖。

（五）健康指导

（1）在脓肿未成熟前，切忌挤压或用针挑刺，以免细菌经眼静脉进入海绵窦，导致颅内、全身感染等严重并发症。

（2）养成良好的卫生习惯，不用脏手或不洁手帕揉眼。

（3）对顽固复发、抵抗力低下者，给予支持治疗，提高机体抵抗力。

（4）嘱患儿多吃新鲜水果及蔬菜，保持大便通畅。

（马玉红）

第九章

护 理 管 理

第一节　护理岗位管理

医院应当实行护理岗位管理,按照科学管理、按需设岗、保障患者安全和临床护理质量的原则,合理设置护理岗位,明确岗位职责、任职条件,健全管理制度,提高管理效率。

一、护理岗位设置

《卫生健康委员会关于实施医院护士岗位管理的指导意见》中对改革护士管理方式、护理岗位设置等方面提出了明确的要求。

(一)护理岗位设置的原则

1.以改革护理服务模式为基础

实行"以患者为中心"的责任制整体护理工作模式,在责任护士全面履行专业照顾、病情观察、治疗处置、心理护理、健康教育和康复指导等职责的基础上,开展岗位管理相关工作。

2.以建立岗位管理制度为核心

医院根据功能任务、规模和服务量,将护士从按身份管理逐步转变为按岗位管理,科学设置护理岗位,实行按需设岗、按岗聘用、竞聘上岗的制度,逐步建立激励性的用人机制。通过实施岗位管理,实现同工同酬、多劳多得、优绩优酬。

3.以促进护士队伍健康发展为目标

遵循公平、公正、公开的原则,建立和完善护理岗位管理制度,稳定临床一线护士队伍,使医院护士得到充分的待遇保障、晋升空间、培训支持和职业发展,促进护士队伍健康发展。

4.建立合理的岗位系列框架

运用科学的方法,收集、分析、整合工作岗位相关信息,对岗位的职责、权力、隶属关系、任职资质等作出书面规定并形成正式文件,制定出合格的岗位说明书。

(二)护理岗位的设置

医院护理岗位设置分为护理管理岗位、临床护理岗位和其他护理岗位。

1.护理管理岗位

护理管理岗位是从事医院护理管理工作的岗位,包括护理部主任、副主任、科护士长、护士长和护理部干事。护理管理岗位的人员配置应当具有临床护理岗位的工作经验,具备护理管理的知识和能力。医院应当通过公开竞聘,选拔符合条件的护理人员从事护理管理岗位工作。

2.临床护理岗位

临床护理岗位是护士为患者提供直接护理服务的岗位,主要包括病房(含重症监护病房)、门诊、急诊科、手术部、产房、血液透析室、导管室、腔镜检查室、放射检查室、放射治疗室、医院体检中心等岗位。临床护理岗位含专科护士岗位和护理教学岗位。重症监护、急诊急救、手术部、血液净化等对专科护理技能要求较高的临床护理岗位宜设专科护理岗位。承担临床护理教学任务的医院,应设置临床护理教学岗位。教学老师应具备本科及以上学历、本专科 5 年及以上护理经验、主管护师及以上职称,经过教学岗位培训。

3.其他护理岗位

其他护理岗位是护士为患者提供非直接护理服务的岗位,主要包括消毒供应中心、医院感染管理部门、病案室等间接服务于患者的岗位。

(三)护士分层级管理

医院应当根据护士的临床护理服务能力和专业技术水平为主要指标,结合工作年限、职称和学历等,对护士进行合理分层。临床护理岗位的分级包括 N0~N4,各层级护士按相应职责实施临床护理工作,并体现能级对应。

(1)医院层面依据护士学历、年资、岗位分类、工作职责、任职条件、技术职称和专业能力等综合因素,确定层级划分标准及准入条件。

(2)科室层面根据患者病情、护理难度和技术要求等要素,对责任护士进行合理分工、科学配置及分层级管理。N1~N4 级护士比例原则为 4:3:2:1,在临床工作中可根据医院及科室的实际情况酌情调整。

注明:专业能力培训重点是指各层级护士在承担相应级别护理工作期间,应接受高一层级护士的专业能力培训,以便在该层级期满以后顺利晋升到更高一层级。如 N0 护士准备晋升 N1 时,应具备 N1 护士的资质要求及临床能力,符合晋级条件,并接受 N1 级别标准的专业能力培训考核合格,方能晋升为 N1 级护士。

(3)护理部建立考核指标,对各层级护士进行综合考评及评定,以日常工作情况及临床护理实践能力为主要考评因素,并与考核结果相结合,真正做到多劳多得、优绩优酬,护士薪酬向临床一线风险高、工作量大、技术性强的岗位倾斜,实现绩效考核的公开、公平、公正。

二、岗位职责

(一)护理管理岗位职责

1.护理部主任职责

(1)在院长及主管副院长的领导下,负责医院护理行政、护理质量及安全、护理教学、护理科研等管理工作。

(2)严格执行有关医疗护理的法律、法规及安全防范等制度。

(3)制订护理部的远期规划和近期计划并组织实施,定期检查总结。

(4)负责全院护理人员的调配,向主管副院长及人事部门提出聘用、奖惩、任免、晋升意见。

(5)教育各级护理人员培养良好的职业道德和业务素质,树立明确的服务理念,敬业爱岗,无私奉献。

（6）加强护理科学管理。以目标为导向，以循证为支持，以数据为依据。建立护理质量评价指标，不断完善结构-过程-结果质量评价体系。

（7）建立护士培训机制，提升专业素质能力。建立"以需求为导向，以岗位胜任力为核心"的护士培训制度。制定各级护理人员的培训目标和培训计划，采取多渠道、多种形式的业务技术培训及定期进行业务技术考核。

（8）负责护生、进修护士的教学工作，创造良好的教学条件和实习环境，督促教学计划的落实，确保护理持续质量改进。

（9）组织制定护理常规、技术操作规程、护理质量考核标准及各级护理人员的岗位职责。积极开展护理科研和技术革新，引进新业务、新技术。

（10）主持护理质量管理组的工作，使用现代质量管理工具、按照现有的护理程序，做好日常质量监管。

（11）深入临床，督导护理工作，完善追踪管理机制，做到持续监测、持续分析、持续改进。

（12）定期召开护士长会议，部署全院护理工作。定期总结分析护理不良事件，提出改进措施，确保护理工作持续高质量改进。

（13）定期进行护理查房，组织护理会诊及疑难疾病讨论，不断提高护理业务水平及护理管理质量。

（14）制定护理突发事件的应急预案并组织实施。

2.护理部副主任职责

（1）在护理部主任的领导下，负责所分管的工作，定期向主任汇报。

（2）主任外出期间代理主任主持日常护理工作。

3.科护士长职责

（1）在护理部、科主任领导下全面负责所属科室的临床护理、教学、科研及在职教育的管理工作。

（2）根据护理部工作计划制订本科室的护理工作计划，按期督促检查、组织实施并总结。

（3）负责督促本科各病房认真执行各项规章制度、护理技术操作规程。

（4）负责督促检查本科各病房护理工作质量，加强护理质量评价指标监测，利用管理工具对问题进行根本原因分析，制定对策，达到持续质量改善的效果。

（5）有计划地组织科内护理查房，疑难病例讨论、会诊等。解决本科护理业务上的疑难问题，指导临床护理工作。

（6）有计划地组织安排全科业务学习，负责全科护士培训和在职教育工作。

（7）负责组织并指导本科护士护理科研、护理改革等工作。

（8）对科内发生的护理不良事件按要求及时上报护理部，并进行根本原因分析，制定改进对策，做好记录。

4.护士长职责

（1）门诊部护士长职责：①在护理部、门诊部或科护士长领导下，负责门诊部及其管辖各科室的护理行政及业务管理。督促检查护理人员及保洁人员的岗位责任制完成情况。②负责制定门诊护理质量控制标准，督促检查护理人员严格执行各项规章制度和操作技术标准规程，认真执行各项护理常规。③根据医院和护理部总体目标，制定本部门的护理工作目标、工作计划并组织落实，定期总结。④负责护理人员的分工、排班及调配工作。负责组织护士做好候诊服务。⑤组织专科业务培训和新技术的学习,不断提高门诊护理人员的业务技术水平。⑥负责对新上岗医师、护士和实习生,进修人员介绍门诊工作情况及各项规章制度,负责实习、进修护士的教学工作。⑦落实优质护理措施,持续改进服务质量。⑧负责督促检查抢救用物、毒麻精神药品和仪器管理工作。⑨负责计划、组织候诊患者进行健康教育和季节性疾病预防宣传。⑩严格执行传染病的预检分诊和报告制度,对可疑传染病患者应及时采取隔离措施,防止医院感染。⑪制定门诊突发事件的应急预案,定期组织急救技能的培训及演练,保证安全救治。⑫加强医护、后勤及辅助科室的沟通,不断改进工作。⑬建立不良事件应急预案,加强不良事件的上报管理,并落实改进对策。

(2)急诊科护士长职责:①在护理部主任和科主任领导下,负责急诊科护理行政管理及护理部业务技术管理工作。②制定和修订急诊护理质量控制标准,督促检查护理人员严格执行各项规章制度和操作技术标准规程,认真执行各项护理常规。组织实施计划,定期评价效果,持续改进急诊科护理工作质量。③根据医院和护理部总体目标,制定本部门的护理工作目标、工作计划并组织落实,定期总结。④负责急诊科护理人员的分工和排班工作。⑤督促护理人员严格执行各项规章制度和操作技术规范,加强业务训练,提高护士急救的基本理论和基本技能水平。复杂的技术要亲自执行或指导护士操作,防止发生不良事件。⑥负责急诊科护士的业务训练和绩效考核,提出考核、晋升奖惩和培养使用意见。组织开展新业务、新技术及护理科研。⑦负责护生的临床见习、实习和护士进修的教学工作,并指定有经验、有教学能力的护师或护师职称以上的人员担任带教工作。⑧负责各类物资的管理,如药品、仪器、设备、医疗器材、被服和办公用品等,分别指定专人负责请领、保管、保养和定期检查。⑨组织护士准备各种急救药品、器械,定量、定点、定位放置,并定期检查、及时补充,保持急救器材物品完好率在100%。⑩加强护理质量评价指标监测及数据的分析、评价,建立反馈机制,达到持续改善的效果。⑪建立、完善和落实急诊"绿色通道"的各项规定和就诊流程,组织安排、督促检查护理人员配合医师完成急诊抢救任务。巡视观察患者,按医嘱进行治疗护理,并做好各种记录和交接班工作。⑫加强护理质量管理,检查监督消毒隔离,保证室内清洁、整齐、安静,防止医院感染。⑬建立不良事件应急预案,加强不良事件的上报管理,并落实改进对策。

(3)病房护士长职责:①在护理部主任及科主任的领导下,负责病房的护理行政及业务管理。②根据医院和护理部的工作目标,确定本部门的护理工作目标、工作计划并组织实施,定期总结。③科学分工,合理安排人力,督促检查各岗位工作完成情况。④随同科主任查房,参加科内会诊、大手术和新开展手术的术前讨论及疑难病例的讨论。⑤认真落实各项规章制度和技术操作规程,加强医护合作,严防不良事件的发生。⑥参加并指导危重、大手术患者的抢救工作,组织护理查房、护理会诊及疑难护理病例讨论。⑦组织护理人员的业务学习及技术训练,引进新业务、新技术,开展护理科研。组织并督促护士完成继续医学教育计划。⑧加强护理质量评价指标监测及数据的分析、评价,建立反馈机制,达到持续改善的效果。⑨经常对护理人员进行职业道德教育,不断提高护理人员的职业素质和服务质量。⑩组织安排护生和进修护士的临床实习,督促教学老师按照教学大纲制定教学计划并定期检查落实。⑪负责各类物品、药品的管理,做到计划领取。在保证抢救工作的前提下,做到合理使用,避免浪费。⑫各种仪器、抢救设备做到定期测试和维修,保证性能良好,便于应急使用。⑬保持病室环境,落实消毒隔离制度,防止医院感染。⑭制定病房突发事件的应急预案并组织实施。⑮协调沟通医护患、后勤及辅助科室的关系,经常听取意见,不断改进工作。⑯建立不良事件应急预案,加强不良事件的上报管理,并落实改进对策。

(4)夜班总护士长职责:①在护理部领导下,负责夜间全院护理工作的组织指导。②掌握全院危重、新入院、手术患者的病情、治疗及护理情况,解决夜间护理工作中的疑难问题。③检查夜间各病房护理工作,如环境的安静、安全,抢救物品及药品的准备,陪伴及作息制度的执行情况,值班护士的仪表、服务态度。④协助领导组织并参加夜间院内抢救工作。⑤负责解决临时缺勤的护理人员调配工作,协调科室间的关系。⑥督促检查护理人员岗位责任制落实情况。⑦督促检查护理人员认真执行操作规程。⑧书写交班报告,并上交护理部,重点问题还应做口头交班。

(二)护理人员技术职称及职责

1.主任/副主任护师职责

(1)在护理部主任或护士长的领导下,负责本专科护理、教学、科研等工作。

(2)指导制订本科疑难患者的护理计划,参加疑难病例讨论、护理会诊及危重患者抢救。

(3)经常了解国内、外护理发展新动态,及时传授新知识、新理论,引进新技术,以提高专科护理水平。

(4)组织护理查房,运用循证护理解决临床护理中的疑难问题。

(5)承担高等院校的护理授课及临床教学任务。

(6)参与编写教材,组织主管护师拟定教学计划。

(7)协助护理部主任培养教学、科研高级护理人才,组织开展新业务,参与护理查房。

(8)协助护理部主任对各级护理人员进行业务培训及考核。

(9)参与护理严重事故鉴定会,并提出鉴定意见。

(10)制订科研计划并组织实施,带领本科护理人员不断总结临床护理工作经验,撰写科研论文和译文。

(11)参与护理人员的业务、技术考核,审核、评审科研论文及科研课题,参与科研成果鉴定。

(12)参与护理技术职称的评定工作。

2.主管护师职责

(1)在本科护士长的领导及主任(副主任)护师的指导下,参与临床护理、教学、科研工作。

(2)完成护士长安排的各岗及各项工作。

(3)参与复杂、较新的技术操作及危重患者抢救。

(4)指导护师(护士)实施整体护理,制订危重、疑难患者的护理计划及正确书写护理记录。

(5)参加科主任查房,及时沟通治疗、护理情况。

(6)协助组织护理查房、护理会诊及疑难病例讨论,解决临床护理中的疑难问题。

(7)承担护生、进修护士的临床教学任务,制订教学计划,组织教学查房。

(8)承担护生的授课任务,指导护士及护生运用护理程序实施整体护理,做好健康教育。

(9)参与临床护理科研,不断总结临床护理经验,撰写护理论文。

(10)协助护士长对护师及护士进行业务培训和考核。

(11)学习新知识及先进护理技术,不断提高护理技术及专科水平。

3.护师职责

(1)在病房护士长的领导及主任护师、主管护师的指导下,进行临床护理及护理带教工作。

(2)参加病房临床护理实践,完成本岗任务,指导护士按照操作规程进行护理技术操作。

(3)运用护理程序实施整体护理,制订护理计划,做好健康教育。

（4）参与危重患者的抢救与护理，参加护理查房，协助解决临床护理问题。

（5）指导护生及进修护士的临床实践，参与临床讲课及教学查房。

（6）学习新知识及先进护理技术，不断提高护理业务技术水平。

（7）参加护理科研，总结临床护理经验，撰写护理论文。

4.护士职责

（1）在护士长的领导和上级护师的指导下进行工作。

（2）认真履行各岗职责，准确、及时地完成各项护理工作。

（3）严格遵守各项规章制度，认真执行各项护理常规及技术操作规程。

（4）在护师指导下运用护理程序实施整体护理及健康教育并写好护理记录。

（5）参与部分临床带教工作。

（6）学习新知识及先进护理技术，不断提高护理技术水平。

三、绩效考核

绩效考核是人力资源管理中的重要环节，是指按照一定标准，采用科学方法评定各级护理人员对其岗位职责履行的情况，以确定其工作业绩的一种有效管理方法，其考核结果可作为续聘、晋升、分配、奖惩的主要依据。建立科学的绩效评价体系是开展绩效管理的前提与基础，根据不同护理岗位的特点，使绩效考核结合护士护理患者的数量、质量、技术难度和患者满意度等要素，以充分调动广大护士提高工作水平的主动性和积极性。

（一）绩效考核重点环节

绩效考核的目的不是考核护士，而是通过"评估"与"反馈"提升护士工作表现，拓宽职业生涯发展空间。绩效考核包括三个重点环节。

1.工作内容和目标设定

护士长与护士就工作职责、岗位描述、工作标准等达成一致。

2.绩效评估

护士的实际绩效与设定标准（目标）比较、评分过程。

3.提供反馈信息

需要一个或多个信息反馈，与护士共同讨论工作表现，必要时共同制订改进计划。

（二）绩效考核步骤

绩效考核是一个动态循环的过程，是绩效管理中的一个环节。绩效考核的步骤如下。①绩效制度规划，包括明确绩效评估目标、构建具体评估指标、制定绩效评估标准、决定绩效评估方式；②绩效的执行，资料的收集与分析；③绩效考核与评价；④建立绩效检讨奖惩制度；⑤绩效更新修订与完善。

（三）绩效考核内容

绩效考核的内容包括德、能、勤、绩四个方面。

1.德

德即政治素质、思想品德、工作作风、职业道德等。

（1）事业心：具有强烈的事业心及进取精神，爱岗敬业、为人师表，模范地遵守各项规章制度，认真履行职责。

（2）职业道德：具有良好的职业道德，热心为患者服务，能认真履行医德、医风等各项规定。

（3）团结协作：能团结同志并能协调科室间、部门间、医护间的工作关系。

2.能

能即具备本职工作要求的知识技能和处理实际工作的能力。

（1）专业水平：精通本专业的护理理论，了解本专业国内护理现状和发展动态，有较强的解决实际问题的能力和组织管理能力。

（2）专业技能：熟练掌握本岗技能，具有解决疑难问题的能力，并能指导护士的技术操作。

（3）科研能力：科研意识强，能独立承担科研课题的立项任务，开展或引进护理新技术、新业务。

（4）教学能力：具有带教或授课能力，能胜任院内、外授课任务及指导培养下级护士的能力。

3.勤

工作态度、岗位职责完成情况、出勤及劳动纪律等。

4.绩

绩即工作效率和效益、成果、奖励及贡献等。绩能综合体现德、能、勤三方面，应以考绩为主。

（四）绩效考核类型

绩效考核不仅局限于管理者对下属绩效的评价，还应采取多种考核方式，以取得良好的评价效果。

1.按层次分类有以下五种

（1）上级考核：较理想的上级考核方式是每位护理人员由上一级管理人员来考核其表现，即逐级考核。这种方式便于评价护理人员的整体表现，反映评价的真实性和准确性。

（2）同级评价：同级的评价是最可靠的评价资料来源之一，因为同级间工作接触密切，对每个人的绩效彼此间能全面了解。通过同级评价可以增加护理人员之间的信任，提高交流技能，增加责任感。这种方式考评结果比较可信。

（3）下级评价：对管理者的评价可以直接由下级提供管理者的行为信息。为避免护理人员在评议上级时所产生的顾虑，可采取不记名的形式进行"民意测验"，其结果比较客观、准确。

（4）自我评价：自我评价法是护理人员及管理人员根据医院或科室的要求定期对自己工作的各方面进行评价。这种方式有利于他们自觉提高自己的品德素质、临床业务水平和管理能力，增强工作的责任感。其结果还可用来作为上级对下级评价的参考，从而减少被考评者的不信任感。

（5）全方位评价：全方位评价是目前较常采用的一种评价方法，这种方法提供的绩效反馈资料比较全面。评价者可以是护理人员在日常工作中接触的所有人，如上级、下级、同事、患者、家属等，但实施起来比较困难。

2.按时间分类法有以下两种

（1）日常考核：护理人员个人和所在部门或科室均应建立日常考核手册。个人手册应随时记录个人业绩，包括业务活动、护理缺陷等情况。科室或部门应建立护理人员绩效考核手册，随时对员工的表现、护理质量、护理缺陷、突出的业绩予以记录。

（2）定期考核：定期考核为阶段性考核，可以按周、月、半年、年终等阶段进行考核，便于全面了解员工情况，激励员工的积极性。

（五）绩效考核方法

1.表格评定法

表格评定法是绩效考核中最常见的一种方法。此方法是把一系列的绩效因素罗列出来，如工作质量、业务能力、团结协作、出勤率、护理不良事件等制成表格,最后可用优、良、中、差来表示。此方法利于操作,便于分析和比较。

2.评分法

评分法是将考核内容按德、能、勤、绩的具体标准规定分值,以分值的多少计算考核结果。

3.评语法

评语法是一种传统的考绩方法,指管理者对护理人员的工作绩效用文字表达出来,其内容、形式不拘一格,便捷易行。但由于纯定性的评语难免带有评价者的主观印象,因此难以做到准确评价和对比分析。

4.专家评定法

专家评定法即外请专家与本单位的护理管理者共同考评,采用此方法护理专家既能检查、指导工作,又可交流工作经验且比较公正、专业。

(六)绩效考评反馈

绩效考评反馈是绩效考评的一种非常重要的环节,它的主要任务是让被考评者了解、认可考评结果,客观地认识自己的不足,以改进工作,提高护理质量。

1.书面反馈

书面反馈即对考核结果归纳、分析,以书面报告或表格的形式反馈给科室或当事人。

2.沟通反馈

沟通反馈即当面反馈,开始先对被评考人的工作成绩进行肯定,然后提出一些不足、改进意见及必要的鼓励。

（尹　洁）

第二节　护理规章制度

护理规章制度是护理管理的重要内容,是护理人员正确履行工作职责、工作权限、工作义务及工作程序的文字规定。它是护理管理、护理工作的标准及遵循的准则,是保障护理质量、护理安全的重要措施,并具有鲜明的法规性、强制性等特点。因此,护理人员必须严格遵守和执行各项护理规章制度。

本节仅列举主要的护理规章制度,各级管理者可根据医院实际情况不断修改补充,完善更新各项护理制度,并认真贯彻执行,定期督促检查执行情况。

一、护理部工作制度

(1)护理部有健全的组织管理体系,根据医院情况实行三级或二级管理,对科护士长、护士长进行垂直领导。

(2)按照护理部工作职责,协助医院完成护理人员的聘任、调配,负责培训、考核、奖惩等相关事宜。

(3)实行护理工作目标管理,护理工作有中长期规划,有年计划,季度安排,月、周工作重点,并认真组织落实,每年对执行情况有分析、总结,持续改进。

（4）依据医院的功能、任务制订护理工作的服务理念,建立健全适应现代医院管理的各项护理规章制度、疾病护理常规、护理技术操作规程及各级护理人员岗位职责和工作标准。

（5）根据医院的应急预案,制订护理各种应急预案或工作指南。

（6）有护理不良事件管理制度,并不断修订、补充、完善。

（7）有健全的科护士长、护士长的考核标准,护理部每月汇总护理工作月报表,发现问题及时解决。

（8）组织实施护理程序,为患者提供安全的护理技术操作及人性化的护理服务。

（9）定期深入科室进行查房,协助临床一线解决实际问题。

（10）护理质量管理实施三级或二级质量控制。护理部、护理质量安全管理委员会、大科护士长严格按照护理质量考核标准,督促检查护理质量和护理服务工作,护理部专人负责护理质量管理,对全院护理质量有分析及反馈,有持续质量改进的措施。

（11）定期组织召开各种会议,检查、总结、布置工作。

（12）护理教学:护理部专人负责教学工作,制订年度教学计划及安排,制订考核标准。定期组织各级各类护理人员继续医学教育培训及岗前培训、业务考核,年终有总结及分析。

（13）护理科研:有护理科研组织、有科研计划并组织实施,对科研成果和优秀论文有奖励方案。

二、会议制度

（1）医院行政办公会:护理副院长和护理部主任(副主任)参加。获取医院行政指令并汇报护理工作情况。

（2）医院行政会:全体护士长应参加。了解掌握医院全面工作动态,接受任务,传达至护士。

（3）护理部例会:1～2周召开1次。传达医院有关会议精神,分析讨论护理质量和工作问题,做工作小结和工作安排。

（4）护士长例会:每月召开1次。全体护士长参加,传达有关会议精神;组织护士长业务学习。通报当月护理工作质量控制情况,分析、讲评、研究护理工作存在问题,提出改进措施,布置下月工作。

（5）临床护理带教例会:护理部每学期召开不少于2次,科室召开每月1次。传达有关会议精神,学习教学业务。检查教学计划落实情况,分析、讲评、教学工作,做教学工作小结,布置工作。

（6）护理质量分析会:每年召开1～2次,对护理管理及护理工作中存在的问题、疑点、难点及质量持续改进等问题进行分析、通报,加强信息交流,采取有效的护理措施,规范护理工作。

（7）医院护理质量安全管理委员会会议:每年至少召开2次,分析、讲评、研究护理质量安全管理问题,修改、补充和完善护理规章制度、护理质量检查标准和护理操作规程。

（8）全院护士大会:每年召开1～2次。传达上级有关会议精神,护理专业新进展新动态,表彰优秀护士事迹,总结工作、部署计划。

（9）晨交班会:由护士长主持,全科护士参加,运用护理程序交接班,听取值班人员汇报值班情况,并进行床旁交接班,解决护理工作中存在的主要问题,布置当天的工作。每天08:00～08:30。

（10）病区护士会:每月召开1次,做工作小结,提出存在的问题和改进的措施,传达有关会议精神,学习业务及规章制度。

(11)工休座谈会：每月召开 1 次，由护士长或护士组长主持。会议内容：了解患者需求，听取患者对医疗、护理、生活、饮食等方面的意见和建议；宣传健康保健知识；进行满意度调查；要求患者自觉遵守病区规章制度等。

三、护理部文件档案管理制度

(1)护理部文件：①全院护理工作制度、工作计划、工作总结。②护理质量控制、在职培训、进修、实习情况。③各种有关会议纪要、记录。④护士执业注册、出勤、奖、惩、护理不良事件、晋升资料。⑤护理科研、新技术、新项目、科研成果、学术论文申报及备案资料。⑥上级有关文件及申报上级有关文件存底。⑦护理学习用书、资料。⑧护理部仪器设备，如打印机、扫描仪、计算机、相机等。

(2)护理部指定专人负责资料收集、登记和保管工作。

(3)建立保管制度，平时分卷、分档存放，年终进行分类、分册装订，长期保管。

(4)严格遵守保密原则，机密文件、资料的收发、传阅、保管须严格按有关程序办理，加强计算机、传真机的管理，护理部以外其他人员不得动用各种文件及仪器设备，严禁通过无保密措施的通信设施传递机密文件及信息。

(5)护理部文件不得带出护理部。如需借用，填写借用单，妥善保管，不能丢失，并在规定时间归还。

四、护理查房制度

(一)护理部查房

(1)管理查房每月 1 次，查阅护士长管理资料。依据相关标准，进行全面质量检查、评价，提出改进意见。

(2)业务查房每季度 1 次，护理部组织。由科室确定查房病例，对各科危、重患者的护理每周 1 次，对护士的岗位职责、护理服务过程、分级护理质量、危重患者护理、疾病护理常规、技术操作规程、病区管理、差错事故隐患、医院感染控制、抢救药品、器械完好情况等工作进行检查、督促、落实。

(二)教学查房

全院教学查房每季度 1 次，科室教学查房每季度 1~2 次。对护理病例进行分析、讨论，对主要发言人作点评，会前做好提问和答疑准备。

(三)全院护士长夜查房

每周 2 次。夜班护士长不定时到科室查房，重点巡视护士岗位职责、规章制度的落实情况、解决护理工作疑难问题、临时调配护理人员，指导或参与危重患者抢救并做好值班记录。

(四)节假日查房

节假日安排查房。护理部或科护士长组织对全院各病区进行巡查，检查各科值班人员安排是否合理，护士工作状态和规章制度的落实情况，指导危重患者抢救护理，及时解决护理工作中疑难问题。

(五)护士长参加科主任查房

每周 1 次，掌握特殊、危重患者病情，了解护理工作情况和医疗对护理的要求。

五、护理会诊制度

(1)护理会诊的目的：解决重危、复杂、疑难患者的护理问题，切实、有效地提高护理质量。

(2)护理会诊工作由护理部负责，由各护理专科小组承担会诊任务，定期进行工作总结、反馈、整改。全院性会诊由护理部安排有关护理专家进行，会诊地点常规设在护理会诊申请科室。

(3)对于临床危重、复杂、疑难病例的护理，科室先组织护士进行讨论，讨论后仍难以处理，报告大科护士长协调处理，由大科护士长决定是否申请院内护理会诊。

(4)认真填写护理会诊申请单，经护士长书面签字后送交或电话通知大科护士长，再由大科护士长汇报护理部。

(5)护理部主任负责会诊的组织、协调有关护理人员进行会诊。

(6)会诊由护士长或管床护士汇报情况，会诊小组提出处理意见，并记录在会诊单上，科室执行处理意见详细记录在护理记录单上。会诊记录单一式两份，护理部一份，科室留存一份。

(7)参加护理会诊的人员由医院护理质量安全管理委员会成员、专科护士(经专科护士培训取得合格证，并具有一定临床工作能力)组成。

(8)普通会诊24小时内完成，急护理会诊2小时内完成。请院外护理会诊须经主管护理的院领导同意，由护理部向被请医院护理部提出会诊邀请。

六、护理制度、护理常规、操作规程变更制度

(1)护理制度、操作常规、操作规程变更，应立足于适应临床工作需要，规范护理行为，提高工作质量，确保患者安全。

(2)护理制度、操作常规、操作规程变更，由护理质量管理委员会负责。如有变更需求，护理部、科室提出变更意见和建议，待委员会讨论批准后执行。

(3)变更范围。①对现有护理制度、操作常规、操作规程的自我完善和补充。②对新开展的工作需要制订新的护理制度、护理常规或操作规程。

(4)护理制度、护理常规、操作规程变更后，应试行3～6个月，经可行性再评价后方可正式列入实施。文件上须标有本制度执行起止时间及批准人。

(5)变更后的护理制度、护理常规、操作规程由护理部及时通知全院护士，认真组织培训并贯彻执行。

(6)重大护理制度、护理常规、操作规程变更需与医疗管理职能部门做好协调，保持医疗护理一致性，并向全院通报。

七、护士管理规定

(1)严格遵守中华人民共和国《护士条例》，护士必须按规定及时完成首次执业注册和定期延续注册。

(2)护士执业过程中必须遵守相关法律法规、医疗护理工作的规章制度、技术规范和职业道德。

(3)护士需定期考核，接受在职培训，完成规范化培训和继续教育有关规定。

(4)护士应对自己的护理行为负责，热情工作，尊重每一位患者，努力为患者提供最佳的、最适宜的护理服务。

（5）护士要养成诚实、正直、慎独、上进的品格和沉着、严谨、机敏的工作作风，护士通过实践、教育、管理、学习等方法提高专业水平。

（6）护士的使命是体现护理工作的价值、促进人类健康；护士应与其他医务人员合作，为提高整个社会健康水平而努力。

八、护士资质管理规范

（1）护理部每年审核全院护士执业资质，按上级通知统一组织护士首次执业注册和延续注册（在注册期满前 30 天），对《中华人民共和国护士执业证书》进行集体校验注册。

（2）护理部协助人事部门审核招聘护士的身份证、毕业文凭、《中华人民共和国护士执业证书》。

（3）护理部负责审核进修护士的身份证、毕业文凭、《中华人民共和国护士执业证书》。

（4）护理部为转入护士及时办理变更执业注册，在有效变更注册前不得在临床单独值班。

（5）实习护士、进修护士、未取得《中华人民共和国护士执业证书》并有效注册的新护士不能单独工作，必须在执业护士的指导下进行护理工作。

（6）护理部对资质审核不合格的护士，书面通知相关人员，确保做到依法执业。

（7）按"各级护士考核制度"进行定期考核，考核合格方可注册。

（8）护士长严格执行上述规范，加强依法执业管理。

九、护理质量管理制度

（1）建立护理质量安全管理委员会，在分管院长及护理部主任的领导下进行工作，成立三级护理质量控制组织，负责全院的护理质量监督、检查与评价，指导护理质量持续改进工作。

（2）依据相关法律法规和卫生行政相关规范和常规，修订完善医院护理质量管理标准、规章制度、护理不良事件等管理制度。

（3）定期监督、检查各项护理规章制度、岗位职责、护理常规、操作规程落实情况，发现问题及时纠正。

（4）检查形式采取综合检查、重点检查、专项检查、夜班检查等。

（5）护理质量控制要求。①全院各病区每月检查不得少于 1 次，有整改措施、有记录。②根据护理工作要求，制订和完善患者对护理工作满意度调查表，每季度满意度调查 1 次，每个病区 5 张调查表。③按照《临床护理实践指南》进行护士的培训和考核，每年急救技术（CPR）操作培训，要求人人参训并掌握。

（6）对患者及家属的投诉、纠纷及护理安全隐患，做到三不放过（事件未调查清楚不放过，当事人未受教育不放过，整改措施未落实不放过）。对问题要调查核实讨论分析，提出改进措施和投诉反馈。

（7）每月汇总各类质控检查结果，作为护理部和科室质量改进的参考依据，存在问题作为次月质控考核的重点，年终质控结果与科室护理工作奖惩挂钩。

（8）护理不良事件管理登记完整，及时上报汇总，定期组织讨论，提出预防和改进措施。

（9）强化对全院护士的质量管理教育，树立质量管理意识，参与质量管理，定期进行护理安全警示教育。

十、重点科室、重点环节护理管理制度

(一)重点科室护理管理制度

(1)重点科室包括重症医学科、急诊科、产房、血液透析室、手术室、供应室。

(2)根据相关要求,制订各重点科室的护理质量管理考评标准。

(3)科护士长严格按照质量标准的各项要求管理、督导护理工作。

(4)护理质量管理委员会对上述科室的护理工作进行重点检查。

(二)重点环节护理管理制度

(1)重点环节包括以下内容。①重点环节:患者交接、患者信息的正确标识、药品管理、围术期管理、患者管道管理、压疮预防、患者跌倒/坠床、有创护理操作、医护衔接。②重点时段:中班、夜班、连班、节假日、工作繁忙时。③重点患者:疑难危重患者、新入院患者、手术患者、老年患者、接受特殊检查和治疗的患者、有自杀倾向的患者。④重点员工:护理骨干、新护士、进修护士、实习护士、近期遭遇生活事件的护士。

(2)落实组织管理:护士长应组织有关人员加强重点时段的交接班管理和人员管理,根据病房的具体情况,科学合理安排人力,对重点时段的工作、人员、工作衔接要有明确具体的要求,并在排班中体现。

(3)落实制度:严格执行各项医疗护理制度,护理操作规程。

(4)落实措施:病房针对重点环节,结合本病房的工作特点,提出并落实具体有效的护理管理措施,保证患者的护理安全。

(5)落实人力:根据护士的能力和经验,有针对性地安排重点患者的护理工作,及时检查和评价护理效果,加强对重点患者的交接、查对和病情观察,并体现在护理记录中。

(6)控制重点员工,工作职责有明确具体的要求,并安排专人管理。

十一、抢救及特殊事件报告制度

各科室进行重大抢救及特殊病例的抢救治疗时,应及时向医院有关部门及院领导报告。

(一)需报告的重大抢救及特殊病例

(1)涉及灾害事故、突发事件所致死亡3人及以上,或同时伤亡6人及以上的重大抢救。

(2)知名人士、保健对象、外籍、境外人士的抢救,本院职工的病危及抢救。

(3)涉及有医疗纠纷或严重并发症患者的抢救。

(4)特殊危重病例的抢救。

(5)大型活动或其他特殊情况中出现的患者。

(6)突发甲类或乙类传染病及新传染病患者。

(二)应报告的内容

(1)灾害事故、突发事件的发生时间、地点、伤亡人数、分类及联络方式,伤病亡人员的姓名、年龄、性别、致伤、病亡的原因,伤者的伤情、病情,采取的抢救措施等。

(2)大型活动和特殊情况中发生的患者姓名、年龄、性别、诊断、病情、预后及采取的医疗措施等。

(3)特殊病例患者姓名、性别、年龄、诊断、治疗抢救措施、目前情况、预后等。

(三)报告程序及时限

(1)参加院前、急诊及住院患者抢救的医务人员向医务部(处)、护理部报告,参加门诊抢救的医务人员向门诊部报告,节假日、夜间向院总值班报告。在口头或电话报告的同时,特殊情况应填报书面报告单在 24 小时内上交医务部和护理部。

(2)医务部(处)、护理部、门诊部、院总值班接到报告后,应及时向院领导报告。

十二、护理投诉管理制度

(1)在护理工作中,因服务态度、服务质量、技术操作出现的护理失误或缺陷,引起患者或家属不满,以书面或口头方式反映到护理部或有关部门的意见,均为护理投诉。

(2)护理投诉管理制度健全,有专人接待投诉者,使患者及家属有机会陈诉自己的观点,并做好投诉记录。

(3)接待投诉时要认真倾听投诉者意见,并做好解释说明工作,避免引发新的冲突。

(4)护理部设有护理投诉专项记录本,记录事件发生的时间、地点、人员、原因,分析和处理经过及整改措施。

(5)护理部接到护理投诉后,调查核实,应及时反馈给有关科室的护士长。科室应认真分析事发原因,总结经验,接受教训,提出整改措施。

(6)投诉经核实后,护理部可根据事件情节严重程度,给予当事人相应的处理。①给予当事人批评教育。②当事人认真做书面检查,并在护理部或护士长处备案。③向投诉者诚意道歉,取得谅解。④根据情节严重程度给予处罚。

(7)对护理投诉,进行调查、分析并制订相应措施,要及时在护士长会议通报,减少投诉、纠纷的发生。

十三、护理不良事件报告及管理制度

护理不良事件是指医院对住院患者、孕妇及新生儿,由于护理不周,直接或间接导致患者受伤、昏迷,甚至死亡等事件。

(1)护理不良事件包括护理差错、护理事故、在院跌倒、坠床、护理并发症、护理投诉及其他意外或突发事件。

(2)主动及时报告:凡发生护理不良事件,当事人或者知情人应立即主动向科室领导或护士长报告,护士长向护理部报告,护理部及时上报医院领导。发生严重差错逐级上报不得超过 24 小时。

(3)护理部接到护理投诉,应热情接待,认真调查、尊重事实、耐心沟通、端正处理态度,避免引发新的冲突。调查核实后,应及时向有关科室的护士长进行反馈。

(4)及时补救:对护理不良事件采取积极有效的补救措施,将问题及对患者造成的不良后果降到最低限度,并立即报告医师及时抢救、启动应急预案及时处理。

(5)调查分析:发生护理不良事件,护理部应组织有关人员了解情况,核对事实,同时指导科室确定不良事件的性质及等级,找出原因,进行分析,上报书面材料。

(6)按规定处理:对护理不良事件,应根据医院有关规定进行处理,以事实为依据,客观、公正地按护理不良事件的判定标准评定处理,既要考虑到造成的影响及后果,又要注意保护当事护理人员。护理事故由医院医疗事故技术鉴定委员会定性或由医学会组织专家鉴定。

(7)吸取教训:护理不良事件的处理不是最终目的,关键是吸取教训,将防范重点放在预防同类事件的重复发生上。应视情节及后果,对当事人进行批评教育,召开会议。对事件的原因与性质进行分析、讨论,吸取经验教训,提出处理和改进措施,不断提高护理工作质量。

(8)发生护理不良事件的各种有关记录,检验报告、药品、器械等均应妥善保管,不得擅自涂改、销毁,必要时封存,以备鉴定。

(9)各科室及护理部如实登记各类护理不良事件,护理部指定专人负责护理不良事件的登记,详细记录不良事件发生的原因、性质,当事人的态度,处理结果及改进措施等。

(10)执行非惩罚性护理不良事件主动报告制度,并积极鼓励上报未造成不良后果但存在安全隐患的事件以及有效杜绝差错的事例。对主动报告、改进落实有成效的科室及护士长,在当月护士长会上给予口头表扬,并对不良事件进行分析、总结。对主动报告的当事人按事件性质给予奖励 50～100 元。如不按规定报告、有意隐瞒已发生的护理不良事件,经查实,视情节轻重严肃处理。

十四、紧急状态护理人员调配制度

(1)护理部、科室有护理人员紧急调配方案,担任紧急任务的人员需保持联络通畅。

(2)突发事件发生时,护理部、科室依照情况需要,统一组织调配。夜间、节假日由科室值班护士立即向医院总值班和病区护士长报告,总值班根据情况统一组织调配。

(3)院内、外重大抢救时,正常工作时间由护理部统一调配人员;夜间、节假日听从院总值班和护理部统一调配,同时向科护士长、病区护士长通报。护理部、科护士长或护士长接报后立即妥善安排工作。

(4)在岗护理人员有突发情况不能工作时,首先通知该病区护士长,安排人员到岗。病区有困难时,应逐级向科护士长、护理部汇报,由上级部门协调解决。

(5)病事假原则上应先请假或持有相关部门的有效假条作凭证。如遇临时特殊情况急需请假有书面报告,应立即向病区护士长报告,病区内安排有困难可逐级请科护士长、护理部协调解决,等待替换人员到岗后方可离开。

十五、护理人员培训与考核制度

(一)岗前培训制度

新护士必须进行岗前培训。由护理部负责组织护理专业相关内容培训。

(二)在岗培训与考核制度

(1)每年对各级护士要制订护理培训考核计划,包括基础理论、基本操作、基本技能、专科技能、新业务技术及应急处置技能培训。由护理部组织实施。

(2)要求护士参训率、考核合格率达标。

(3)根据专科发展需要,有计划选送护士进修学习。

(4)护理部每月组织业务授课,科室每月组织业务学习。

(5)组织继续护理学教育,完成年度规定学分,考核登记归档。

十六、护理人员技术档案管理制度

(1)护理人员技术档案由护理部指定专人管理,负责收集资料、整理、登记和档案保管工作,档案用专柜存放并上锁。

（2）档案内容包括护士的一般资料（姓名、年龄、婚否、性别、家庭地址和电话号码、学历、职称、职务、毕业学校、毕业时间、执业注册、论文发表、科研、晋升时间等）、护士年度行为评价资料、继续教育情况及一些特殊情况记录。

（3）技术档案登记完善、准确，不得随意涂改、伪造或遗失，保管者调动工作时应及时移交，并有记录。

（4）每年核对补充整理档案，发现问题及时解决。

（5）技术档案不得外借，以确保档案保密性。

（尹 洁）

参考文献

[1] 张薇薇.基础护理技术与各科护理实践[M].开封:河南大学出版社,2021.

[2] 黄俊蕾,赵娜,李丽沙.新编实用临床与护理[M].青岛:中国海洋大学出版社,2019.

[3] 程娟.临床专科护理理论与实践[M].开封:河南大学出版社,2020.

[4] 陈荣珠,朱荣荣.妇产科手术护理常规[M].合肥:中国科学技术大学出版社,2020.

[5] 李勇,郑思琳.外科护理[M].北京:人民卫生出版社,2019.

[6] 张文燕,冯英,柳国芳,等.护理临床实践[M].青岛:中国海洋大学出版社,2019.

[7] 赵静.新编临床护理基础与操作[M].开封:河南大学出版社,2021.

[8] 王林霞.临床常见病的防治与护理[M].北京:中国纺织出版社,2020.

[9] 彭瑞琴,左爱芳,姚利,等.手术室护理操作常规[M].沈阳:辽宁科学技术出版社,2020.

[10] 吴小玲.临床护理基础及专科护理[M].长春:吉林科学技术出版社,2019.

[11] 刘爱杰,张芙蓉,景莉,等.实用常见疾病护理[M].青岛:中国海洋大学出版社,2021.

[12] 任潇勤.临床实用护理技术与常见病护理[M].昆明:云南科技出版社,2020.

[13] 肖芳,程汝梅,黄海霞,等.护理学理论与护理技能[M].哈尔滨:黑龙江科学技术出版社,2022.

[14] 李秋华.实用专科护理常规[M].哈尔滨:黑龙江科学技术出版社,2020.

[15] 魏晓莉.医学护理技术与护理常规[M].长春:吉林科学技术出版社,2019.

[16] 初钰华,刘慧松,徐振彦.妇产科护理[M].济南:山东人民出版社有限公司,2021.

[17] 吴欣娟.临床护理常规[M].北京:中国医药科技出版社,2020.

[18] 王艳.常见病护理实践与操作常规[M].长春:吉林科学技术出版社,2020.

[19] 张蕾.实用护理技术与专科护理常规[M].北京:科学技术文献出版社,2019

[20] 刘峥.临床专科疾病护理要点[M].开封:河南大学出版社,2021.

[21] 王姗姗.实用内科疾病诊治与护理[M].青岛:中国海洋大学出版社,2019.

[22] 尹玉梅.实用临床常见疾病护理常规[M].青岛:中国海洋大学出版社,2020.

[23] 张然.临床医疗护理与管理[M].哈尔滨:黑龙江科学技术出版社,2019.

[24] 管清芬.基础护理与护理实践[M].长春:吉林科学技术出版社,2020.

[25] 张世叶.临床护理与护理管理[M].哈尔滨:黑龙江科学技术出版社,2020.

[26] 张书霞.临床护理常规与护理管理[M].天津:天津科学技术出版社,2020.

[27] 白彦红.实用临床护理规范[M].长春:吉林科学技术出版社,2019.

[28] 姜永杰.常见疾病临床护理[M].长春:吉林科学技术出版社,2019.

[29] 张俊英.精编临床常见疾病护理[M].青岛:中国海洋大学出版社,2021

[30] 于翠翠.实用护理学基础与各科护理实践[M].北京:中国纺织出版社,2022.

[31] 万霞.现代专科护理及护理实践[M].开封:河南大学出版社,2020.

[32] 于红,刘英,徐惠丽,等.临床护理技术与专科实践[M].成都:四川科学技术出版社,2021.

[33] 安旭妹,曲晓菊,郑秋华.实用护理理论与实践[M].北京:化学工业出版社,2022.

[34] 杨玉梅,余虹.基础护理[M].北京:北京出版社,2020.

[35] 顾宇丹.现代临床专科护理精要[M].开封:河南大学出版社,2022.

[36] 李丽华,王翠彩.系统性护理干预对反流性食管炎患者生活质量的影响[J].中外女性健康研究,2022(21):168-169,179.

[37] 冯倩楠.循证护理在上消化道出血合并肝硬化护理中的应用效果观察[J].山西卫生健康职业学院学报,2022,32(3):97-98.

[38] 康小玲,邱金花,陈枫.风险评估护理干预对上尿路结石腔内碎石术患者的影响[J].齐鲁护理杂志,2022,28(16):17-19.

[39] 韩燚.循证护理在重症急性胰腺炎护理中的应用分析[J].智慧健康,2023,9(4):252-255,260.

[40] 刘萌,韩清清,麻瑞霞.基于格林模式的健康教育结合团体心理护理在预防上尿路结石患者复发中的应用效果[J].临床医学研究与实践,2023,8(3):149-151.